齐鲁名医经验传承丛书

浦家祚

【临证经验荟萃】

主编　郭闫葵　冯树军

山东科学技术出版社

图书在版编目（CIP）数据

浦家祚临证经验荟萃/郭闫葵,冯树军主编. —济南:山东科学技术出版社,2015（2021.1重印）
ISBN 978 - 7 - 5331 - 7800 - 0

Ⅰ.①浦… Ⅱ.①郭… ②冯… Ⅲ.①中医学—临床医学—经验—中国—现代 Ⅳ.①R249.7

中国版本图书馆 CIP 数据核字（2015）第 128130 号

浦家祚临证经验荟萃

主编 郭闫葵 冯树军

主管单位:山东出版传媒股份有限公司
出 版 者:山东科学技术出版社
　　　　　地址:济南市玉函路 16 号
　　　　　邮编:250002　电话:(0531)82098088
　　　　　网址:www.lkj.com.cn
　　　　　电子邮件:sdkj@ sdpress.com.cn
发 行 者:山东科学技术出版社
　　　　　地址:济南市玉函路 16 号
　　　　　邮编:250002　电话:(0531)82098071
印 刷 者:北京时尚印佳彩色印刷有限公司
　　　　　地址:北京市丰台区杨树庄103号乙
　　　　　邮编:100070　电话:(010)68812775

开本:710mm×1000mm　1/16
印张:17.25
彩页:4
版次:2021 年 1 月第 1 版 第 2 次印刷

ISBN 978 - 7 - 5331 - 7800 - 0
定价:69.00 元

浦家祚教授，男，1941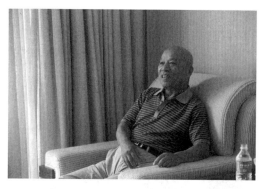
年生人，主任医师，曾任济
南市中医医院内科主任、山
东中医药大学兼职教授、博
士研究生导师、国家名中医
工作站指导教师、第四批全
国老中医药专家学术经验
继承指导老师、山东省首批名中医药专家、山东省第一批名老中医
学术经验继承指导教师、济南市名老中医。浦家祚教授1959年考
入山东中医学院六年制中医系，成为山东省较早期培养的中医本科
生；1965年大学毕业后分配至济南市中医医院内科工作，从事中医
内科临床、教学、科研工作近五十年，医理娴熟，经验丰富，尤其在中
西医结合治疗脑病方面造诣颇深。浦家祚教授医德高尚，平易近
人，对待学生及晚辈解疑释惑，诲人不倦，悉心教导，担任西医学习
中医班主讲教师以及院校中医内科授课工作，成为山东省精品学
科——中医基础学的第二主讲老师，院校精品学科——中医内科
的第一主讲老师，并为济南市中医医院内科专业培养了十余名中青
年医疗骨干，真正起到了"承先贤，启后学"的作用。在繁忙的临床
工作之余，笔耕不辍，先后在省级以上刊物发表论文20余篇，主研
"中风病综合疗法临床研究""小麦胚芽辅助治疗糖尿病临床研究"
和"消栓胶囊治疗缺血性脑卒中的临床与实验研究"课题6项，并
获山东省卫生和计划生育委员会科技进步三等奖以及济南市科技
进步三等奖各1项，主编著作《中医内科临证备要》《中医学教材》
以及《常见病中医防治手册》3部。

主编简介

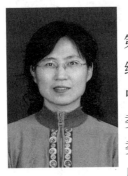

郭闫葵,医学博士,副主任医师,硕士生导师,第四批全国老中医药专家浦家祚教授学术经验继承人,中华中医药学会脑病专业委员会委员、中国中西医结合学会神经科专业委员会学术部委员、山东中西医结合学会神经内科专业委员会委员、山东中医药学会脑病专业委员会委员。先后承担国家级课题4项,主研省市级课题8项,获中华中医药学会科学技术一等奖1项,济南市科技进步三等奖2项。参编著作3部,发表论文20余篇。

冯树军,医学硕士,主任中医师,第四批全国老中医药专家浦家祚教授学术经验继承人,第三批国家优秀中医药人才培养对象,山东中西医结合学会老年病专业委员会常委,山东中医药学会脑病专业委员会委员,山东省针灸协会理事。先后承担国家十五科技攻关课题、国家十一五科技支撑计划重大项目各1项,主持省及市级科研课题2项,获国家、省、市科技进步奖多项。主编与参编著作3部,发表学术论文十余篇。曾获"济南市优秀青年中医"荣誉称号。

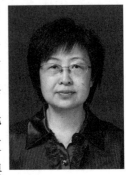

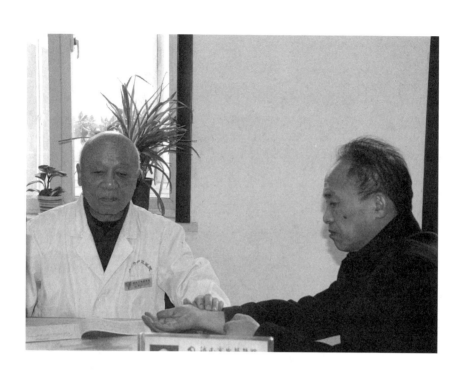

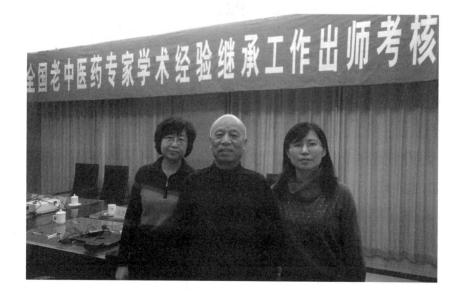

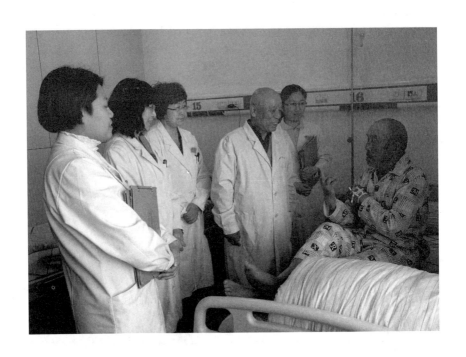

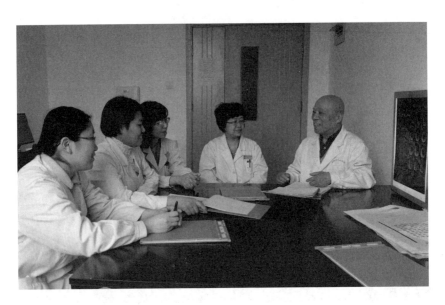

序

传统中医药学是一个伟大的宝库,历史悠久,博大精深,源远流长,荣光炫耀。齐鲁大地,圣贤哲人、名医始祖层出不穷,为中医药的发展、人民的健康事业贡献卓著。

浦家祚教授中医之根植于山东中医学院(现山东中医药大学)医疗系本科(六年制),经系统、全面的中西医理论学习,奠定了深厚的医学基础和临床实践能力。毕业后,扎根于名医辈出的济南市中医医院(为本院首批中医医疗系本科毕业生),在刘惠民、李廷来、陈伯咸等老一辈中医药专家的言传身教下,勤奋学习,积极向上,茁壮成长。经五十年的行医、执业,成为主任医师、兼职教授、硕士生导师、博士生导师,国家、省、市级的名中医药专家,山东省首批传承指导老师,国家中医药管理局第四批传承指导老师,成立了国家级名中医传承工作室。

浦家祚教授业医五十年,是倾囊黄卷的五十年,博览群书、熟读经典、汇通百家,勤于临床,在继承中创新,"继承不泥古,创新不离宗",形成了自己独特的学术思想,并从理论和临床阐释了辨证与辨病相结合;首辨主证,重视转化;明辨病位病性,方证相应;倡导经方,善用时方;辨明阴阳,动静结合;重视肝气疏泄、擅调气机等学术观点,达到了天人相应、人与自然相和谐的目的,为其临证经验精髓所在。通过此书的编辑出版,可将其经验传承下去,丰富中医治疗学的内容。

浦家祚教授从医五十年,一直从事中医内科临床、教学与科研,在临床上认真负责、一丝不苟、医德高尚,全心全意为病人服务;对技术精益求精,重视中医学的传承和中医后备人才的培养,对中医教育付出了自己的心血,做出了自己的贡献,多次承担由省、市西医学习中医班和中医院校的授课任务,言传身教,解疑答惑,悉心教导,成果颇丰。浦家祚教授虽将至耄耋之年,仍以"老骥伏枥,志在千里"的精神,坚守在中医事业的第一线,辛勤耕耘、奉献,可歌可赞。

《浦家祚临证经验荟萃》系统、全面地总结了浦家祚教授的学术思想、临床经验、治学风范和科研能力,是其五十年临床经验的结晶、奋斗的成果,是我们中医界的财富,有其较高的理论、实用和文献价值。拜读之后,受益匪浅,时有不才之愧,以拙略舒数言,姑充为序。

原济南市中医医院院长、党委书记

迟景勋

目　录

第一篇　学术思想

浦老从医近五十年,具有深厚的理论功底和丰富的临床经验,擅长治疗中风病、眩晕、头痛、不寐、心悸、胸痹,以及胃痛、痞满、咳嗽等疾病,形成了自己独特的学术思想。

一、辨病与辨证相结合

辨病与辨证相结合主要体现在两个方面:一方面是西医病与中医证的结合。临床诊疗疾病应西医辨病和中医辨证相结合,因西医辨病是从微观角度探讨疾病的本质,有利于了解病因、病所,以及疾病的发展变化规律;而祖国医学之辨证基于整体观念,全面分析病位、病性及邪正盛衰的关系,是从宏观上论治的医疗体系。因此浦老赞同张锡纯"衷中参西"的观点,临证时以中医为主,西医为辅,取长补短。既用中医传统的望、闻、问、切,又借助现代医学技术,采用视、叩、触、听及先进的理化检查方法;既明确现代病名、病位,又确立证候、治则,辨证与辨病互参,中药与西药同用,取得了很好的治疗效果,拓宽了诊疗和研究思路。例如美尼尔病也称内耳眩晕症,是内耳膜迷路积水、水肿,或前庭神经性疾患所引起的局部微循环障碍,此病在中医属眩晕症范畴,浦老常在辨证治疗的基础上,根据美尼尔病的病理机制,选用泽泻等利水渗湿之品,减轻迷路水肿。另一方面是中医病证的结合。《黄帝内经》中的十三方就是在明确病因病机与药性功用的基础上的一病一方的治疗格局,是经验用药基础上的辨病论治。张仲景的《伤寒杂病论》以辨某某病脉证并治为篇名,是"病下系证,证下列方,方随证出,随证治之"的格局,是以病为纲、以证为目,体现了病脉证并重的辨病辨证治疗思想。朱肱《南阳活人书》:"因名识病,因病识证,如暗得明,胸中晓然,无复疑虑,而处病不差矣。"延续了以病分类、病下分证的体例,体现了先辨病后辨证的诊治思想。曾治一患者,因生气后出现心慌、头晕、胸闷憋气、乏力,纳呆、舌质红、苔白,脉细滑、略弦。证属心悸(肝郁证),治以疏肝解郁,养血安神,方用逍遥散加减,药物组成:当归10 g,杭芍15 g,醋柴胡10 g,茯神30 g,炒白术10 g,薄荷6 g(后入),生甘草3 g,炒枣仁30 g,柏子仁12 g,石菖蒲10 g,沙参30 g,麦冬10 g,五味子6 g,菊花12 g,天麻10 g。加减用药10剂而愈。该本患者因情志不畅,肝木失于条达,肝体失其柔和,以致肝气郁滞,肝病易于传脾,脾胃虚弱,脾不生血,心血不足,心神失养则心悸。因此,治疗从疏肝健脾,而达养心安神的目的。

二、首辨主证,重视转化

证是中医特有的概念,是中医临床思维的精髓,体现了中医诊察疾病的特色。一个证包含着多个症,但证亦不是任意几个症的相加,组成一个证的几个症是密切相关、有机结合的。辨证就是通过分析病人的临床表现以及其他有关因素,去认识疾病的过程。浦老认为治病必须抓住主证,同时兼顾兼证、次证,正如《素问·阴阳应象大论》谓"治病必求其本。"疾病的产生,总有其根本的原因;随疾病的发生发展,必有其病机变化的关键;疾病证候虽可多种多样,但亦有其主次之可辨。主证在反映疾病本质及病情发展变化等方面起主导作用。辨识主证可准确把握住疾病的本质,从而制定确切的治疗方法。然而疾病是一个动态变化的过程,因此,主证也是在变化的,在一定条件下,疾病主证亦可发生转化。在辨证中,应注意辨识主证的转化,把握疾病的性质,审因论治,才能收到事半功倍的效果。浦老论治眩晕多从虚、痰、瘀、风入手,急性期多以实证为主,风痰瘀相兼为病,迁延日久,由实转虚,因此在补虚泻实的治疗原则上,根据主证的不同,或以平肝熄风为主,或以补虚为主,或以活血为主,或以化痰为主,同时依据兼夹证的不同,配合不同的药物。

三、明辨病性、病位,方证相应

临床工作中,每位患者都是一个独立的个体,临床表现错综复杂。如何透过纷繁的表象尽快抓住疾病的本质,实现个体化医疗,是考验临床医师的理论功底及综合处理问题能力的一个重要方面。中医的精髓是辨证施治,而辨证重在辨别疾病的病性与病位。以脾胃举例,脾主运化,胃主受纳,若病人食欲全无,但勉强进食后并无明显不适感,往往说明病位在脾,系因脾失于运化、转输水谷精微而受病。脾气运动特点以上升为主,喜燥恶湿,故治疗上就应秉承脾脏的生理特性而遣方用药,如健脾益气、化湿醒脾等。若食欲尚可,但进食后即感脘胀不舒,甚则胃脘疼痛等,病位多在胃,属胃腑受纳功能减弱,治疗上就应秉承胃腑的生理特性,胃主受纳,以降为顺,胃喜润而恶燥遣方用药。曾治张某,男,72岁。患者因直肠腺瘤行手术治疗,此后即出现排便困难,已半月余。没有便意,需服用番泻叶方能排便,但服药即泻水样便,半日内可达10余次,同时伴腹部绞痛,胃纳可,尿频数。既往有冠心病史、高血压病史,间断服用降压药。查血压:105/60 mmHg,心率:58次/分,心律不齐,有早搏,双肺尚正常,眼睑色淡,舌苔白,脉弦结。患者老年男性,正气虚,直肠手术又加重了气虚津伤,导致大肠津液不足,推动乏力,出现便秘症状。气虚致气滞,腑气不通则便时腹痛,中气亏虚则化源不足,手术后伤津失血导致津亏血少则眼睑色淡,肠燥便结。证属气虚便秘。治以益气健脾、润肠通腑。处方:黄芪30 g,台参12 g,炒白术10 g,粉甘草6 g,麦冬10 g,生地20 g,郁李仁6 g,麻子仁10 g,厚朴10 g,制香附12 g,木香6 g(后入),炒杏仁10 g,白芍15 g,玄参20 g,瓜蒌10 g,当归6 g。水煎服4剂。方中以黄芪、台参、白术、甘草健脾益气为主药,香附、厚朴、木香行气通腑为佐药,并可防补气药壅滞之弊,麦冬、生地、玄参滋阴增水以助行舟,当归养血,郁李仁、麻子仁、杏仁油润滑肠,白芍甘缓可缓急止痛,瓜蒌润肠通腑。全方补气益津,润肠通腑,意在缓下。二诊大便 3 日一行,软便成形,伴脐周腹痛,纳寐可,尿频。脉弦滑,舌苔中略黄。服药见效,苔黄为腹气不通郁结化热之势。按上方改瓜蒌 15 g,玄参 30 g,以加强清热滋阴润肠通腑之效。加减继进 20 余剂,大便 1～2 日一行,自行排便获愈。本例患者老年男性,直肠手术后发生便秘,属气虚津伤,大肠传导失职。病位在大肠,病性属气虚便秘。治疗以益气健脾为主,整个治疗过程中,在益气助运前提下,又辅以香附、木香、陈皮、川朴等以行气助传导;麦冬、玄参、生地等滋水行舟,后又以升麻、柴胡升清阳,降浊阴助通便;肺与大肠相表里,以桔梗、杏仁、瓜蒌以开肺气、利大肠;火麻仁、郁李仁、杏仁、瓜蒌油润多脂之品润肠通腑,肉苁蓉温肾益精通腑。全方以益气为主,补中有泻,降中有升,具有"寓通于补之中,寄降于升之内"的配伍特点。

方即方剂。"证"是致病因素作用于人体后,正邪相争,疾病发展到一定阶段的症状、体征等外在表现的综合归纳,它是方剂使用的证据、依据、指征。"方证相应"乃方剂与病证相对应之称,反映了一个方剂组方用药配伍及其加减变化与其所对应病证主证、变证之间存在着的对应、统一规律。"方证相应"强调了方药与病证之间的内在关系,即方剂的功用是特定方药与特定病证之间相互作用的结果。不仅指一方一证相互对应,也包括一方与多证相互对应、一证与多方相互对应,即所谓"同方异证""同证异方"。所以,谨守病机,立法准确,才能做到方证合宜;方剂由不同的药物组成,遣药组方,是由药性和药证所决定的,而选药的依据是对具体中药功效和适应证的概括。因此,方证相应是中医学辨证论治的具体体现。

四、倡导经方,善用时方

经方主要是指来自《伤寒杂病论》一书所载之方剂,而《伤寒杂病论》和《金匮要略》是中医临床辨证论治的根本,经方具有组方严谨、药少而精、配伍精当、针对性强的特点,是后世方剂的基础。比如出于《伤寒论》的炙甘草汤,为治心动悸、脉结代的名方,方中炙甘草补气生血、养心益脾,取其以补促通,"通经脉,利血气";重用生地黄,补益阴血以"通血脉""逐血痹"而止"心动悸"。二药合用,益气养血,共为君药。人参、大枣补益心脾,合炙甘草养心复脉,补脾生血,而止"心动悸";另外,大枣能够制约大量生地黄的寒凉滑肠,起到佐药的作用;阿胶、麦冬、麻子仁养血,配合生地黄滋心阴、养心血;桂枝、生姜辛温走散,温心阳,通血脉,共为佐药。加入清酒,可行药势,以行温通血脉之力,同时制约大量生地黄寒凉之性。浦老运用此方,不仅局限于心悸患者,对于证属气阴两虚的胸闷心痛患者,均能收到意想不到的效果。但由于疾病谱随着社会的前进而发生了很大的变异,难免会出现"经方"不能尽治今病的现象,因此时方应运而生,扩大了经方的应用范围。二者比较各有所长,各有所短,临证时当根据具体情况组成合方,互制其短而各展其长,方能提高疗效。所以,浦老认为临床选方,应根据病人的具体辨证,无论经方、时方,切合病机是其根本。

五、辨别阴阳,动静结合

《素问·阴阳应象大论》指出:"阴阳者,天地之道也,万物之纲纪,变化之父母,生杀之本始,神明之府也,治病必求于本。"阐释了阴阳是人体生命活动与临床诊治疾病最基本的依据,人体阴阳和谐统一,机体就处于健康的状态,阴阳失于平衡,机体就处于疾病状态,一旦阴阳不能复归协调,阴阳分崩离析则人体就会步入消亡。所以中医治病的根本就是燮理阴阳,如《素问·阴阳应象大论》指出:"善诊者,察色按脉先别阴阳。"《素问·生气通天论》谓"阴平阳秘精神乃治,阴阳离决精气乃绝。"《素问·阴阳应象大论》曰:"故积阳为天,积阴为地。阴静阳躁,阳生阴长,阳杀阴藏。阳化气,阴成形。"形象地说明了阴阳的属性特征。多年来,浦老将"阴静阳躁"的学说运用于临床,遣方用药,动静结合,每每获取良效。

一张处方也应像一个人体一样,应力求达到阴阳动静的和谐。在一张切合病机的处方中,依据药物的归经、性味及寒凉属性,要做到动静结合,既不使动之过度而见耗气、动血、助阳、伤阴,又不使药物留滞不走而致气郁、水停、血滞、寒凝等。若药物配伍动静失衡,不仅不能很好地治疗疾病,反而可能变生新的病证。故而处方用药应动静结合,力求平衡。曾治王某,女,59 岁。常于劳累后发作心悸不宁 1 个月余,自感心区发凉,视物昏蒙,汗出,胸部闷痛,休息后可缓解。曾至齐鲁医院就诊,动态心电图示:频发室早,时二联律,ST – T 改变(Ⅱ、Ⅲ、aVF,$V_{3~6}$),服用倍他乐克、依姆多等药物治疗,效果不佳。胃纳尚可,夜眠不宁。排便乏力,2 ~ 3 日一行,无大便干结,小便调。舌苔黄厚,脉结代。证属营血既亏,心无所养,脉无所充,阳气以馁,无力鼓动血脉,其搏动不能依次而前,脉气连贯不匀则心跳动不安,脉呈结代;气血匮乏,劳则更加重不足而致病发,心主藏神,心血不足,心神失养而夜寐不宁,气血不足而大便乏力,阴虚内热而见黄苔;脾胃为后天之本,气血化生之源,主运化水湿,气血不足,脾胃功能不健,水湿内蕴而见厚苔,大便虽努挣乏力而无干结。治以滋阴清热,养血安神。天王补心丹加减:当归 10 g,麦冬 10 g,酸枣仁 30 g,柏子仁 15 g,炒远志 12 g,丹参 30 g,西洋参 10 g(兑入),沙参 30 g,茯神 30 g,五味子 6 g,桔梗 12 g,黄连 15 g,石菖蒲 10 g,鹿衔草 10 g,藿香 10 g(后入),砂仁 10 g(后入),鸡血藤 30 g,炙甘草 10 g。水煎服,每日 1 剂。以沙参、麦冬、生地益阴以使血脉充盈,阴主静而无力自动,故又以当归、丹参、鸡血藤养血活血,使静中有动、动静结合不致成死阴一团;以酸枣仁、柏子仁、茯神、远志养心安神,西洋参、台参益气健脾,气行则血行;桔梗载诸药上行以使药物缓留于心胸。

《素问·阴阳应象大论》曰:"气味,辛甘发散为阳,酸苦涌泄为阴。"依据内经理论,浦老临诊中常依据药物的性味与归经升降与通补,从动与静、阴阳互济的原则出发遣方用药,达到平衡阴阳、宣畅气机的目的。如处方中有较多滞腻之品如熟地、黄芪等,多伍用行滞化腻之品如砂仁、陈皮、六曲、佩兰等以行之化之;若处方中有较多升散之品如柴胡、薄荷等,多伍以养阴收敛之品如牡蛎、白芍、当归等以涩之柔之。并每每搭配使用一些药对,熨帖巧妙而独获疗效,如降香与郁金、砂仁与白蔻或佩兰、杷叶与前胡、菖蒲与远志、黄连与肉桂等等。简要分析如下。

(一)降香与郁金

降香味辛性温,归肝脾经。功效化瘀止血,理气止痛。降香辛散温通,化瘀行血止血,适用于瘀滞性出血证;降香味辛,能散能行,化瘀理气止痛,可用于血瘀气滞之胸胁心腹疼痛;其性主降,故能降气辟秽,和中止呕,可用于秽浊内阻脾胃之呕吐腹痛。郁金味辛苦,性寒。归肝胆心经。功效活血化瘀,凉血,行气解郁,利胆退黄。味辛能行能散,既能活血又能行气,故可治疗气血瘀滞之痛证;其辛散苦泄之性,能解郁开窍,且性寒入心经,又能清心热,故可用于痰浊蒙闭心窍,热陷心包之神昏;郁金性寒能清热,味苦能降泄,能入肝经血分而凉血降气止血,用于气火上逆之吐血、倒经等;其性寒入肝胆经,能清利肝胆湿热,可治湿热黄疸。降香辛散温通,其性主降,郁金辛开苦降性凉,两药相伍,辛开苦降,寒温并调,能宣畅胸中气机,疏肝清心理气活血止痛,用于心胸胁腑胀满疼痛最为适宜。

(二)砂仁与白蔻

砂仁味辛性温,归脾胃肾经。功效:化湿行气,温中止泻安胎。砂仁辛散温通,气味芳香,化湿醒脾,行气温中效佳。古人曰其:"为醒脾调胃要药",常用于湿郁气滞所致之脘腹胀满等脾胃不和之证,尤其以寒湿气滞者最为适宜。砂仁善能温中暖胃以达止呕止泻之功,但其重在温脾。能行气和中而止呕安胎。现代药理研究表明砂仁能促进消化液分泌,促进胃肠蠕动,排除消化道内的积气而除胀。白豆蔻味辛性温,归肺脾胃经。功效:化湿行气,温中止呕。用于湿阻中焦及脾胃气滞证。白豆蔻行气宽中,温胃止呕尤以胃寒湿阻气滞呕吐最为适宜。白蔻与砂仁同为化湿药,均具有化湿行气、温中止呕止泻之功。但白豆蔻化湿行气之力偏于中上焦,而砂仁偏于中下焦,具有导气下行之力。临床上白豆蔻用于湿温痞闷,温中偏在胃而善止呕;砂仁化湿行气之力略胜,温中重在脾而善止泻。两药常相须为用,温中化湿,导气以行,共同宣畅中焦脾胃气机,用于治疗湿阻中焦痞满之证。佩兰与白蔻作用相仿。

(三)杷叶与前胡

杷叶味苦能降,性寒能清,故既具有清降肺气之功,用于治疗肺热咳嗽,气逆喘急;又能清胃热,降胃气而止呕逆,止咳炙用,止呕生用。前胡辛散苦降,性寒清热,宜于痰热壅肺、肺失宣降之咳喘胸满;味辛性微寒,又能疏散风热,宣发肺气,化痰止咳。杷叶降逆止咳之力较强,而前胡味辛宣发肺气之力稍优,一降一宣,正合肺主宣发肃降之性,相互配伍,治疗肺热咳逆上气效果良好。

(四)菖蒲与远志

菖蒲又名石菖蒲,味苦辛性温,归心胃经。功效:开窍醒神,化湿和胃,宁神益智。本品辛开苦降温通,芳香走窜,不但有开窍醒神之功,且兼具化湿、豁痰、辟秽之效。故擅长治疗痰湿秽浊之邪蒙蔽清窍所致神志昏乱。菖蒲辛温芳香,善化湿浊,醒脾胃,行气滞,消胀满。入心经,开心窍,益心智,宁心神,聪耳明目。远志,味苦辛,性温,归心肾肺经。功效:安神益智,祛痰开窍,消散痈肿。远志苦辛性温,善宣泄通达,既能开心气而宁心安神,又能通肾气而强志不忘,为交通心肾,安神定志,益智强识之佳品,用治心肾不交之心神不宁,失眠、惊悸等证。远志味辛通利,能利心窍,逐痰涎,可用于痰阻心窍之癫痫抽搐,惊风发狂等证。苦温性燥入肺经,能祛痰止咳,辛行苦泄,擅长疏通气血之壅滞而消散痈肿。远志与菖蒲皆能入心开窍,但远志补心益肾,上下交通;而菖蒲长于宣气开窍,但凡痰气郁闭,不论脑窍、心窍、胸膈致头昏、胸闷、纳呆不食等均有效。两药相伍,利于安神益智,宣畅气机,祛痰开窍。

（五）黄连与肉桂

黄连味苦性寒,归心脾胃胆大肠经。功效:清热燥湿,泻火解毒。黄连大苦大寒长于清中焦湿热,泻火解毒,擅长清心经实火,善疗疔毒、清胃火。肉桂味辛甘性大热,归肾脾心肝经。功效:补火助阳,散寒止痛,温经通脉,引火归元。肉桂辛甘大热,能补火助阳,益阳消阴,作用温和持久,为治疗命门火衰之要药。甘热助阳以补虚,辛热散寒以止痛,善去痼冷沉寒。肉桂辛散温通,能行气血,运经脉,散寒止痛;大热入肝肾,能使因下元虚衰所致上浮之虚阳回归故里,引火归元。黄连配肉桂,又名交泰丸,治疗心肾不交之心悸不寐。心火居上焦而喜凉,肾水居下焦而喜温。肾秉元阴元阳,肾阳足则可使肾阴气化,津液蒸腾以润心,使心火不致偏亢。黄连苦寒降泄,清上炎之心火;肉桂温入肾经,引心火下行,有引火归元之妙,则在下之水得温而气化上升,上滋心火,阴升阳降。两药相伍,一寒一热,清上温下,交通心肾,以达阴阳平衡协调。

以上仅举临床常用5组药对,其组合遵循宣散与降泄结合、通窍与补益结合、上下结合、寒热并用的原则,达到阴阳互济、疏调气机之目的,在应证方剂中发挥重要的治疗作用。

六、重视脾胃功能的调整

人之一身,以胃气为本,胃气旺,则五脏受荫;胃气伤,则百病丛生。故凡病久不愈,唯有先补益胃气,待胃纳转佳,脾能健运,则药力可四达,周身气机得以流通,水谷精微得以敷布全身,疾病就可逐渐向愈。浦老在临床工作中,重视脾胃,时时注意顾护脾胃的治疗思想贯穿于诊疗的全过程。曾治鞠某,男,80岁。因"疲倦乏力半年,加重1个月"来诊。患者近半年时感周身疲乏无力,胃纳不甘,未予诊治。1个月前,因腹痛、呕吐诊断为急性胰腺炎,住院治疗20余日好转出院。其后仍时有在上腹隐痛,乏力明显,行走不稳,精神不振,不喜睁眼,自述周身燥热,但畏寒喜暖,双足发凉,双下肢"木乱",有时阵寒阵热,口苦,眠差,胃纳不佳,食少,进流质饮食,大便数十日未行。血压:135/75 mmHg,面色㿠白,形体瘦弱,舌苔白,脉细滑。既往有高血压、冠心病、糖尿病肾病史。治以益气养阴,健脾和胃,以生脉散、四君子汤加减化裁。北沙参、五味子、麦冬、白豆蔻、茯苓、炒白术、台参、陈皮、焦楂、炒谷麦芽、炒枣仁、柏子仁、知母、炒白扁豆、生甘草等水煎服6剂,诸症略有减轻,体力略增,但睡眠欠佳,入睡难或多梦。考虑其为气阴不足,阴虚生内热,虚火内扰,神明不宁所致,先后以天王补心丹、枕中丹等加减化裁,服药调治月余而获得良效。患者老年男性,形体瘦弱,病程半年有余,加重1个月,虽有左上腹痛,口干苦,心烦燥热,时有寒热阵作,大便干结不行等少阳胆腑郁热之证候,似可适用大柴胡汤证,但恐其体弱不耐攻伐。但又有乏力、精神不振,喜闭目,畏寒喜暖,纳谷不甘,脉细滑,舌苔白等气阴不足之征象,故其证候虚实寒热错综复杂。

人之一身,以胃气为本,凡病久不愈或诸药不效者,唯有益胃、补肾两途,先培中土,使药气四达,则周身机运流通,水谷精微敷布,何患其不效。临诊中应结合患者全身状况综合分析,权衡用药,对年老体弱及病情复杂、无从下手之患者,不妨从脾肾入手,扶助正气,盖因脾肾乃人之先后天之本也。虚劳虽多见因病致虚或因虚致病,究其病理环节,主要为气血阴阳的亏虚,病损在五脏,从整体分析,由于五脏相关,气血同源,阴阳互根,所以在整个疾病过程中,常常相互影响,病势日渐发展,病情趋于复杂。临诊时,对虚劳辨证,应以气血阴阳为纲,五脏虚候为目,注意脾肾先后天之本的地位,其中脾胃乃气血生化之源更显重要。

七、重视肝气疏泄,擅调气机

随着现代经济的高速发展,人们的生活节奏明显加快,工作竞争压力、生活成本明显加大,使人们的心理处于一种失衡的状态,长此以往,导致各种心因性疾病的发病率不断增加。中医理论中,肝脏疏泄气机的功能又称"肝主疏泄"。所谓"肝主疏泄"是指肝气疏通调畅全身气机的功能,所以朱震亨在《格致余论》中指出:"司疏泄者,肝也。"肝脏疏泄气机的功能正常则使全身气血运行、情志反应、津液输布、脏腑组织功能活动均处于协调和畅的状态,因此肝脏对全身机能活动的调节是通过疏泄气机实现的。人体的精神情志活动以五脏的精气和功能活动为基础,而五脏的功能活动又有赖于气机的调畅和血液的正常运行,故人的精神情志活动必然与肝主疏泄功能密切相关。肝主疏泄功能正常则气机调畅,脏腑功能活动协调,表现为精神愉快、情志舒畅;肝失疏泄,精神情志活动即可出现异常变化。

肝失疏泄,表现为疏泄不及和疏泄太过两个方面。肝之疏泄不及,则肝气郁结,称为"肝郁",常表现为精神抑郁,胸膈满闷善太息,咽喉如梗,吞之不下,吐之不出;气机郁滞,血行不畅可出现气滞血瘀,导致妇女乳房胀痛、月经不调、痛经或闭经,甚或形成癥块;肝气郁结,横逆犯脾,脾失健运可伴见纳呆、腹胀、便溏不爽、肠鸣矢气或大便溏结不调,或腹痛欲泻,泻后痛减,舌苔多白或腻,脉弦或弦滑。肝之疏泄太过,则升发亢奋,是谓"肝气",易化生肝火,表现心烦易怒,失眠多梦;肝气上逆,血随气涌,可导致肝阳上亢,表现头胀痛、头晕、耳鸣、面红目赤,进一步发展,肝阳化风,肝阴消灼,出现筋脉拘急、屈伸不利或手足震颤等症状。

浦老临诊中重视肝气疏泄功能在人身体健康中发挥的重要作用,难病常从肝论治。肝郁多用逍遥散加减,肝气多用柴胡疏肝散加减,其疏肝理气的作用较强。临诊中也常用丹栀逍遥散加减治疗不寐、心悸、面部黄褐斑、脱发、不孕不育、月经不调等等各种病证。肝主疏泄,调畅一身的气机,肝体阴而用阳,肝体喜柔润,肝阴不足,易于化火生风,而疏肝理气解郁药物多辛燥,易于伤阴劫液,故治疗用药中,注意选用柔肝养阴缓急之品佐用。肝病中肝木易于克犯脾土,治疗中尚应注意顾护脾胃功能。肝肾同居下焦,肝肾同源,易于同病,治疗中尚应补肝益肾。

第二篇　诊治经验

第一章　临证经验

一、中风病论治漫谈

中风病严重危害着人类的健康,是中老年人群的常见病、多发病,具有致残率高、复发率高、死亡率高的特点,使病人的生活质量明显下降,给家庭和社会造成沉重的负担,是发达国家人口前三位死因之一。中风病的防治成为临床医疗工作的重要课题,而对于中风病的预防、治疗和康复,中医药具有显著的疗效和优势。

（一）有关文献记载回顾

1.“风”的含义　由于中风病发病突然,起病急骤,“如矢石之中的”“若暴风之疾速”,有晕仆、抽搐和神志变化等,与自然界风性“善行数变”的特征相似,故古代医家以取类比象而名之为“中风”,又因其发病突然,亦称“卒中”。

2.历代医家认识举隅　《黄帝内经》中没有中风病名,但有大厥、薄厥、仆击、偏枯、偏风、风痱等记载,分别描述了有关中风病不同阶段的临床表现;病因多与感受外邪,烦劳暴怒,或饮食失节等因素有关;而其病机强调“内虚邪中”。如《素问》曰:“仆击、偏枯……肥贵人则膏粱之疾也。”“大怒则形气绝,而血菀于上,使人薄厥。”“血之与气,并走于上,则为大厥,厥则暴死。"《灵枢》谓:"虚邪偏客于身半,其入深,内居营卫……真气去,邪气独留,发为偏枯。"这些认识为后世的理论发展奠定了基础。

《金匮要略》提出"中风"病名,指出"脉络空虚"风邪入中是本病发生的主因,并以邪中深浅、病情轻重创立了中络、中经、中腑、中脏的分治方法,制定了驱散风邪、补益正气的治疗大法,并作专篇论述。然而其对中风病病因认识仅限于六淫中的"风邪"。《诸病源候论》曰:"风偏枯者,由血气偏虚,则腠理开,受于风湿。"受上述理论认识的影响,后世创制了小续命汤(《千金方》)和大秦艽汤(《素问·病机气宜保命集》)用于中风病的治疗。

唐宋以后医家对中风病的认识出现了大的转折,突出以"内风"立论观点。金元时期,刘河涧倡导"肾水不足,心火暴盛",李东垣提出"形盛气衰,本气自病"的正气自虚论,朱丹溪主张"湿痰化热生风"。

而明代张景岳以"内伤积损"立论,强调中风病发生与外风无关。清代叶天士提出"精血衰耗,水不涵木……肝阳偏亢,内风时起",王清任的"气虚血瘀"论,以及近代张伯龙、张山雷和张锡纯等提出"阴阳失调,气血逆乱,直冲犯脑"论,补阳还五汤、建瓴汤、镇肝熄风汤等都是依据这些理论而形成的方剂。

关于中风病的病因病机,历代医家论述颇多,经历了从外因(风)论到内因(风)论的发展过程,更加深刻揭示了中风病的本质,提高了论治水平。

对中风病的认识,唐宋以前多以外风立论,强调"内虚邪中",唐宋以后突出内风观点,"内伤积损"是病机要害。元代医家王履对唐宋以前的中风称"真中风",唐宋以后的中风则命名为"类中风"。我们现在讲中风病多属类中风。《医经溯洄集》曰:"因于风者,真中风也;因于火,因于气,因于湿者类中风,而非中风也。"

(二)中风病的病机

1.病位　在脑,与五脏中的心肝脾肾相关。

2.病机　脏腑阴阳失调,气血逆乱,上冲于脑,脑脉闭阻或血溢脉外是中风病发生的基本病机。

3.病性　本虚标实证。发病急性期以风、火、痰、瘀等标实为主,恢复期多以虚或虚实挟杂为特征,同时气虚、血虚、阴虚、阳虚证候逐渐明显。

(三)中风病论治

1.关于分期

(1)传统分证法

中经络——无神志障碍,肢体麻木或偏废,语言不利或謇涩,口眼(舌)歪斜——病位浅、病势轻、预后较好。

中脏腑——神志异常(恍惚、嗜睡、迷蒙、昏迷),半身不遂,语謇或失语,口舌歪斜——病位深,病势重,预后差。

二者临床鉴别要点——神志异常与否。

(2)按发病时间分期

急性期——发病至病后2~4周。

恢复期——急性期后至半年以内。

后遗症期——恢复期以后(发病半年以上)。

2.关于论治

(1)急性期

1)特征——发病急,病势重,变化快,症状复杂等特点。

病性以标实为主,具体表现在风、火、痰、瘀四个病理环节。风火相煽,痰瘀互阻,气机升降出入失常,是急性期发生的主要机制。

2)具体表现

风——素有头痛、头晕等症,突发半身不遂,甚则神昏肢体抽搐或颈强拘急,属内风动越。

火——平时性情急躁易怒,面红目赤,口干口苦,发病后更甚;或项背身热,躁扰不宁,大便秘结,小便黄赤,舌红苔黄,多属火热为患。

痰——素体肥丰,喜食肥甘滋腻,嗜睡头昏,喉中痰鸣,痰涎壅盛,舌苔白腻,属痰浊壅盛。

瘀——头痛,痛势剧烈且部位固定,口唇、手足指(趾)甲色青紫,舌质暗并有瘀点或瘀斑等,多属瘀血为患。

3)应急处理

以"风"为主者——平肝潜阳、熄风止痉——天麻钩藤饮;配合针刺内关、曲池、委中、太冲。

以"火"为主者——清肝泻火、通腑醒神——羚角钩藤汤合用承气汤之属;配合针刺耳垂、少商、井穴放血。

以"痰"为主者——涤(豁)痰通络、宣郁开窍——涤痰汤合三生饮;配合针刺足三里、丰隆、合谷。

以"瘀"为主者——活(破)血化(逐)瘀、辅以通络——血府逐瘀汤;配合丹参注射液、川芎嗪注射液静脉滴注。

4)症状处理

神志不清——属痰火郁闭者用安宫牛黄丸或醒脑静;属痰浊蒙蔽者用苏合香丸。

口噤不开——用开关散(乌梅、冰片、生南星)擦齿龈。

呕血便血——给与凉血止血,用云南白药或三七粉冲服。

高热不退——用紫雪散、至宝丹配合点刺少商、耳垂放血。

大便秘结——用承气汤之属或增液汤。

躁扰不宁或肢体拘挛——急用猴枣散。

突然昏仆、面色苍白、鼻息低微、出冷汗——用参附汤,配合针刺人中、中冲。

5)辨证论治

①中脏腑

a.闭证:症见神志昏迷,牙关紧闭,口噤不开,两手握固,肢体痉强等症。

（a）风火闭窍——兼见两目斜视或直视、面红目赤、肢体拘急,甚则抽搐,舌质红或绛,舌苔黄燥或焦黑,脉弦劲数。

此证属阳闭。多见素体肝旺,又因暴怒或烦劳过度,以致肝阳暴亢,阳化风动,清窍闭塞。

治法:清肝熄风、醒神开窍。

方药:天麻钩藤饮,配合安宫牛黄丸、紫雪散、醒脑静。

（b）痰火闭窍:兼见鼻鼾痰鸣、口角流涎、面红目赤,或两目直视、抽搐、躁扰不宁、大便干结,舌质红或红绛,舌苔黄厚腻,脉弦滑有力。

此证属阳闭。多见素体肥胖,痰湿内盛,又兼心火炽盛,痰随火升闭阻清窍。

治法:清热豁痰、醒神开窍。

方药:羚羊角汤,配合至宝丹、安宫牛黄丸或温胆汤。

（c）湿痰蒙窍:兼见面白唇暗,静卧不烦,四肢不温,甚则逆冷,痰涎壅盛,舌质淡、舌苔白厚或腻,脉沉滑缓。

此证属阴闭。患者多属体质虚弱,肾阳不足则不化津,湿痰内生,上壅清窍内蒙心神,神机闭塞。

治法:燥湿化痰、醒神开窍。

方药:涤痰汤,配合苏合香丸或竹沥水。

辅助治疗:

针灸治疗:中风病人在急性期有脑水肿,脑出血病人有颅内压增高或脑疝形成时,一般暂缓针刺治疗;观察1周后或并发症改善后再考虑针灸,只要病情稳定,即可配合针灸治疗。

常用醒脑开窍法:主穴——内关、人中、三阴交;辅穴——尺泽、委中、极泉。

十宣放血法:以三棱针点刺挤压出血,每穴1 ml,通调十二经脉宣泄热邪。

灸疗法:艾条灸关元、气海、足三里回阳救逆。

b.脱证:为五脏真阳散脱,阴阳即将离决之征。症见神识昏愦无知,目合口开,四肢瘫软,手撒肢冷汗多,二便自遗,鼻息低微,瞳神散大、舌体挛缩,舌体淡紫、舌苔白腻,脉微欲绝。

治法:益气固脱、回阳救逆。

方药:参附汤,配合生脉注射液。

②中经络无神志昏愦(迷),主要表现为肢体麻木或拘急,或半身偏废,语言不利或謇涩或失语、口眼(舌)歪斜等症。

a.风痰阻络:肌肤不仁,手足麻木,突发口眼歪斜、语言不利、口角流涎、舌强语謇,或兼有手足拘挛、关节酸痛,舌苔薄白,脉浮弦。

此证属脉络空虚,风痰乘虚而入,气血闭阻。

治法:祛风和营,化痰通络。

方药:真方白丸子或大秦艽汤。

b.痰热腑实:兼有腹胀便秘、气粗口臭、午后烦热、烦躁不安,舌质暗红、舌苔黄厚干起芒刺,脉弦滑或弦涩。

此证属痰热阻滞,腑气不通,痰火上窜蒙蔽清窍。

治法:通腑泄热,醒脑开窍。

方药:桃仁承气汤或承气汤,配合牛黄解毒丸或牛黄清心丸。

c.风阳上扰:平素头痛,头晕,耳鸣,突发口舌歪斜、舌硬语謇,或失语,或手足重滞,甚则半身不遂等症,舌质红舌、苔黄,脉弦。

此证属肝阳(火)偏亢(旺),阳亢化风,横窜络脉。

治法:平肝潜阳,熄风通络。

方药:天麻钩藤饮。

d.阴虚风动:平素头晕目眩,耳鸣且听力下降,腰膝酸软无力,突发手指颤动,筋脉拘急,持物无力,言语不利或謇涩,甚或半身不遂,舌质红、舌苔少或无苔,脉弦细数。

此证属肝肾阴虚,风阳内动,风痰瘀阻经络。

治法:滋阴潜阳,熄风通络。

方药:镇肝熄风汤。

e.痰瘀互阻:素体肥胖,喜食肥甘厚味或有肢体麻木、疼痛者,突发口舌歪斜、舌謇失语或半身不遂,舌质黯或有瘀点、瘀斑,舌苔白厚或腻,脉沉滑或沉涩。

此证属痰浊内停又兼瘀血内阻,痰瘀互结,致使脉络痹阻。

治法:祛痰通络,活血化瘀。

方药:涤痰汤合血府逐瘀汤。

(2)恢复期　急性期经抢救治疗,标实基本缓解,神志渐清,本虚为本病的关键所在,遗留的肢体偏废、语言障碍等症状仍需积极治疗及调护;并且利用机体自我修复功能的出现,采取综合调治,争取最大限度地康复,提高病人生活质量。

1)药物调治

①半身不遂

a.气血亏虚,痰瘀阻络:半身不遂、肢软无力,患侧手足浮肿,兼有气虚证或血虚证或气血两虚证。

治法:益气活血,化瘀通络。

方药:补阳还五汤为主加减。

b.肝肾不足,筋骨失养:半身不遂,患肢僵硬,拘挛变形,或肢体肌肉萎缩,常伴有肝肾阴虚证。

治法:滋养肝肾,填精补髓。

方药:地黄饮子。

②语言障碍

a.风痰瘀血,阻滞经脉:舌强转动不灵、语謇或失语,或吞咽不利,口角流涎,舌苔薄,脉滑。

治法:搜风化痰,祛瘀通窍。

方药:解语丹。

b.肝阳上亢,痰瘀阻窍:语言不利或謇涩,伴眩晕耳鸣、腰酸腿软,舌红、苔少或黄厚,脉弦细滑。

治法:滋阴潜阳,化瘀开窍。

方药:杞菊地黄汤。

2)针灸调治　中风病人转入恢复期后,均应配合针灸治疗,根据中风病的病机特点,明标本辨阴阳,择经脉施手法。

针灸治疗中风病的机制,可能是通过改善中风缺血半暗带区血液供给,减缓或避免缺血半暗带区的功能坏死,避免中心坏死区逐渐扩大而实现治疗作用。亦对缺血后的神经元有保护性作用,减少脑水肿和梗死面积,抑制缺血区神经元的凋亡,提高内源性神经营养因子的合成和释放,阻止病情发展,提高神经系统自我修复与代偿能力,加快自然恢复过程。

①半身不遂:可取手足阳明经穴为主,辅以太阳、少阳经穴,滋养肝肾、通经活络。

上肢:肩髃、臂臑、曲池、手三里、外关、合谷。

下肢:环跳、秩边、风市、委中、阳陵泉、足三里、太冲。

②口眼歪斜:可取手足阳明经穴,疏调阳明通经活络。头维、下关、颊车、地仓、合谷。

③语言障碍:廉泉、哑门、金津、玉液、太溪、百会、合谷或头针。

④急性期:依中脏腑和中经络不同而施治。

a.中脏腑——闭证多取督脉和十二井穴为主,用泻法或点刺出血,取穴有水沟、十二井穴、太冲、丰隆、劳宫。

b.脱证取任脉经穴,用大艾柱灸,扶正固脱,取穴有关元、气海、神阙。

3)运动调治　是一种通过运动调理,达到自主功能恢复的方法。

中风病在康复过程中常常遇到手功能障碍、足下垂或内翻、肢体或局部肌肉痉挛,限制患者随意性活动,运动中出现一些异常,以及语言障碍,影响正常交流,导致病人情绪压抑和烦躁。在药物、针灸调治同时,通过运动进行功能恢复尤显重要,逐步达到良好的自我调控状态。

功能调控原则:逐渐增加活动量以及活动时间;持之以恒,坚持天天锻炼;循序渐进,按生理规律进行,病人由于卧床时间较长,因此开始活动时,应从坐位平衡训练,逐步过渡到站立平衡,而后进行步行练习,再做上下楼锻炼。结合人体功能体位需要,维持正常卧位、坐位,站位时注意支持偏瘫侧肢体,避免过度牵拉关节。被动辅助活动时,对上肢缓慢伸肘、腕、指;对下肢缓慢顺其关节活动屈髋、膝、踝关节,慢慢提高关节协调性和灵活性。

运动激发神经机能,防止肌肉废用性萎缩,锻练可以牵引和伸张肌肉、关节、韧带,保持正常伸展运动。

其他包括记忆训练、吞咽训练,以及语言练习等。

4)心理调治　病人瞬间由健康或基本健康状态成为残疾人,由自主行为转变成依赖他人生活,突然的变化对心理造成打击十分沉重,情绪低落,孤独,思维能力、认知能力、记忆能力等都发生不同程度的改变。消极情绪不利于疾病康复,因此应积极进行心理疏导,情感关怀,帮助患者树立战胜疾病的信心,显得尤为重要。

5)生活起居调护　中风病是中医四大难证之一。起病急骤,变化迅速,虽经积极救治,仍会遗留不同程度的后遗症,致残率极高,且易复发。目前,中风病的治疗已经从一证一方单一药物或针灸治疗的模式,发展到综合治疗模式,治疗模式与临床实际结合更加紧密,明显提高了治疗效果。

中医药治疗中风病虽有一定优势,但对病程中某些阶段采用单一中医药治疗仍然存在一定困难,例如,气道管理、严重并发症——脑水肿、肺感染、泌尿系统感染、消化道出血、癫痫持续状态、肺水肿等需要采取中西医结合的治疗方法。

由于缺乏循证医学证据,目前中医药防治中风病的研究多遵循西医的脑卒中防治指南,使用阿司匹林等抗血小板凝集药物进行一级和二级预防,在此基础上,服用中成药的患者居多,但多缺乏科学评价。

对策:

第一,运用中医药方法积极预防中风病。建立整体观念、辨证论治原则,合理开展中医药对中风病一、二级预防方案的研究,利用中药益气化痰、活血逐瘀方法,防治颈动脉粥样硬化斑块、高脂血症、高黏血症,达到"治未病"的目的。

第二,建立科学评价体系。中风病防治研究结果应具有循证医学证据,保证研究的科学性。

第三,优化中医诊疗方案。在综合治疗方案基础上,针对不同患者或群体,进一步深化辨证论治,采用个体化诊疗方案,制定每个患者个体化药物、针灸、运动、心理、调护综合方案,使其更加人性化。

二、肝气与不寐

肝气变动,不仅是不寐产生的根本原因,同时与气滞、痰、火、瘀等互为因果,影响着不寐的病程转归。肝气失于疏泄产生气滞、痰、火、瘀等病理产物,扰乱神明以致不寐发病或加重;失治或误治,又会加重痰阻、气滞、火郁、瘀血、食积等致病因素,使病情顽固难愈。不寐日久不愈,患者心情必然不舒畅,或抑郁或烦躁,反过来又加重肝气郁滞。两者互为因果,影响不寐的病程转归。

(一)肝郁气滞

肝主疏泄,主谋略。若七情所伤,情志过极,稍有不遂便产生郁闷,肝郁气滞,肝气壅遏,气机不畅或阻滞,气血转枢不利,欲伸而不达,内扰神志,魂不安藏而致不寐。

（二）气郁痰阻

精神刺激或情志所伤致肝气郁结,气行不畅,郁而生痰;日久郁而化火,灼津为痰;肝气郁结不得升发则横逆犯脾土,脾失健运而生痰;肝气郁滞致胆气不舒,胆汁分泌和排泄障碍,亦影响脾胃之运化,则纳谷不化,食滞痰阻。诸痰壅遏于中焦,化热上扰,以致不得安寐,痰阻中焦,阻滞气机,必然导致肝失疏泄,加重肝郁。

（三）气郁化火

肝主疏泄,调情志,喜条达恶抑郁,肝气郁结化火,灼伤阴液,导致阳气盛而阴气虚,阳不入阴而不寐。即《诸病源候论·大病后不得眠候》所载:"阴气虚,卫气独行于阳,不入于阴,故不得眠。"《证因脉治·内伤不得卧》指出肝火不得卧之因是"或因恼怒伤肝,肝气拂郁,或尽力谋虑则血有伤,肝主藏血,肝火扰动血室则夜卧不宁也。"肝火上扰神明,其人必辗转难眠,烦躁易怒,致气机逆乱,肝气失于疏泄,功能失常,肝郁尤甚。

（四）气郁血瘀

肝藏魂主疏泄。若情志不遂,精神抑郁,疏泄不利,气滞则气行不畅致血脉瘀阻,肝魂失常而不寐。《医林改错》中说:"夜不安者,将卧则起……此血府血瘀也。""血瘀日久,血不行则心失所养,亦致失眠。""血为气之母",血瘀会加重气滞,气滞则加重肝郁。

（五）气郁食积

肝气疏泄功能正常,则脾能升清,胃能降浊,运化正常,若肝气失于疏泄,脾胃失其运化则食积胃腑。《血证论》说:"木之性主于疏泄,食气入胃,全赖肝木之气以疏泄之",此即胃不和则卧不安。《素问·宝命全形论》说:"木得土而达",可见肝气的疏泄也有赖于脾胃运化功能的正常,若脾胃不运,纳谷不化,也会影响肝气的疏泄而病肝郁。

综上分析,肝气不疏与不寐关系密切,因而调肝气为治疗不寐之法则。不寐的总病机为营卫气血失和、阴阳失交,肝气变动是不寐产生的根本原因,故辨证治疗当以调理肝气为总则,火郁者兼以化火,痰阻者加以化痰,血瘀者加活血,食积者兼以消食化积,气血亏虚者佐以益气养血,心肾不交者佐以滋阴降火、交通心肾,阳气不足者佐以温阳益气镇惊。此外,不寐患者常伴心情抑郁、烦躁易怒、悲伤欲哭等精神情志方面的变化,治疗不仅要靠药物,还要配合心理治疗,"先睡心,后睡眼",给以耐心开导,使其心安神定。药物加心理治疗,不寐治疗方能取得良好的疗效。

三、论胸痹的病机及治疗

胸痹是指胸部闷痛,甚至胸痛彻背、短气、喘息不得卧为主证的一种疾病,轻者仅感胸闷如窒,呼吸欠畅;重则胸痛,严重者胸痛彻背,背痛彻心。

中医文献对此病的论述多散见于"心痛"、"胸痹"、"心胃痛"等病证中。《诸病源候论》中对本病的病因、病机、症状、预后等叙述甚为具体,指出本病的发病原因是由于"风冷邪气乘于心也"。并有"其痛发有死者,有不死者"两种情况,前者是由于邪伤正经,所以"朝发夕死,夕发朝死,不暇展治",后者由于心之别络脉"为风冷所乘",故"不死",但有"乍间乍甚""经久不瘥"的特点。其后许多医籍也有类似描述。

胸痹一证的产生乃由于寒邪内侵,寒凝血阻;气滞血瘀或膏粱厚味,痰浊内生,痰阻血瘀,经脉不通所引起,故治疗多采用温阳理气、活血化瘀、化痰通络等以"通"为主的方法治疗。

(一)阴寒证

表现:胸痛彻背,痛势急剧,受寒而发,可伴有胸闷气短,恶寒肢冷等症状,苔白滑或腻,脉沉迟。

治法:辛温通阳,开痹散结。

代表方剂:瓜蒌薤白白酒汤。

(二)痰浊证

表现:胸中窒闷而痛,气短,可伴有喘咳,痰多黏腻色白等症状,患者体型多肥胖,苔浊腻,脉濡缓。

治法:通阳泄浊,豁痰降逆。

代表方剂:瓜蒌薤白半夏汤。

(三)血瘀证

表现:胸部板痛,如刺如绞,痛引肩背,多呈阵发,可伴有心慌唇紫等症状,患者多病程较长,反复发作。舌质紫黯,舌下脉络迂曲或有瘀斑,脉细涩或结代。

治法:活血化瘀、通络宣痹。

代表方剂:血府逐瘀汤。

本病证属本虚标实,阴寒内盛、痰浊内阻、气滞血瘀皆为病之标,其本则在于心、脾、肾等脏亏虚。本病多见于中老年人,年过半百,肾气渐衰,肾阳不足,无力温煦鼓舞五脏之阳气,导致心气不足或心阳不振;肾阴亏虚,不能滋润营养五脏之阴,导致心阴内耗,亏虚不足,心脉失充,血行涩滞;心阳不振,无力鼓动心气心血运行,使气血运行不畅而发胸痹。膏粱厚味,化生痰浊,损伤脾胃,脾失运化,痰浊内郁,阻闭脉络,胸阳不展,而发胸痹。因此治疗胸痹除采用上述温阳、化痰、逐瘀治标之法外,还强调补虚治本,这是取得疗效的关键。常用何首乌、生地、熟地、枸杞、山茱萸、菟丝子、仙灵脾、黄精、天冬、麦冬、杜仲、寄生等以滋阴补肾培元;用酸枣仁、柏子仁、茯神、远志、珍珠母、龙眼肉、琥珀、当归、白芍等补心养血;用白术、山药、砂仁、六曲、黄芪等健脾益气;用赤芍、川芎、鸡血藤、红花、桃仁、丹参、三七等活血通络;用橘红、半夏、天竺黄、贝母等化痰开郁;用瓜蒌、薤白、桂枝、干姜等温中通阳,宽胸理气。

诸阳受气于胸而转行于背,胸痹患者多伴随背部胀痛恶寒等症状,故冠心病总的病机以虚损为本,但多以瘀滞为标,故治疗冠心病必伍宽胸解郁之品如降香、郁金、陈皮、橘络、枳实等为正治,但龙骨、牡蛎等重镇潜越、涩敛固脱之品不可施之于挟瘀之病机。

学习胸痹一证，临诊中当注意辨别阴寒、痰浊、血瘀不同的病理特点，当然，实际工作中，患者不可能症状如此典型，寒、痰、瘀多交互存在，应抓住主要病机，处方用药分清主次，方能获得较好的临床疗效。明确胸阳不振是发病的基础，心、脾、肾诸脏亏虚是导致疾病的根本，治疗应分清虚实标本，一般以治标为先，后再培本或标本同治。

四、对不寐病因病机的认识

"不寐"又称"不得眠""不得卧"，为临床常见病和多发病，全面掌握不寐的病因病机，对本病的治疗可以起到事半功倍的作用。

（一）病因的认识

形成不寐的原因很多，感受外邪、情志不舒、饮食不节、年老体衰等原因均可影响心神而导致不寐。

1.感受外邪 感受风、寒、暑、热、湿等外邪，卫外不固，邪气内扰，营卫失和是导致不寐的病因。《景岳全书·不寐》中有"伤寒、伤风、疟疾之不寐者，此皆外邪深入之扰也。"临证时可根据感邪的不同，随机而治，不拘一法一方。如嗜酒肥甘之人，易湿热内蕴，若感受外邪，多夹湿热为患，治当解表同时清化湿热；而卫表不固之人，易感风寒之邪，营卫失和，引发不寐，治当益气固表、调和营卫。

2.七情内伤 情志失调是导致不寐的主要原因。情志不遂，肝气郁结，肝郁化火，扰乱心神而发为不寐；或劳倦思虑太过，伤及心脾，伤于心则阴血暗耗，神不守舍；伤于脾则食少纳呆，化源不足，营血亏虚，不能上奉而滋养于脑，亦令不寐。正如《景岳全书·不寐》云："劳倦思虑太过者，必致血液耗亡，神魂无主，所以不眠。"

3.饮食不节 《素问·逆调论》云："胃不和则卧不安。"脾胃居于中焦，主运化水谷，为气血生化之源，若暴饮暴食，或嗜食肥甘厚味，致脾胃受伤，即所谓"饮食自倍，肠胃乃伤"。一方面，水液不能正常运化，水湿痰浊内蕴，上蒙清窍；另一方面，脾胃为后天之本，脾胃亏虚则不能化生精微,充养脑髓,脑失所养成为引起不寐的重要原因。

4.病后年迈 久病之人,或产后失血,或年迈体衰,阴阳亏虚,均可导致神失所养,神机逆乱不安而不寐。《灵枢·营卫生会》言:"老者之气血衰,其肌肉枯,气道涩,五脏之气相搏,其营气衰少,而卫气内伐,故昼不精,夜不瞑。"张景岳在《景岳全书·不寐》中也言:"无邪而不寐者,必营气之不足也,营主血,血虚则无以养心,心虚则神不守舍。"

综上所述,失眠的致病因素虽多,但不外乎外感和内伤两个方面,一是感受外邪,一是情志刺激、饮食不节、病后年迈等内因均可引起脏腑的阴阳失调,气血失和,神失所养或神机紊乱而致本病的发生。

(二)病机的认识

1.阴阳失衡学说 阴阳睡眠学说认为,人体阴阳消长出入的变化,决定了机体睡眠和醒觉的生理活动。如《灵枢·口问篇》说:"阳气尽,阴气盛,则目瞑;阴气尽,而阳气盛,则寤矣。"阴主静,阳主动;阳气衰,阴气盛,则发生睡眠;阳气盛,阴气衰,则产生醒觉,即阳入于阴则寐,阳出于阴则寤。因此说,人的正常睡眠是阴阳之气自然而有规律转化的结果,阴阳失调是不寐发生的重要病机。

2.营卫不和学说 《黄帝内经》认为睡眠的基本机制是卫气有规律地出阳入阴,是营卫协调运行的结果。不寐的原因主要是由营卫运行失调所致。《灵枢·邪客篇》曰:"厥气客于五藏六府,则卫气独卫其外,行于阳,不得入于阴。行于阳则阳气盛,阳气盛则阳跷满:不得入于阴,阴虚,故目不瞑。"明代医家张景岳在《类经·疾病类》中亦云:"凡人之寤寐,由于卫气,卫气者,昼行于阳,则动而为寤;夜行于阴,则静而为寐。"由此可见,人的睡眠与觉醒,与营卫之气的运行息息相关,故营卫不和也是不寐产生的重要机制。

3.气血失调学说 气血津液乃人体脏腑功能活动的重要物质基础,气血津液不足,神失所养,导致不寐。《景岳全书·不寐》指出:"劳倦思虑太过者,必致血液耗亡,神魂无主,所以不眠。"郁怒伤肝,肝郁气滞,气郁化火,上扰心神而不寐。故气血失调也是不寐的病机之一。

4. 脑神不安学说 神主睡眠学说认为睡眠和醒觉由神的活动来主宰,而神明由脑所主,随自然界阴阳消长而变化,白天属阳,阳主动,故神营运于外,人寤而活动;夜晚属阴,阴主静,故神归其舍,内藏于五脏,人寐而休息。若神安静守舍则能寐,若神不能安其舍,则会出现不寐、多梦、梦游、梦语等多种睡眠障碍,正如张景岳所说:"盖寐本于阴,神其主也。神安则寐,神不安则不寐。"

5. 心肾不交学说 心位居于上属阳,其性属火;肾位居于下属阴,其性属水,心火必须下降于肾,使肾水不寒,肾水亦须上济于心,使心阳不亢,即"心肾相交",才能保证正常的睡眠。《清代名医医案精华·陈良夫医案》中对此论述为:"心火欲其下降,肾水欲其上升,斯寤寐如常矣。"即所谓"阴得阳助则昼精,阳得阴潜则夜瞑"。因此,心肾失交,心失所养,也可导致不寐的发生。

6. 中焦不和学说 脾胃居中焦,主运化水谷,为一身之枢机,脾胃的运化功能失常则可以产生痰浊、水湿,阻碍人身阴阳的交会,从而产生不寐,此即《黄帝内经》中"胃不和则卧不安"之意。

由此可见,睡眠是阴阳消长变化的一种表现,导致阴阳平衡失调的因素很多,一般虚证责之于阴虚,而实证则多发生在阳盛。从五脏角度分析,主要在于心、肝、脾、肾。肾精是神的基础而神是精盛衰的外在表现;肝主疏泄,有利于阴阳平衡调节;脾为后天之本,水谷精微化生的源泉。由此看到,凡是脏腑之间失调,必然导致阴虚或阳盛,因而破坏了阴阳平衡调节,阴阳不能正常相加,故此形成不寐。

对不寐证的调治,药物仅是辅助治疗,重要的是必须调动病人的自身积极性,做到动静结合,方能达到阴阳平衡调节的目的,单纯依赖药物,往往达不到理想的治疗效果,甚则导致平衡严重失和而形成顽固性不寐证。

可挖掘酸枣树根剥其根系中的老嫩皮，煮水或泡水服用，一方面借挖树根来调动患者外出活动，另一方面又用其皮来调神养心，常常收到事半功倍的效果，不妨对顽固性失眠者一试。

五、治疗不寐经验

不寐是临床上极为常见的一种病证，是指经常不能入睡或睡而易醒，甚至彻夜不眠的一种病证。脑力劳动者患此病尤其多，患者往往叙述症状表现繁多，但检查又无明显的器质性病变，且病程缠绵，顽固难愈，而医者又常常苦于缺乏良策，严重影响患者的身体健康。

本证的临床表现多伴有头痛、头昏、头晕、耳鸣、健忘、精神疲惫、焦躁易怒等高级神经功能活动失调的症状，并可伴有心悸、汗多、食欲不振、性机能减退等植物神经功能失调的表现，且常常因精神紧张而使症状加剧，形成恶性循环。

中医文献对于本病的记载散见于"健忘""惊悸""头痛""头晕"等疾病中，对本病的论述颇详，如《灵枢·本神篇》曰："五脏主藏精也，不可伤，伤则失守而阴虚，阴虚则无气，无气则死矣。"《灵枢·海论》曰："脑为髓之海，……髓海不足则脑转耳鸣，胫酸眩冒，目无所见，懈怠安卧。"《类证治裁》谓："思虑伤脾，脾血亏损，经年不寐。"又《素问·灵兰秘典论》曰："心者，君主之官也，神明出焉；肝者，将军之官，谋虑出焉；肾者，作强之官，技巧出焉；胆者，中正之官，决断出焉。"所谓神明、谋虑、技巧、决断等皆为现代医学脑神经的作用，换言之，不论上述哪个脏腑病变皆可导致脑神经活动的失常，从而影响睡眠的质量。

中医认为心、肝、脾、肾四脏的功能失常均可引起本证。心气虚，心阳不能下交于肾，肾水亏，肾阴不能上承于心，或思虑过度，劳伤心脾，或水不涵木，肝阳上亢等均能导致本病，故治疗本病多从调理心、肝、脾、肾四脏的机能入手。

浦老认为不寐总因人体阴阳平衡失调所致。阳入于阴则寐，阳出于阴则寐。寤寐的过程即是阳与阴,动与静,兴奋与抑制自然交替的过程。《景岳全书》云:"盖寐本乎阴,神其主也。"失眠与阴津不足关系密切,阴亏,阳气不能潜入于阴,则阳气浮越,扰动心神则不寐,治疗以补阴为主,五脏中以心阴、肝阴、脾血、肾精关系最为密切。若阳气偏旺,虽阴不亏虚,但阳气不能潜入于阴,阳气浮越,扰动神明导致不寐;阳主动,可化火生风,灼伤阴津,炼液而内生痰热,扰动神明也可导致不寐。治疗应注意平调阴阳,补虚泻实,以使水火相济,阳与阴交。总之,浦老认为不寐之根本在于阴阳失调,阴虚为主,调节阴阳平衡是治疗的根本大法。

浦老根据其多年的临床实践认为,不寐一证临床所见属虚者多,属实者少,故治疗用药多重用滋补,以滋补肝肾,育阴潜阳,养心健脾为主,佐以清热化痰,疏肝调郁。侧重肾阴不足者,伴见头晕、耳鸣、健忘、腰酸等表现,多以枕中丹为主方加减化裁;侧重心阴亏虚者,伴见心悸不安、易惊惕、形瘦、口燥咽干、健忘等表现,多以天王补心丹加减化裁;侧重心火亢盛者,伴见心烦,甚则狂躁不能自制,口舌生疮,面色红赤等表现,多以朱砂安神丸加减化裁;侧重心脾亏虚者,伴见心悸怔忡、头晕健忘、食欲不振、倦怠乏力、面色无华萎黄等表现,多以归脾汤加减化裁;侧重肝阴不足者,伴见头昏耳鸣,两目干涩,胁肋灼痛或手足蠕动等表现,多以酸枣仁汤加减化裁。

浦老认为患者梦境可为脏腑辨证提供参考。如梦多连续不断,梦中思虑忧心,不能释怀,多责之于脾气亏虚;如梦中惊恐不安,甚至惊醒,醒后仍觉心中悸动不宁,多责之于肾精匮乏;如睡梦过程中恶梦连连,多责之于肝气郁结不畅。

治疗用药方面,由于不寐都有心神不宁的病理变化,故均可酌加宁心安神类药物,如酸枣仁、远志、茯神、夜交藤等,且重用酸枣仁 30～60 g;失眠严重者应加强重镇宁神类药物,如龙齿、龟板、朱砂等。但重镇摄纳药物当适可而止,不然可损伤脾胃,不利于肝气的疏泄,甚至加重壅滞;整个治疗过程中都要注意顾护胃气以利后天之本;重镇潜纳药物,对于伴有头晕、心悸、耳鸣、失眠者都可酌情采用,但湿浊中阻、胆胃不和兼有以上症状者则应慎用,以免壅气郁滞,妨碍中焦运化;失眠从肝论治时,多养肝、柔肝、平肝,不可多用辛散理气之品,以免耗气伤阴,也应慎用发散剂、泻下剂、温燥剂,因发散能导致耗气,导致虚损;泻下损伤脾胃,伤人元气;温燥药能耗灼津液,无补于失眠之证,临床须视病情而定。具体药物应用,用何首乌(夜交藤)、菟丝子、枸杞子、覆盆子、益智仁、桑寄生、黄精、山药等以滋补肝肾;酸枣仁、柏子仁、五味子、远志、菖蒲、茯神等养心安神;黄芪、白术、砂仁、白蔻、六曲、炒谷、麦芽等以健脾调胃;橘红、天竺黄、清夏以清热化痰;磁石、龙齿、牡蛎、天麻、石决明、钩藤以平肝潜阳。并根据临床见症灵活加减,如头昏不清加菊花、桑叶;头痛加白芷、蔓荆子;耳鸣甚者加磁石;恶心、胃纳不佳者加砂仁、白蔻、竹茹、半夏;虚汗用浮小麦、麻黄根、黄芪、防风;遗精、遗尿用金樱子、芡实;阳痿早泄用仙灵脾、巴戟天、菟丝子等。

浦老认为治疗不寐单凭药物是远远不够的,因为不寐一证多与肝气郁结,忧思劳虑有关,调畅情志至关重要,应身心同调。教育患者七情不可过度,保持乐观积极的生活态度,"恬淡虚无,真气从之,精神内守,病安从来"对于不寐的病人同样重要。

六、浅析肝与胃的关系

生理上,肝寓相火,有助于胃的腐熟,肝气升发,可协胃纳降;胃土化源,则肝有所藏,胃主通降,亦有助于肝升。病理上,因肝胃关系失调导致的肝胃不和,又包含着寒热、虚实、因果、乘侮等多种病理机制。主要体现在"土得木而达"和"木得土而荣"两方面。

(一)土得木而达

肝寓相火,相火源于肾而寄于肝,为人体生命活动的动力。胃主受纳腐熟水谷,在脾的运化作用配合下,化生气血营养全身,是机体营养之源。

肝木少阳春生之气,具有生发温煦的作用,可鼓舞胃阳,为胃的受纳腐熟、主通降功能提供动力。若肝之相火不足,失于温煦,影响及胃,所谓"气不足便是寒",就可出现胁痛、胃痛绵绵,喜温喜按,胆怯善恐,泛吐清水,神疲乏力,舌淡,苔薄白,脉沉迟无力等肝胃虚寒证,临床上用吴茱萸汤治疗肝寒犯胃;若肝之相火妄动或不归其位,变生贼火,所谓"气有余便是火",横乘犯胃,则出现胁肋胀痛,嘈杂吞酸,呕吐口苦,脘痞嗳气,舌红苔黄,脉弦数等肝火犯胃证,治疗上多用左金丸。

肝主升发,助胃纳降。若肝之升发疏泄失常,一般可分为两种情况:一是肝的疏泄功能不足,形成气机不畅而郁结的病理变化。肝气郁滞,木不疏土,则气机壅塞,胃失其通降之性,则出现胸胁胀闷,善太息,情志抑郁,胃脘满闷不舒,纳差食少,苔薄白,脉弦等症,治疗宜以疏肝解郁为主,佐以降气和胃之品,方用逍遥散;二是肝的疏泄功能太过,形成肝气过于升发的病理状态。肝气横逆犯胃,胃气不降反而上逆,则出现烦躁易怒,两胁撑胀窜痛,胃脘胀痛,呃逆、嗳气或恶心、呕吐,苔薄或微黄,脉弦等症。治疗时,宜舒肝理气,佐以降胃气之品,方用柴胡疏肝散。由此可见,无论是疏泄不及还是疏泄太过,都可能会影响胃的通降,导致浊气不降甚或浊气上逆,出现肝胃不和之证。

(二)木得土而荣

胃主受纳、腐熟水谷,为"水谷之海",能够将饮食水谷初步消化,下传小肠,并将水谷精微经脾的转输,布散全身,以充养五脏。肝体阴而用阳,其主疏泄和藏血的生理功能均需以营血作为物质基础。若胃阴不足,肝失滋养,就会出现胃脘胁肋隐痛、胀闷不舒,嗳气呕逆,饥不欲食,口干口苦,舌红少苔,脉弦细数等肝胃阴虚证,方选益胃汤加减,培土以荣木。

胃的通降作用对全身气机的升降调节具有重要意义。肝郁可致土壅,土壅亦可致肝郁,如酒食不节,肥甘煎炸之品过多,可助湿生热,既伤于胃,亦损及于肝,致肝胆湿热内蕴。

"脏腑学说"是中医基础理论的核心组成部分。肝胃是脏与腑的关系,肝属五脏,其性刚劲,体阴而用阳,其疏泄功能,对全身各个脏腑、外窍体表组织、经络等功能,以及之间的协调有着疏导、调和、促进的作用;胃属六腑,与脾配合称作后天之本,其本身受纳与腐熟的功能是营养吸收的初始,本性喜润而恶燥、肝的疏泄促进了胃的受纳与腐熟,对保持正常功能至关重要。

七、头痛的中医论治

由于外感或内伤,致使经络拘急或失养以致清窍不利,临床上以头痛为主症的病证,称作头痛。

头痛一证首见于《黄帝内经》,称之为"首风""脑风",亦有著作中称作"头风"。然"头痛""头风"实属一证,《证治准绳》中有论述:"医书多分'头痛''头风'为二门,然一病也,但有新久去留之分耳。浅近者名头痛,其痛卒然至,易于解散速安也。深而远者为头风,其痛作止不常,愈后遇触复发也。"

西医学中的血管性头痛、周期性偏头痛、紧张性头痛、丛集性头痛以及三叉神经痛、部分颅内疾病、五官科疾病、神经官能症等引起的头痛,均可参照辨证论治。

(一)病因、病机

头为"诸阳之会",属人体高位,又是"清阳之府",髓海之所在,五脏精华之血、六腑清阳之气皆上注于头。

若六淫外邪上犯清窍,阻遏清阳;或痰浊瘀血痹阻经络,壅遏精气;或肝阴不足,肝阳偏亢;或气虚清阳不升;或血虚头窍失养;或肾精不足,髓海空虚,均可引发头痛。

1.病因

(1)感受外邪:其中以风邪为主,而其他外邪多借助风邪而犯之,阻遏络道而发病。

(2)情志失调:肝失于疏泄则络脉失于条达而拘急;或气郁化火,肝阴暗耗,阴阳平衡失调,清阳受扰而发病。

(3)饮食不节:日久伤及脾胃,脾胃失于运化而生痰浊,上蒙清窍;或化源不足,清窍失养而发病。

(4)内伤不足:先天禀赋不足;或后天失养,劳役伤肾;或操劳过度,肾精亏乏,髓海空虚而发病。

(5)其他:外伤或久病入络。

2. 病机

(1)病位:头部。脏腑中与肝脾肾关系较密切,肝主疏泄,脾主运化,肾藏精,其经脉循行均与头部相关。

(2)病机要点:风、火、痰、瘀、虚是头痛发生的主要病理环节,而其病机之关键,一是邪阻经脉,清窍不利;二是精血不足脑失所养。

(3)病性:分虚证、实证,一般因于外邪侵袭之头痛多属实证,而内伤诸因引起的头痛则多虚证。病性的虚实多与病因及体质关系密切。

3. 转归

(1)依病性而言:一般实证头痛病程短,正气不虚,其发病主要以"邪"为主,易治且预后较好;虚证则多病程长,反复发作,正气亏损,难治且预后较差。

(2)依外感、内伤而言:外感头痛治疗容易,预后好;内伤则需结合病因病性具体情况精心辨证后,根据其病情程度给予论治。

(3)真头痛,属头痛中的特殊重症,一般起病急,为突发性剧烈头痛,持续不缓解,逐渐加重,伴有手足逆冷至肘膝,甚则呕吐如喷、肢厥、抽搐,预后凶险。

(4)伴有眩晕、中风证者,一般预后差。

(二)临床诊断注意事项

1. 头痛部位

（1）全头痛:气血亏虚或肝肾阴虚较多见。

（2）肝阳上亢头痛:疼痛多在后枕部连及颈项部。

（3）肝火头痛:疼痛多在两颞部。

（4）寒厥头痛:以巅顶部明显。

（5）以经络分布:阳明经头痛多在前额部;太阳经头痛以后项部为主;少阳经头痛多在头部两侧;厥阴经头痛多在头顶部。

2. 头痛性质

（1）肝阳上亢者多为跳痛、掣痛。

（2）火热头痛以灼痛或掣痛或持续性痛为主。

（3）痰湿头痛多为昏痛或胀痛。

（4）瘀血性头痛一般为刺痛、剧痛,痛点多固定。

（5）外感头痛多为掣痛。

（6）虚性头痛多空痛、隐痛。

3. 疼痛发作时间

（1）瘀血头痛多在夜间加重,而且易发作。

（2）阳虚头痛白昼时明显,且易发作。

（3）阴虚头痛多在夜间发作。

（4）外感性头痛多无时间性特点。

（三）辨证要点

应详查病史,注意辨别观察头痛之久暂、疼痛的部位、特点、诱发因素等,有利于辨证的准确与否。

1. 辨外感头痛与内伤头痛

（1）外感头痛:起病急骤,病程短,外邪为主,多属实证;痛势重而剧烈,痛无休止,多表现为掣痛、跳痛、胀痛;多兼表证。

（2）内伤头痛:起病缓慢,病程长,内伤诸因为主,多属虚证;痛势较缓,遇劳则发,时作时止,多呈现隐痛、昏痛或空痛;其兼症者常有肝阳上亢、痰浊、瘀血的相关证候。

2. 辨头痛相关经络。

3. 先审久暂,次辨表里。一般暂痛者,必因邪气;久病者,必兼元气不足。

治则:

外感头痛——祛邪活络——以疏风为主,兼以散寒、清热、祛湿。

内伤头痛——补虚为要——虚者滋阴养血、益肾填精;实者平肝、化痰、行瘀。

(四)证治分类

1. 外感头痛

(1)风寒头痛:头痛连及项背,头痛拘急伴紧缩感,兼风寒表证。舌苔薄白,脉象浮紧。

治则:疏风散寒止痛。

方剂:川芎茶调散(川芎、荆芥、防风、细辛、白芷、薄荷、羌活、生甘草)。

(2)风热头痛:头痛而胀如裂,兼目赤、溲黄、便秘及风热表证。舌苔薄黄,脉象浮数。

治则:疏风清热和络。

方剂:芎芷石膏汤(川芎、白芷、生石膏、菊花、藁本、羌活)。

(3)风湿头痛:头痛如裹,肢体困重,胸闷纳呆,便溏。舌苔白腻,脉濡。

治则:祛风胜湿通窍。

方剂:羌活胜湿汤(羌活、独活、川芎、蔓荆子、防风、藁本、生甘草)。

2. 内伤头痛

(1)肝阳头痛:头胀痛以两侧为重,多伴有眩晕、心烦易怒、不寐或口苦、面赤、胁肋疼痛。舌红苔黄,脉弦有力或弦数。

治则:平肝潜阳熄风。

方剂:天麻钩藤饮(天麻、钩藤、石决明、黄芩、川楝子、牛膝、杜仲、桑寄生、夜交藤、茯神、益母草)。

(2)痰浊头痛:头痛昏蒙,伴胸脘满闷,呕吐痰涎。舌苔白腻,脉象滑或弦滑。

治则:健脾燥湿,降逆止痛。

方剂:半夏白术天麻汤(半夏、白术、天麻、橘红、茯苓、甘草、姜枣)。

(3)瘀血头痛:头痛经久不愈或痛如锥刺,夜重,痛处固定不移。舌质紫暗或舌面有瘀点、瘀斑,脉象细涩。

治则:活血化瘀,通窍止痛。

方剂:通窍活血汤(麝香、生姜、桃仁、红花、川芎、赤芍、生葱白、大枣)。

(4)血虚头痛:头痛隐隐,多伴有头晕,遇劳即发或有气虚血虚等证。舌质淡,苔薄,脉象细。

治则:养血滋阴,活络止痛。

方剂:加味四物汤(当归、白芍、生地、川芎、蔓荆子、菊花、黄芩、甘草)。

(5)肾虚头痛:头痛而空旷,兼耳鸣等肾虚证。舌质红,苔少,脉沉细。

治则:滋阴补肾,填精生髓。

方剂:大补元煎(熟地、山茱萸、山药、枸杞子、人参、当归、杜仲、炙甘草)。

(五)体会

1.对头痛治疗,要做到辨证施治,采取"急则治标,缓则治本"的原则,这样治疗效果才能明显,且疗效稳固。

2.关于引经药的应用 根据头痛的部位,结合经络循行特点,选用引经药,以提高治疗效果。一般太阳头痛(头后部,连及颈项)用蔓荆子、羌活、防风、川芎;阳明经头痛(前额部,连及眉棱骨)用白芷、葛根、知母;少阳经头痛(头两侧,连及目系)用黄芩、柴胡、川芎;厥阴经头痛(头顶)用藁本、吴茱萸;少阴经头痛用细辛;太阴经头痛用苍术。

3. 川芎在治疗头痛中的作用　川芎属中药活血化瘀药,性温味辛,有活血行气、祛风止痛功效。其中所含生物碱可改善微循环、缓解动脉血管痉挛、减少血管阻力,从而调节循环,为临床首选治疗头痛药物。在配方中药物剂量与止痛作用有密切关系,需结合个体差异,精心调配。

4. 虫类药的应用　慢性头痛病程长,易反复发作,根据中医"久病入络"的理论认识,治疗时多配合活血化瘀药物。虫类药的使用最近几年应用十分广泛,例如全虫、蜈蚣、地龙、僵蚕、土元等,提高搜风通络,搜剔络道作用,达到止痛目的。

5. 天麻的应用　天麻甘平入肝经,具有平肝熄风、行气活血止痛功效,也是治疗头痛证常用药,例如偏头痛治疗,单味天麻煎剂即可使疼痛缓解。

6. 头痛证既是一个独立病证又是一个症状在多种疾病中的表现,治疗时注意对原发疾病的治疗。

7. 真头痛　病名首见《难经》:"入连脑者,名真头痛。"《证治准绳》:"旦发夕死,夕发旦死。脑为髓海,真气之所聚,卒不受邪,受邪则死不治。"

八、肝脾相关理论及治法

(一)肝脾的生理特点

中医理论认为,肝为刚脏,五行归木,喜条达,主谋虑,藏血而舍魂,恶抑郁,主疏泄。《类证治裁》云:"凡上升之气,皆从肝出。……木性升散,不受遏郁,郁则经气逆。"即人体肝脏犹如春升之气,具有条顺、畅达、疏通的特性。肝主疏泄功能主要体现在调畅气机、调节血量以及调畅情志三个方面。若肝疏泄功能正常,气机升降出入自如,脏腑器官将维持旺盛的生理功能;气行异常,则会出现脏腑气机逆乱的反应。肝调血量的作用遵循《重广补注黄帝内经素问》中所云:"人动则血运诸经,人静则血归于肝脏。"肝疏泄功能正常,则气血和调,人的精神意识活动正常。七情之病多责之于肝,如《素问·举痛论》所言:"怒则气逆,甚则呕血及飧泄。"《医碥》中也有:"郁则不舒,则皆肝木之病矣。"

脾主运化水谷精微,化生气血,充养形体、精神,在志为思。思虑等心理活动有赖于脾之健运而提供充沛的血液,若思虑太过,注意力减退,容易伤及于脾,脾失健运,表现为纳呆,不思饮食等;反过来,脾虚亦可出现不耐思虑的情况。

(二)肝脾相关理论

肝主疏泄,维持脏腑气机疏泄通导的正常,同时又对脏腑起协调作用;脾主运化,为后天之本。肝脾相互配合则运化有力,获取水谷精微充足,对维持身体健康至关重要。

1. 在饮食消化吸收方面 脾胃为"仓廪之本",司纳主运,其中脾主运宜升,通过"脾气散精",传输水谷精微以供心肺,敷布全身;胃主纳宜降,腐熟水谷而驱糟粕自下而出。脾胃运纳自如、升降得宜,则气机调畅,气血化源充足。肝为刚脏,主疏泄而性喜条达,肝之余气泄于胆,聚而成精,共同协助脾胃升清降浊。肝的疏泄功能正常,全身气机疏通畅达,则有助于脾升胃降以及脾胃对食物的消化、吸收。脾得肝之疏泄,则运化健旺,即《素问·宝命全形论》所云:"土得木而达。"唐宗海在《血证论·脏腑病机论》中强调:"木之性主疏泄,食气入胃,全赖肝木之气以疏泄之,而水谷乃化。"及"肝属木,能疏泄水谷,脾土得肝木之疏泄则饮食化……故肝为脾之主。"同时,脾为"后天之本,气血生化之源",脾"散精于肝"滋养肝体,肝得脾所输布的水谷精微之充养,则肝气条达,疏泄之用才能正常,同时中焦气机畅利,亦有利于肝之疏泄,即所谓"木赖土而荣"。

2. 在气血运行方面 肝藏血,脾统血。肝藏血充足,可制约肝自身的阳气升腾,以保肝之疏泄,有助于脾胃的运化功能,使其调和冲达;而脾胃功能正常,气血生化得到保障,则能确保肝藏血充足,肝体得养,肝阳潜藏而不为亢,《内经》云:"肝藏血,主情志,性喜疏泄条达,与气血休戚相关。"表明了肝与脾胃之气血生化的关系。

3. 在水液代谢方面 《内经》指出:"脾为胃行其津液""脾气散精,上归于肺。"脾能运化水湿,促进体内水液及物质代谢。肝之疏泄作用,对水液代谢有间接调节作用,既可疏泄脾土助其运化水湿,又可疏利三焦,通调水道。反之,肝失疏泄则水湿内停,困阻脾阳,脾病生焉。

(三)病理上肝脾相互传变

1. 肝病传脾

(1)木旺乘土:《素问·玉机真脏论》说:"五脏受气于其所生,传之于其所胜……肝受气于心,传之于脾……"指出了根据五行生克关系,肝病可传脾的传变规律。同时记载了肝病传脾所发生的病症,"肝传之脾,病名曰脾风,发瘅,腹中热,烦心出黄。"《灵枢·病传》中亦指出"病先发于肝,三日而之脾,五日而之胃。"明确指出了肝病传脾的病理关系。

(2)土虚木乘:明·张景岳指出:"以饮食劳倦而致胁痛者,此脾胃之所传也。"所谓"脾土一虚,肝木乘之。"表明了脾虚肝木逆乘的病理过程。对此,张景岳进一步指出:"肝邪之见,本由脾胃之虚,使脾胃不虚,则肝木虽强,必无乘脾之患。"如土虚木贼之胁痛,其临证特点是午后或劳倦后诸症加重,胁痛喜按,腹胀喜温熨,脉弦而虚缓。

2. 脾病传肝 肝病久而可乘脾,脾有实邪亦可反侮于肝,《素问·气厥论》云:"脾移热于肝,则为惊衄。"张景岳点注:"脾移热于肝,反传所胜,热之甚也,肝藏血,病主惊骇,邪热搏之,则风火交作,故为惊,为鼻中出血也。"即为脾病传肝之例。

归纳起来,肝脾病理相关无外乎肝病传脾和脾病传肝两端,肝病传脾又可根据虚实病机分为木旺乘土和土虚木乘两种。其病机共同点是由于肝气郁结,疏泄失职,横逆乘脾,脾失运化,水谷精微失于消化吸收,清浊相混而下,这是肝病及脾。另外,由于脾失运化,湿浊内生,困阻脾气,湿浊内盛抑制了肝之疏泄功能,肝的疏泄失职,脾病及肝。其症状共同点是多有胸胁、脘腹胀痛、纳差、泄泻等症。

(四)肝脾失调的常见治法

肝脾失调的治疗原则是调和肝脾。早在《内经》有"肝苦急,急食甘以缓之",《金匮要略》具体概括为:"夫肝之病,补用酸,助用焦苦,益用甘味之药调之……,此治肝补脾之要妙也。"

1.疏肝健脾法　适用于肝郁脾虚证,症见胸胁胀满疼痛,善太息,情志抑郁,纳差食少,腹胀便溏,妇女月经失调,苔薄白,脉弦等。代表方剂:逍遥散。

2.疏肝和胃法　适用于肝气犯胃证,症见胸胁胃脘胀满疼痛,呃逆嗳气,吞酸嘈杂,郁闷或烦躁易怒,苔薄白或薄黄,脉弦。代表方剂:柴胡疏肝散。

3.抑肝扶脾法　适用于肝胆之气横逆脾土的肝胆克脾证,证见腹痛泄泻,泻后痛减,痛泻与情志有关,伴有胁痛,胸闷不舒,腹泻、肠鸣矢气,舌质淡、舌苔薄或微黄,脉弦。代表方剂:痛泻要方。

4.暖肝和胃法　适用于脾胃虚弱、肝经寒浊犯胃证,症见胃脘冷痛,食谷欲呕,干呕、吐涎沫,下利,手足厥冷,舌质淡,苔白滑,脉弦紧。代表方剂:吴茱萸汤。

5.补脾泄肝法　适用于脾土虚弱、肝气乘脾的脾虚肝旺证,症见食少纳差,脘腹胀满,倦怠乏力,大便不调,舌质淡、苔薄白,脉弦缓无力。代表方剂:柴芍六君子汤。

6.柔肝益胃法　适用于阴虚肝胃不和,症见胁肋及胃脘隐痛,按之痛减,纳食不香,脘痞腹胀,吞酸嘈杂,心烦少寐,舌红少苔,脉细数无力。代表方剂:一贯煎。

九、调经重在补肾活血

月经是指胞宫周期性的出血,月月如期。李时珍在《本草纲目》中曰:"女子,阴类也,以血为主,其血上应太阴,下应海潮,月有盈亏,潮有朝夕,月事一月一行,与之相符,故谓之月信、月水、月经。"体现了"天人相应"的一种规律,与月相的盈亏相关,故曰"其气应月"。

《素问·上古天真论》指出:"……二七而天癸至,任脉通,太冲脉盛,月事以时下,故有子;……;七七任脉虚,太冲脉衰少,天癸竭,则地道不通,故形坏而无子也。"由此可见,月经产生是以肾为主导,"肾气盛""天癸至,任脉通,太冲脉盛"。《医学正传·妇人科》亦云:"月经全借肾水施化,肾水既乏,则经血日以干涸而闭也。"肾为先天之本,主藏精气,为生殖发育之源。肾脉与冲脉并行,与任脉交汇于"关元"穴,与督脉"贯脊属背",因此肾脉又可通过冲、任、督与胞宫联系。精能生血,血能化精,精血同源,相互滋生,为胞宫的行经、胎孕提供物质基础。胞宫具排泄月经、孕育胎儿的功能,与肾主生殖的功能相一致。由此可见,肾是月经产生的根本,故调经之本在于"肾"。肾阴亏虚,虚热内伏冲任,迫血妄行,可见月经先期、崩中漏下、经行吐衄、经行发热。肾阳不足,气化失常,命门火衰,上不能温煦脾土,下不能温养胞脉,出现经行泄泻、月经后期。精血同源,肾精不足,冲任血虚,血海不按时而溢,致月经后期、月经过少、闭经及经断诸症。

中医认为,女性的生理特点是以"血"为主,因为妇女的经、孕、产、乳等生理特点无不与血的盛衰畅滞有着密切的关系。任脉通,太冲脉盛,血海充盈,由满而溢,则月事按时而下;若任脉虚,太冲脉衰少,血海空虚,来源不足,则月经闭止。血的瘀滞也可以导致痛经、闭经、崩漏、月经不调及癥瘕包块等病发生。

另外,经血的生成来源于脾化生的血液,而血的运行在于气的推动,气血的调和有赖于肝的疏泄和藏血功能,基于此认识,对月经病的论述中同样要注意疏肝和健脾。

十、论治脑鸣

脑鸣系中医学病名,最早见于《医学纲目·肝胆部》,是指患者自觉头脑中有鸣响,或如蝉鸣、鸟叫,或如潮声、雷轰,多为持续性,影响思维,注意力不能集中,常伴有头痛、眩晕、耳鸣、失眠、健忘、乏力等症状,给患者带来极大痛苦。

（一）病因病机

中医学认为脑鸣的发生多因肾虚、心脾两虚致脑髓失养,或因火郁、痰蒙、气滞、瘀阻而致清窍被扰,其中与肾虚脑髓空虚有关者居多。

肾藏精,主骨生髓。《内经》云:"人始生,先成精,精成而脑髓生。""脑为髓海"说明脑部之证无不与肾相关。肾精损耗,髓海空虚,不能上营脑窍,"髓海不足则脑转耳鸣",引起脑中鸣响。肾精赖肾阳温化而成,肾阳温煦,才能维系正常的脑髓生理功能。肾阳亏虚,命门火衰,脑失于肾之温养,可产生脑鸣。脾乃后天之本,脾主输精,功在升运,脾弱生化气血之源不足,经脉空虚,清气不能上奉,正如《灵枢·决气》所言:"上气不足,脑为之不满。"若因思虑劳倦过度,损伤心脾,以致气血不运,不能上荣清窍,则出现脑鸣、眩晕诸症。

"头为诸阳之首,位高气清。"脑之清窍易为病邪所蒙,人之七情六欲、忧思烦恼、精神紧张等均可伤及气血,致气血运行不畅,气滞血瘀,脑髓失养则脑鸣。七情失常,肝气失于疏泄,郁而化火;或暴怒气逆,肝胆火盛,肝火上炎,上扰清窍;或颅脑外伤,气虚不能运血,气不能行,血不能荣,气血瘀滞,脉络痹阻,气血无以畅行,经气受阻,脑髓失养;或中气不足,健运失司,津液失其运化,聚湿生痰,痰浊上蒙清窍,均可发为脑鸣。

（二）辨证分型

1.肾精亏虚　脑鸣,面色潮红,腰膝酸软,头昏眼花,盗汗,舌红苔少,脉细或数。治当滋阴补肾,填精补髓,宜六味地黄汤、左归丸、左归饮。

2.肾阳亏虚 脑中鸣响,腰膝酸软,上肢欠温,下身冷感,小便清长,少腹冷痛,舌淡体胖、苔薄白、脉无力。治当温阳补肾,宜右归丸。

3.心脾两虚 脑中鸣响,纳少便溏,四肢困倦,恶心欲呕,少气懒言,心悸,舌淡虚胖、边有齿印,苔薄白或白腻,脉细缓。治当补益心脾,宁心安神,宜归脾汤。

4.肝火扰心 脑鸣,心烦易怒,口干苦,便燥难解,失眠多梦,舌红苔少或黄腻。治以疏肝解郁泻火,宜龙胆泻肝汤。

5.脉络瘀阻 脑鸣,眩晕,心悸健忘,少寐,气短乏力,舌质紫黯,苔薄白,脉涩。治以补气活血,散瘀通窍,宜补阳还五汤合通窍活血汤。

6.痰湿上蒙 脑鸣,头昏沉,头晕,口黏,胸闷脘满,咳吐黏痰,体胖身重,苔白厚腻,脉弦滑。治以健脾燥湿,化痰开窍,宜半夏白术天麻汤。

"脑鸣"与"耳鸣"其病机是一致的。对本证的论治,首先要辨明虚实病性,实证起病急骤,多为突发,病程短,鸣响声音较大多为持续性,多伴有烦躁、口苦、目赤、便秘溲赤,舌质红、舌苔黄,脉弦数等;而虚证则属缓慢发病,或作为其他一些慢性或消耗性疾病中的症状,鸣响声音较低或小,有时呈断续性,夜间尤明显。治疗以实则攻邪、虚则补益为原则。

十一、痛证的病因病机及治疗

痛证为临床常见症状,可伴见于多种疾病中。

(一)痛证的病因

引起痛证的病因很多,中医将其分为三类。

1.外感六淫 六淫是指由自然界中的风、寒、暑、湿、燥、火六种气候变化要素失常转成的侵害人体的致病因素,包括风邪、寒邪、暑邪、湿邪、燥邪和火邪。

风、寒、暑、湿、燥、火皆能侵袭体表肌肉、经络、关节,进而涉及脏腑,扰乱气机,阻塞不通而致疼痛。风邪常为外邪致病的先导,除恶风、恶寒、鼻塞、流涕等症状外,常伴有头痛、项背疼痛、骨节酸痛。由风邪夹杂寒湿侵入筋脉、关节,疼痛表现为游走性疼痛,痛无定处。《素问·举痛论》说:"寒气客于脉外则脉寒,脉寒则缩蜷,缩蜷则脉绌急,绌急则外应小络,故卒然而痛。"说明若寒客经络关节,则筋脉、经络收缩拘急,可见筋脉、关节屈伸不利、拘挛作痛等症,特点是痛有定处,拘急不可屈伸,遇寒痛剧。夏天伤暑亦可引起疼痛,其痛的性质多呈重痛,多发生于身体下部,苔白腻,脉濡滑;燥邪伤人也可引起疼痛,如外感燥邪,可伴有咽痛、头痛、胸痛等症状;热邪致痛的特点是疼痛伴灼热红肿。

2.气机郁滞　气机郁滞在明代以前多称之为"郁",如《临证指南医案·郁》说:"郁则气滞,其滞或在形躯、或在脏腑,必有不舒之现症。"气滞是指运行不畅而停滞之证;而气郁,则主要是指气机郁结而不得发散的病理状态。气滞则血瘀,血流滞涩,不通则痛,从而使人体某一局部出现疼痛;气机郁滞不畅,影响及脾胃,表现为肋胁部、中腹部、小腹胀痛。

3.饮食劳倦　饮食致病因素包括饥饱失常、暴饮暴食、饮食不洁,饮食偏嗜几个方面。由于饮食不节,影响脾胃气机升降,产生内湿,阻滞脉道,气血运行不畅而致痛;若如饮食过量,暴饮暴食,造成食滞中焦,气机阻滞,则可出现胃脘疼痛;饮食失宜,过食生冷,寒伤中阳,则可出现脘腹冷痛;饮食不洁,腐败食物聚于胃肠之中可致腹痛,甚至吐泻并作。

劳倦致病因素主要指体劳、心劳、房劳的过度。过劳则气血精微消耗,导致不荣则痛。

(二)痛证的病机

1.不通则痛　祖国医学认为,"不通"是痛证发生的主要病机,因为各种原因引起的机能失调或障碍,气血运行不通畅或阻塞而生病痛。金元医家李东垣在《医学发明》中首次明确提出"不通则痛"的病理学说,并确立了其基本治疗原则——通利之法,以达到通利驱邪,"通则不痛"之目的。

2.不荣则痛　不荣即缺乏或失去营养、濡润功能,也是引致疼痛的原因。《素问·脏气法时论》曰:"肾病者,虚则胸中痛。"《灵枢·阴阳二十五人》说:"血气皆少则喜转筋,踵下痛。"《灵枢·五邪篇》说:"阳气不足,阴气有余,故寒中肠鸣腹痛。"从而指出了肾虚、血脉亏虚或阳虚是致痛的病因,提出了"不荣则痛"的理论。

(三)常用止痛中药

1.解表止痛药　如羌活、防风、白芷、细辛、藁本,这些中药均有辛温发散风寒、解除表证之疼痛的功效,适用于表寒证之头痛、身痛、风湿痹痛。羌活的止痛作用最强,防风、细辛、白芷次之,藁本最弱;止痛的范围以羌活、防风为广,为治外感风寒疼痛的要药,头、身、肩背、肢节风湿痹痛均可选用。其中羌活适用于上半身疼痛;白芷、细辛适用于外感的头痛、牙痛;藁本适用于头昏痛、偏头痛或颠顶痛、齿颊痛和脑后部疼痛,其作用较弱。

2.祛风湿止痛药　以独活、防己、松节、威灵仙、寻骨风、秦艽等为代表,具有祛风湿、通经络止痛的作用,适用于风湿所致的肢体或关节疼痛,独活、防己的止痛作用最优,独活尤宜于痹证之痛,独活、威灵仙可用于表证的头、身痛和跌打损伤的疼痛;防己性寒,多用于湿热的肢体疼痛;寻骨风对风湿、类风湿性关节炎有较好的止痛、消肿和改善关节功能的作用。

3.活血祛瘀止痛药　以延胡索、两面针、乳香、没药、五灵脂、川芎、丹参、郁金、三七为代表,多具有活血祛瘀止痛之功效,适用于气血阻滞的心绞痛、胸痛、头痛、胁肋痛、脘腹痛、痈疽肿痛、痛经、胃痛、心腹刺痛及跌仆损伤的瘀滞疼痛。延胡索、两面针的效力显著,作用部位广泛,多用于气血阻滞的心腹痛、胁肋痛及痛经等多种疼痛。乳香、没药、川芎、五灵脂可用于血瘀痛经和瘀阻胀痛;丹参、郁金、三七用于血瘀之胸痛。

4.行气止痛药　如木香、香附、乌药、檀香、沉香、薤白等,具有疏通气滞之功效,常用于气滞之痛证,如胁肋胀痛、月经痛及胸痹痛等。其中以木香的作用最强,应用范围最广,为行气止痛之良药,凡是气滞之腹痛首选木香;香附长于治情志抑郁的心腹、胁肋、乳房胀痛、痛经等证;乌药、檀香、沉香适用于寒郁气滞的腹痛、胃痛、胸痛、疝痛;薤白是治胸痹痛的要药。

5. 温里止痛药 吴茱萸、高良姜、小茴香、川椒、毕澄茄等具有温里祛寒之功效,适用于里寒的脘腹冷痛、胃痛、寒疝痛。其中以吴茱萸为首选;小茴香善治寒疝之痛;川椒有杀虫、安蛔止痛之功,兼治蛔虫引起的腹痛。

临证时,配合引经药可收到事半功倍的疗效。如痛在枕部,属太阳经,可选用羌活、防风;痛在前额和眉棱骨,属阳明经,可选用葛根、白芷;头额两侧痛,属少阳经,可选用藁本、吴茱萸;上肢痛,可用羌活、桂枝、桑枝;下肢痛,可用牛膝、独活;腰脊痛,可用桑寄生、秦艽、狗脊、杜仲、川断;睾丸痛,可用小茴香、荔核、橘核;胸痛,可用瓜蒌、薤白、枳壳;胁痛,可用延胡索、川楝子、郁金;胃脘痛,可用砂仁、草豆蔻、佛手;腹痛,可用白芍、吴茱萸、甘草等。

由此可见,引发头痛证的原因很多,重点是抓住"痛"的发生机制,"实则由于不通,不通则痛",而"虚则多由于不荣,失荣而痛",所以治疗上"实则祛邪,虚则濡润补益",掌握其关键,临床应用则自如而有效。

十二、从肝论治心悸浅析

心悸是指病人自觉心中悸动,惊惕不安,甚者不能自主的一种病证,包括惊悸和怔忡。有关心悸的描述,首先见于《内经》,有"悸则心无所依,神无所归,虑无所定,故气乱矣……"以及"参伍不调……脉绝不至曰死……脉乍疏乍数曰死。"等记载。心与肝在生理和病理方面密切相关,因此肝的病变可以引起多种心悸证候。

(一)心与肝的关系

心者,君主之官,《素问·痿论》言其"主身之血脉",《灵枢·邪客》说:"心者,五脏六腑之大主也,精神之所舍也。"这些都说明主血脉、主神明是心的主要生理功能。肝为刚脏,性喜条达而恶抑郁,主疏泄及藏血。

从生理功能来看,心与肝的关系主要体现在血液运行和精神意志两个方面。心主血,肝藏血。心之血脉的充盈,有赖于肝所藏血的不断补充。心肝相互协调,则肝有所藏,心有所主,脉道充盈,气血运行有序,机体功能正常。《灵枢·本神》中云:"肝藏血,血舍魂……心藏脉,脉舍神。"王冰说:"肝藏血,心行之,人动则血运于诸经,人静则血归于肝脏。"在神志方面,心所主之"神"与肝所藏之"魂"不可分离,张景岳在《类经·脏象类》中所说的"神藏于心,故心静则神清;魂随乎神,故神昏则魂荡。"

从五行关系看,肝属木,心属火;木生火,肝与心系母子关系,心肝相互协调,则肝有所藏,心有所主,脉道充盈,气血运行有序,机体功能正常。母病及子时可见由肝火亢盛引起的心火偏亢,肝血虚导致心血暗耗;子病及母时,心火亢盛耗伤肝阴,引起肝火偏亢。

肝与心在经络上密切联系,足厥阴肝经上行至胸与手少阴心经、手厥阴心包经相交。心肝两脏相互资生,相互协同,以保证机体各脏腑生理活动的正常运行。

(二)辨证分型

1. 心肝血虚　肝血虚,母不生子,心脉空虚,心神失养,可见心悸健忘,失眠多梦,两目模糊或肢体麻木,爪甲不荣,舌淡脉细。治宜养心补血,滋阴安神,方用四物汤、补肝汤加补血安神之品。

2. 肝郁血虚　情志不遂,气机郁滞,则肝失条达之性,肝气有余,肝血不足,母不生子,心脉空虚,血运失常,不能养心,症见心悸,失眠多梦,纳呆,胁肋胀满隐痛,头晕目眩,舌红少苔,脉细弦而数。治宜疏肝健脾,养血安神,方用逍遥散和归脾汤。

3. 心肝火旺　心五行属火,肝郁日久极易化热,导致心肝火旺,可见心悸不安,失眠多梦,口干口苦,胸闷烦躁,舌红苔黄,脉弦数。治宜平肝泻热,清心安神,方用龙胆泻肝汤加减。

4.心血瘀阻 《医碥·肝脏论》:"肝者凝血之本。"肝失疏泄,肝郁血滞,脉道不利,心络为瘀血滞涩,痹阻不通。临床常见心悸,心痛,痛有定处,痛如针刺,舌质黯或有瘀斑,脉结代。治宜活血化瘀,行气通络,方用丹参饮、血府逐瘀汤加减。

5.肝郁化火,痰火扰心 肝郁化火,灼津成痰,痰郁化火,扰乱心神,症见心悸胸闷,烦躁惊恐,时有头晕,甚至昏厥,口苦口黏,舌红苔黄腻,脉滑或数。治宜清肝化痰安神,方选柴胡龙骨牡蛎汤合黄连温胆汤加减。

从肝论治心悸,只是心悸证论治的一个方面。因肝气郁滞,气滞血瘀或气郁化火致使心脉不畅,心神受扰,引发心悸。

十三、老年习惯性便秘从脾虚论治

便秘是指大肠传导功能失常,导致大便秘结,排便周期延长;或周期不长但粪质干结,排出艰难;或粪质不硬,虽有便意,但便而不畅的病证。《内经》称便秘为"后不利",张仲景称便秘为"脾约""阴结""阳结"。便秘是一种复杂的临床常见症状,影响因素很多,在老年病人中尤为多见。

习惯性便秘病位虽在大肠,属大肠传导失职所致,但也与肺、脾、胃、肝、肾多个脏腑功能的协调与气血阴阳的平衡有关,其中与脾胃的关系最为密切。老年习惯性便秘多为本虚标实之证,《济生方》说:"大肠者,传导之官,变化出焉。平居之人,五脏之气,贵乎平顺,阴阳之气,贵乎不偏,然后津液流通,肠胃益润,则传送如经矣。摄养乖理,三焦气涩,运不得,于是乎壅结肠胃之间,遂成五秘之患。"中医学认为,饮食入胃,经过脾胃纳运、转输精微之后,所剩糟粕即为粪便,由大肠运送排出体外。

脾胃为气血生化之源,且位居中焦,又是气机升降的枢纽,所以在水谷的运化、吸收及糟粕的排出方面脾胃的作用至关重要。脾胃的功能相辅相成,脾主升,胃主降,脾为胃行其津液,脾气升则水谷精微得以输布全身,胃气降则糟粕得以传化。如果脾胃运纳功能和大肠传导功能失职,则多可发生便秘,因此,必须抓住脾胃之关键。人到老年脾气渐衰,脾虚运化失司,气血津液生化乏源,肠道失于濡润,肠燥津亏,大便燥结不通而成便秘,即"无水行舟";脾气亏虚,无力斡旋气机排泄大便,糟粕停滞于肠中不下,即"无力行舟"。

另外,脾与肝相互作用也影响着大肠的传导功能。脾胃为气机之枢纽,脾宜升,胃宜降,升降相合则受纳、运化功能正常;肝主疏泄,调畅一身气机,有助于脾的运化,《素问·宝命全形论篇》曰:"土得木而达。"肝脾之间除了"土得木则达"之外,还有"木克土"的关系。如叶天士所云:"肝病必犯土,是侮其所胜也,克脾则腹胀,便或溏或不爽。"因此除肝木克脾土导致脾气虚弱外,患者本身亦可存在脾胃虚弱的因素,脾虚和肝旺互相影响,脾虚时肝木相对偏盛,造成肝旺,肝旺时则容易克伐脾土而造成脾虚,从而影响大肠的传导而导致便秘。

老年习惯性便秘多病程长,缠绵难愈,病机特点是以脾虚为本,进而可引发肠燥津亏或气滞血瘀等标实之象,故以本虚标实、虚实夹杂多见。

十四、脏腑气机升降及用药原则

气的升降出入运动是人体生命的根本,气的升降出入运动一旦停止,就意味着生命的终结。故《素问·六微旨大论》说:"非出入,则无以生长壮老已;非升降,则无以生长化收藏。是以升降出入,无器不有。"气机升降理论是中医理论体系的重要组成部分,升与降、出与入相对平衡方能达到气机正常发挥,脏腑安和。

(一)脏腑气机之升降出入

"升降出入,无器不有",但五脏六腑之气的升降趋势各具特点。

心位于上焦,其升降出入主要体现为心主血脉,心血在心气推动下循行周身。君火宜降,降则下温肾水,使肾水不寒,保持"心肾相交"、"水火既济"的协调关系。若五志过极,心火内炽,不能下交于肾,导致心肾不交,出现水不济火的病理变化。

肺在诸脏腑中位置最高,称为"华盖",以清肃下降为顺,其实肺亦主升、主出、主入。肺吸入清气,呼出浊气,吐故纳新是出入运动的具体体现;肺的宣发和肃降体现了肺寓升降出入于一脏,宣卫气、排汗液为肺之升与出,吸清气与布津液为肺之入与降;肺气下降使清气纳于肾,肺朝百脉则将肺的升降出入寓于气血运行之中。

肝的生理特点是主升、主动,但肝亦有升降出入。正如《读医随笔》中所说:"肝者,贯阴阳,统气血,居贞元之间,握升降之枢者也。""肝者,升降发始之根也。"

脾主升清,但脾升中有降,亦有出入。脾的升降出入贯穿于水谷精微及水液的运化之中。脾与胃同居中焦,二者以膜相连,在五行均属土。脾为脏属阴,胃为腑属阳,故脾气主升,胃气主降。一升一降,共同完成饮食的运化和输布。《医碥》则明确指出:"脾胃居中焦,为上下升降之枢纽。"升清与降浊之间是对立统一的,二者常相因为病。脾阳虚则清阳易于下陷,清气不升则生洞泄,胃阳虚则浊阴之气易于上逆,故呕吐。

肾位于下焦,肾主水,通过肾中精气的蒸腾气化使清者上升,浊者下降。肾水宜升,升则制约心火,使心火不亢;肾的纳气功能使肺吸入的清气进一步下达于肾。

但脏腑气机的升降趋势不是单一的升或降,具有升中有降,降中有升,升已而降,降已而升的多种形式。如六腑传化水谷过程中,大肠、小肠之吸收精微是为降中有升;肾之气化可将水液之清者升至心肺再次利用,将水液之浊者下降至膀胱排出体外,此为升中有降。

五脏六腑各有气机升降,它们之间相互影响,相互制约。肝木疏泄升发,肺金清肃下降,二者相反相成。若肺金失于肃降,则肝火相火失去制约则上亢,形成金不制木;若因情志不舒而郁怒伤肝,肝气不疏,郁而化火,火随气逆,上犯肺金,遂成木火刑金。胃气的通降有助于肺气的肃降。若邪气犯肺,肺失肃降,可引起胃失和降;胃中受邪,失于和降,亦可逆而犯肺。肺气肃降有助于大肠的传导下行;大肠的通降又有助于肺气的肃降。若肺失清肃,可导致大肠功能紊乱。

(二)气机升降失常的用药原则

升降失常的基本治疗原则是恢复升降协调,根据病变部位和病势趋向而定,如气升则当降,气降又当升。《内经》提出"病在上,取之下;病在下,取之上;病在中,傍取之。"(《素问·五常政大论》)"其高者,因而越之;其下者,引而竭之;中满者,泻之于内。""其在皮者,汗而发之。""其实者,散而泻之。"(《素问·阴阳应象大论》)

药物亦有升降浮沉,升指升提举陷之意;降指下降平逆之意;浮指上行发散之意;沉指下行泄利之意。一般说来,凡具有升阳发表、祛风散寒、涌吐、开窍等作用的药物,都能上行向外,药性则为升浮;而具有泻下、清热、利尿、渗湿、重镇安神、熄风潜阳、消积导滞、降逆收敛及止咳平喘等作用的药物,都能下行向内,药性则为沉降。

药物的升降浮沉作用,可因药物的配伍而发生变化。如升浮的药物和大队沉降药物相配伍,则升浮药物不仅能减弱或消除沉降药物的沉降能力,其本身的升浮之性亦随之而下降;反之,沉降的药物和大队升浮药物相配伍,则沉降药物不仅能减弱或消除升浮药物的升浮之力,其本身的沉降特性亦随之而上升。同时,临证时可选用具有升降作用的药物作为引经药,以引药上行或下行而直达病所,故有"桔梗为舟楫之剂,能载诸药上浮","牛膝能引诸药下行"之说。

十五、略论痰瘀同源

痰来自津,瘀本于血,生理上津血同源,病理上痰瘀同病。因痰致瘀,因瘀致痰,均可造成痰瘀互结为病。

"痰"为中医学特有的概念,以津液代谢异常,水湿停聚成黏稠液体,停积于体内为特征的多种病证的总称。痰有广义和狭义之分,狭义的痰主要指来源于肺系,咳唾而出的痰;广义的痰系指由于脏腑功能失调,人体津液运行障碍,逐渐蕴结而成稠浊痰涎,变化多端,或积于中焦,或阻于经络，或痹于心窍。《圣济总录·痰饮门》说："聚成痰饮，为病多端。""瘀"指气血瘀滞不行而引起。两者虽不属同一物质，但均为阴精的病理产物，同源异物，均由津血所化生。血与津液的产生，皆赖于脾的吸收、运化和输布。《内经》所谓"脾气散精"就从根本上说明了津血同源。津液与血是维持人体生理活动的重要物质，彼此互补，在一定条件下，津液可注入脉中而为血，血中之阴液亦可渗于脉外而为津。正如《灵枢·痈疽》所谓："津液和调，变化而赤为血。"《灵枢·邪客》说："营气者，泌其津液，注之于脉，化以为血。"

痰为阴邪，其性黏稠，易停易留，滞涩难去，常阻碍气机，因痰凝而气滞。血的运行依赖于气的推动，痰凝气滞则血运不畅，极易产生血瘀，瘀血和凝痰相聚则生痰瘀；痰浊蕴久则可生热，痰热伤津灼液，血的运行除赖于气的推动外，尚需水津的运载，津枯液燥，自会导致血液黏稠，与痰热胶着互结致血行不畅也成痰瘀；甚者痰热蕴久，痰从火化，火热之邪迫血妄行，血不循经运行，溢出络脉成离经之血，留血成瘀和痰热互融，亦成痰瘀。

朱丹溪亦早指出："痰夹瘀血，遂成窠囊。"隋·巢元方在其《诸病源候论·痰饮病诸候》中指出"诸痰者，此由血脉壅塞，饮水积聚而不消散，故成痰也。""痰饮者，由气脉闭塞，津液不通，水饮气停在胸腑，结而成痰。"更认为痰的本身就有瘀血成分，本质就是痰瘀。清·唐容川《血证论》中说："血积既久，亦能化为痰水。"又说："吐血，咳血必见痰饮。"这就指明了痰瘀之间的相互转化的关系及其内在联系。而《普济方·痰饮门》也直接指明："夫人有痰饮病者，由荣卫不清，气血败浊，凝结而成也。"《继志堂医案》在论述胸痹病时也认为"此病不惟痰浊，且有瘀血交阻膈间。"

痰瘀证的最早论述可追溯到《灵枢经·百病始生篇》："凝血蕴里而不散，津液涩滞，着而不去，而积皆成矣。"《普济方·痰饮门》也直接指明:"夫人有痰饮病者,由荣卫不清,气血败浊,凝结而成也。"朱丹溪谓:"半身不遂,大率多痰,在左属死血瘀血,在右属痰有热,并气虚。"张景岳《景岳全书·厥逆》篇言:古人论"中风偏枯,麻木……诸症,以痰饮而言,是论其致病之根源。""此血病、痰病为本,而外邪为标。""吴昆在《医方考》中云:"中风,手足不用,日久不愈者,经络中有湿痰死血也。"清·俞嘉言在《医门法律·中风门》中说:"中风由营卫气弱,自致津凝血滞也。"

临床上痰瘀证较单纯痰浊证或瘀血证更难处理,痰浊之邪性黏腻而胶固,瘀血亦胶着而凝滞,二者互结更为纠结。单祛痰则瘀血不化,单化瘀则痰浊不去,故必须权衡痰浊、瘀血之轻重,并用化痰祛湿,活血化瘀之法,《医宗金鉴》说:"痰积流注于血、与血相搏。"治之"当以散结顺气、化痰和血。"

十六、瘙痒的病因病机和辨证施治

瘙痒是许多皮肤病共有的一种自觉症状,如仅有皮肤瘙痒而无明显的原发性损害则称为瘙痒病,祖国医学称之为"风瘙痒""痒风"或"痒证"。隋·巢元方《诸病源候论》云:"风瘙痒者,是体虚受风,风入腠理,与血气相搏,而俱往来于皮肤之间,邪气微不能冲击为痛,故但瘙痒也。"指出皮肤瘙痒症是由于正虚邪侵,以致生风生燥,气血不和,肌肤失养所致。《千金方》云:"痒证之一,血虚皮肤燥痒……,或通身痒,或面痒,如虫行皮中。"指出皮肤瘙痒症与血虚相关。唐·孙思邈《备急千金要方》云:"风邪客于肌中,则肌虚,真气发散,又被寒邪搏于皮肤,外发腠理,开毫毛,淫气妄行之,则为痒也。"指出风邪是本病的重要病因。清·祁坤《外科大成》认为:"风盛则痒,盖为风者,火之标也。凡风热客于皮肤作痒起粟者,治宜疏风,……若风热内淫,血虚作痒者,又当凉血润燥。"提出火邪、风邪、血虚可引起皮肤瘙痒症。

本病虽病因复杂,但不外乎内因、外因和内外因结合而致病。内因多因先天不足,后天失养,禀赋不耐,血虚生风,卫气失固或肝肾阴虚等;外因多因风、燥、湿等六淫侵袭或因饮食不慎,接触某些物质过敏而诱发。而老年人由于脏腑功能衰退,多因肝肾不足,气血亏虚,肌肤失养,尤与血虚风燥这一病因病机有关。

（一）风邪致痒

《医宗金鉴·痈疽辨痒歌》中明确提出:"痒属风"。《外科大成》提出"风盛则痒"。风又有外风与内风之分,实证多为外风,包括风寒、风热、风湿。风性善行,一旦袭于体表,或往来穿行于脉络之间,或蠢蠢欲动于皮肤腠理,令气血不和而发生皮疹、瘙痒。风性开泄,为阳邪,易搏于肌表,故多发生在头面部,甚至延及全身。

1. 风热型　好发于春夏季,常突然发生。全身分布红色丘疹、风团或部分融合成大片,遇热瘙痒加重,得冷则减缓,自感灼热。风甚者,四处走窜,遍身痒剧;热甚者,皮疹鲜红,肿胀痛痒,可伴发热、微汗、口渴、舌苔薄黄、脉滑数等症状。治宜疏风解表、清热止痒。可选荆芥、防风、银花、连翘、蝉蜕、牛蒡子、薄荷等。

2. 风寒型　好发于秋冬季。全身泛发风团、血疹、紫斑等,常游走不定,色白或淡红,遇冷瘙痒加重,得热则减。风甚者,多为白色风团;寒甚者,常凝滞气血为瘀斑。伴恶寒,舌淡,苔薄白,脉浮缓。治宜祛风散寒,调和营卫。可选麻黄、桂枝、白芍等。

3. 风湿型　多见于长夏之季,以青壮年居多。症见皮肤剧烈瘙痒,由于反复搔抓或热水烫洗,糜烂结痂,伴四肢困倦,食欲不振,大便黏滞不爽,舌质淡红,苔白腻,脉弦滑。治宜健脾利湿,疏风止痒。可选威灵仙、苦参、白藓皮、黄柏、槐花、金银花等。

（二）火邪致痒

实热多从外感而来,五气过极亦能化火生热。主要表现为血热,血热扑肤而痒。多见于青壮年,好发于夏季。症见皮肤瘙痒,触之灼热,搔破处呈条状血痕,遇热逢暖则剧,近寒得冷则轻,每随心绪烦躁或食入辛辣则瘙痒加剧,伴口干,口渴喜冷饮,心烦,大便干燥,小便黄,舌质红,苔薄黄,脉弦数。治宜清热凉血,消风止痒。药选生地、赤芍、玄参、丹皮、连翘、犀角等。

(三)湿热型

多形性皮疹、剧痒是其特点,可全身分布,亦可局限于一处,破流黄水,气味腥秽。湿甚者,水疱晶莹,脂水淋漓;热甚者,局部鲜红,痛痒交作;兼虫者,奇痒难耐,坐卧不安,时重时轻,伴低热身重,骨节酸楚,胸闷纳呆,舌红而润,苔黄腻,脉滑数。治宜清热利湿,祛风。可选黄柏、苍术、龙胆草、地肤子、白藓皮等。

(四)血虚型

多见于老年体弱者,好发于寒冷季节。主要表现为皮肤干燥,瘙痒,症见皮肤瘙痒,抓痕遍体,伴面色无华,头昏目眩,心悸失眠,舌质淡、苔薄,脉细或弱。治宜养血润燥,熄风止痒。可选生地、当归、白芍、川芎、生地等。

(五)肝肾阴虚型

多发于老年人,症见皮肤干燥,瘙痒,肌肤甲错,伴有头晕耳鸣,五心烦热,盗汗,腰酸膝软,舌质红少津、苔少而薄,脉细数或弦细。治宜滋补肝肾,熄风止痒。可选黄柏、知母、熟地、山药、山茱萸、当归、牡丹皮、枸杞子、女贞子、白藓皮、地肤子等。

"瘙痒"一证多见于老年人,其发生因于营卫失调,风邪侵扰致痒,故调和营卫,可达到缓解临床症状的目的,桂枝汤是临床常用有效方剂。

十七、对弦脉的认识

中医学认为,脉象可以反映人体脏腑、气血、阴阳的盛衰以及邪正消长的情况,并以此来诊断疾病。正常脉象不浮不沉,不迟不数,和缓从容,均匀有力,是气血充盈的体现。

弦脉是中医28脉中的主要脉象之一,与许多疾病有关。弦脉的指感特征是长直、绷急。其弦脉的形成机制是肝失疏泄、气机不利、脉气紧张，脉道拘急。弦脉可表现为生理性和病理性弦脉。主病以肝胆病、痛证、痰饮、疟疾等实证为主，也见于虚证及虚实夹杂证。

（一）弦脉的体状

《素问·玉机真脏论篇》曰："春脉如弦……春脉者肝也，东方木也，万物之所以始生也，故其气来弱，轻虚而滑，端直以长，故曰弦，反此者病。"这是对正常弦脉所作的论述，确定了弦脉的形象主要为"端直以长"，应于春季，五行属木。

唐·孙思邈《千金翼方·诊脉大意篇第二》云："按之如琴瑟弦，三关通病，梗梗无有屈挠，名曰弦。"元·滑寿在《诊家枢要》中曰："弦，按之不移，举之应手端直如丝弦。"论述了弦脉如琴瑟弦、丝弦，有一定的张力。

元·戴起宗《脉诀刊误·卷上·七表》云："指下左右皆无，从前中后直过，挺然于指下，曰弦。"论述了弦脉脉长有力。

明·李仲梓之《诊家正眼》曰："弦如琴弦，轻虚而滑，端直以长指下挺然。""轻虚而滑"是指脉有胃气之象，是一种柔和流畅的指感。明·李时珍在《濒湖脉学》中曰："弦脉，端直以长，如张弓弦，按之不移，绰绰如按琴瑟弦，状如筝弦，从中直过，挺然于指下。"归纳了弦脉脉象较长、有一定张力的特点。明·张景岳《景岳全书·脉神章·正脉十六部》所论较为简要："弦脉，按之不移，硬如弓弦。"

（二）弦脉的形成机制

弦脉形成机制主要是因肝失疏泄、气机不利、脉气紧张、脉道拘急而致。李东垣曰："弦脉，总是阴阳不和，肝气上逆。"《中医诊断学》认为"弦是脉气紧张的表现。……气机不利，诸痛，痰饮，阻滞气机，脉气因而紧张，则出现弦脉。虚劳内伤，中气不足，肝病乘脾，亦常见弦脉。""邪气滞肝，疏泄失职，……则出现弦脉。"由此可见，气滞、寒热、痰饮、瘀血、食积、拘急等"邪阻"，以及虚劳内伤"中气不足"，均可致肝失疏泄而气机不利,经脉拘急,影响血气运行而致弦脉。

（三）弦脉的主病

弦脉主病以实证为多,也有虚证。张石顽认为:"弦为六贼之首,最为诸经作病,故伤寒坏证,弦脉居多;虚劳内伤,弦常过半,总由中气少权,土败木贼所致。但以弦少弦多以证胃气之强弱,弦实弦虚以证邪气之虚实。"

以实证为主者,因实邪内阻气血,脉失柔和,如瘀血、积食、滞气、逆气、阳郁、水饮、痰浊、疝气、痛聚、少阳诸邪、疼痛、拘急、胀满、痹证、痛疝等;虚证相对较少,有因虚寒所致之中虚、血虚、盗汗、劳倦等;弦脉亦主虚实夹杂证,如脾胃气虚所致的胀满,劳倦太过导致筋脉失养而发生的拘急,肝肾阴虚所致的肝阳上亢等。

1. 主肝胆病 《内经》中最早强调弦脉主肝胆病证,如《素问·平人气象论篇第十八》云:"春以胃气为本,病肝脉来盈实而滑,如循长竿,曰肝病。死肝脉来,急益劲,如新张弓弦,曰肝死。"《脉经扁鹊脉法第三篇》载:"扁鹊曰:脉气弦急,病在肝。"《濒湖脉学·四言举要》也说:"弦脉主饮,病属胆肝。"

弦脉又称肝脉,体现了其与肝胆的密切关系,肝胆病无论虚实均多见弦脉,肝气郁结则脉弦;肝血虚则脉弦细;肝阴虚则脉弦细数;肝胆经瘀血则脉弦涩,悬饮则脉沉弦,肝木克土则见左关弦右关缓;少阳经病变其脉以弦为主;肝阳肝风则脉弦大;肝火则脉弦数;痰浊阻滞则脉弦滑;肝肾阴虚则沉弦细以左关尺脉为甚。

2. 主痛证 腹痛、胁下拘急而痛、寒疝与胀满疼痛等皆呈弦脉。《金匮要略·腹满寒疝宿食病脉证治第十篇》载:"寸口脉弦者,即胁下拘急而痛,其人啬啬恶寒也。"又载:"腹满,脉弦而紧,弦则卫气不行,即恶寒,紧则不欲食,邪正相搏,即为寒疝。"《景岳全书·脉神章》说:"弦脉……为脾弱,为寒热……为疼痛,为拘急……为疝痹,为胸胁痛。"《濒湖脉学·四言举要》说："弦脉主饮,病属胆肝,阳弦头痛,阴弦腹痛。"痛证见弦脉的机制是寒邪留于经络,使血脉拘急、气机不利,经脉拘束而致。

3. 主痰饮、疟疾 《脉经·平杂病脉第二篇》云："疟脉自弦。""脉弦上寸口者,宿食,降者,头痛。"《濒湖脉学·弦(阳中阴)篇》录："弦应东方肝胆经,饮痰寒热疟缠身。"《景岳全书·脉神章》说："弦脉……为脾弱,为寒热,为痰饮,为宿食,为积聚,为胀满,为虚劳,为疼痛,为拘急,为疟痢,……。"

另外,正常青年男性常见弦脉而无任何症状,是生机旺盛的体现。正常老年人常见弦脉乃组织器官正常老化之原故。此类弦脉带柔和从容之象,如《素问·平人气象论篇》中所云："软弱招招如揭长竿末梢。"《伤寒论·脉法》中所云："其脉微弦濡弱而长。"疾病转化之时,有时弦脉的出现代表正气的存在或恢复,象征着"生发之机";久病之人脉弦实有力多为真气被遏而有根的反映。

十八、肾精亏虚是血管性痴呆的基本病机

(一)肾精充则神明

祖国医学认为,肾为先天之本,贮藏精气,是全身脏腑的功能和物质基础。《灵枢·脉经》言："人始生,先成精,精成而脑髓生。"脑为元神之府,灵机记忆皆出于脑,髓乃其功能的物质基础。脑髓的生成有赖于肾精化生。肾藏精、生髓,脑为髓之海。肾中精气充盈,髓生化有源,髓海得养,则脑之功能健全,精力充沛,耳聪目明,思维敏捷,动作灵巧,正如《内经》所言："肾者,作强之官,技巧出焉。"故肾精充则神明。

(二)肾精亏则神呆

肾精亏虚不能生髓,髓减脑空,神机失用可致痴呆。如《素问·逆调论》说："肾不生,则髓不能满。"陈修园在《医学从众录》中也说："肾为肝之母,而主藏精,精虚则脑海空虚而头重。"《医学心悟》则云："肾主智,肾虚则智不足。"明·金正希云："人之灵机记性,皆在于脑。小儿精少脑未满,老人精虚脑渐空,故记性皆少。"正如《医林改错·脑髓说》曰:"年高无记忆者,脑髓渐空。"肾精亏,五脏功能受损,后天之精运化失常,清气不得上承滋养脑髓,肾精不足,血脉失于濡养,脑髓血脉俱损,则神明不利。

肾为水火之脏,内藏真阴真阳,皆以肾精为基础。精气虚损,或伤及阴,或伤及阳。伤于阴者肾之阴精不能上济于心,而致心肾不交,正如《医方集解》所言:"肾精不足,则志气衰,不能上通于心,故迷惑善忘。"阴精亏虚,阴虚火旺,烁津成痰;或精损及阳,火不生土,脾肾阳虚,湿浊不化,酿生痰湿,痰随气升,蒙蔽脑窍。痰浊阻络,血行不畅,而致血瘀内阻,痰瘀蒙蔽清窍,而致痴呆昏乱,即所谓"脑髓纯则灵,杂则钝。"

(三)肾精影响着中风患者的脑髓功能

本病发于中风之后,与中风有相同的病理基础,清代叶天士在《临证指南医案》中亦指出:"中风初起,神呆遗尿,老年厥中显然。"清代沈金鳌在《杂病源流犀烛·中风源流》中有"中风后善忘"的记载,指出了中风与痴呆的内在联系。加之本病病程长,缠绵难愈,肾中精气更衰,脑髓空虚,神无所归,记忆衰减,则致痴呆。"在下为肾,在上为脑,虚则皆虚。"(医匾·卷四)《医方集解》云"人之精与志皆藏于肾,肾精不足则志气衰,不能上通于心,故迷惑善忘也。"陈士铎在《辨证录》中载:"人有老年而健忘者,近事多不记忆,虽人述其前事,犹若茫然,此真健忘之极也,人以为心血之涸,谁知肾水之竭乎?"

(四)肾精作用于中风患者的血脉,影响着中风患者是否发生痴呆

血液是神志活动的主要物质基础。血液充盈,五脏功能正常,则精神清晰,思维敏捷,情志舒畅。如《素问·八正神明论》说:"血气者,人之神,不可不谨养。"《病机沙篆·虚劳》说:"血之源头在于肾。"肾精与血有着密切的关系,因精可化血,精血同源,血能养精。

肾精化生五脏之精,以濡养血脉,调摄血行,若肾精亏虚,血脉郁滞,

脑髓失于濡养,则神机受损,发为痴呆。

综上所述,"人始生,先成精,精成而脑髓生……"脑为髓海,又为元神之府。痴呆一证,正是由于肾精不足,不能上注于脑,脑失所养,继而失用,是其根本病机,痰浊、瘀血等则属病理环节,所以对血管性痴呆治疗填精补髓是基本大法。

十九、颤证的病因病机

颤证一病,亦名之曰"颤震""振栗""颤振""掉""振掉"等。《赤水玄珠·颤振门》中云:"颤振者,人病手足摇动,如抖擞之状。"《医学纲目·颤振》亦云:"颤,摇也;振,动也。风火相乘,动摇之象,比之瘛疭,其势为缓。"

本病多属本虚标实,本虚为肝肾不足,气血两虚,标实为风火内生,痰瘀阻络。

（一）肝肾阴虚、气血亏虚为本

明·王肯堂在《证治准绳》中记载:"此病壮年鲜,中年以后乃有之。"颤证的发生有明显的年龄特征,临床资料表明其多发于中老年人。人到中老年以后,肾精逐渐衰减,水不涵木;或五志过极化火,灼伤阴津,精血暗耗;或久病及肾,年高多病缠身,致使肝肾亏虚,导致精血不足,筋脉失养而虚风内动,颤振由生。

颤证的病位主要在于脑髓、筋脉。肝藏血,在体合筋,其华在爪;肾藏精,主骨生髓通于脑。人到中老年,脏腑功能开始衰减,肾气渐衰,肝精不足,则精亏血少,上不能荣于脑,脑髓失养,神失所荣,身体失于主持;外不能灌溉四肢百骸,经络失用,筋脉失濡则肢体颤振不已,肌肉挛急而强直失灵,动作不利。《素问·上古天真论》所云:"五八,肾气衰,发堕齿槁……七八肝气衰,筋不能动。天癸竭,精少,肾脏衰,形体皆极。"

血属阴,气属阳,气为血之帅,血为气之母,二者共同维持机体功能活动。清代高鼓峰在《医宗己任编》中提出:"大抵气血俱虚不能荣养筋骨,故为之振摇而不能主持也。"年老体虚,脾胃功能虚弱,气血生化乏源,气血亏虚,血虚则肝血不足,筋脉失养,则见震颤。

（二）痰瘀风为标

痰瘀阻络为病情加重的基本环节。"痰者,水也,其源发于肾。"(《医贯》)痰浊是衰老的病理产物,其病理基础在于年老气血亏虚,脏腑功能失常,水谷津液不能正常输布,聚而成痰浊;年老肾精不足,气化乏源,精不化血,阴虚血少,气机升降出入失常,血失流畅,乃成血瘀,痰瘀阻络,而致颤证。因此,痰瘀是颤证病程中普遍存在的病理现象。

肝肾阴虚,阴虚阳亢,阳化生风,"风胜则动",是为肝风内动之征。《证治准绳·颤振》亦曰:"颤,摇也;振,动也。筋脉约束不住而莫能任持,风之象也。"说明颤证主因是风气内动。可见,无论是肾精亏虚证,还是气血亏虚、痰瘀阻络,只有引动内风,震颤才能发生。

综上所述,颤证虽见风痰瘀邪实诸症,但肝肾不足,气血两虚在先,实为标,虚为本。

二十、颤证从湿论治一得

颤证是以肢体不自主地颤动为特征的一种疾病。常见于现代医学的动脉硬化、帕金森综合征、甲亢、小脑病变或小舞蹈病。

《内经》有:"诸风掉眩皆属于肝""风胜则动"的论述,故临床上颤震一证一般从肝论治,从"内风"立论,分别处理。实证多为肝风(夹痰)入络,治疗熄风化痰和络;虚证一般责之肝肾阴虚,虚风内动,治疗多滋肾养肝、熄风潜阳。

中医治疗疾病的精髓为辨证论治,所以临诊中尚应做到具体情况具体分析,方能获得较好的治疗效果。曾治王某,男,62岁,农民。四肢不自主震颤2年余。患者以右手及右下肢震颤,逐渐加重,安静及休息时亦明显,经常打碎物品,持物及进食受阻。时有头晕,睡眠欠安,纳食可,二便调。舌苔白厚略腻,脉弦细。既往酗酒史20多年,每日饮高度白酒约半斤。颅脑CT:腔隙性脑梗塞。血压:150/90 mmHg。初诊拟患者年过半百,肝肾渐亏,肝阳偏亢化风,风胜则动,加之阴津不足,筋脉失养发为肢体震颤。肝木克脾土,脾失运化,湿浊内蕴为其主要病机,其本为肝肾阴虚,其标为痰湿阻络。治以培补肝肾,养阴柔筋,佐以化痰熄风,以六味地黄汤合二陈汤化裁。方用全虫、蜈蚣、熟地、山萸肉、泽泻、茯苓、败龟板、生薏米、橘红、清夏、天竺黄、玄参、白蔻、砂仁、石菖蒲、天麻等煎服,迭进10余剂,症无进退。再诊浦老虑及患者有长期酗酒史,舌苔白厚,当前湿邪内盛应为其主要矛盾。湿盛困脾,脾气壅滞,水湿内停,湿热内生,熏蒸肝胆,疏泄失常,气机不利,致气血精微不能输布,筋脉失于濡润,引发震颤。故调整治疗方案,投以燥湿健脾,舒筋通络,以平胃散化裁。苍术、厚朴、陈皮、佩兰、大豆卷、茯苓、车前草、黄芩、川连、木瓜、伸筋草、丝瓜络、砂仁、龙胆草、石斛等药物水煎服6剂。右手震颤减轻,头晕消失,脉弦滑,苔白略厚,宗前法加减继进月余,肢体震颤基本消失。

　　颤证病在筋脉,与肝脾肾关系密切。"肝主身之筋膜",为风木之脏,肝风内动,筋脉不能任持自主,随风而动,故见四肢头颈颤抖摇动。脾为气血化生之源,主肌肉,脾胃虚弱,痰湿内生,土不载木;肾藏精生髓,肾虚髓减,下虚则高摇。颤证病性属本虚标实之证,虚多实少,益肾养肝是基本治法,临床上首要辨清标本孰轻孰重,据其病机的急缓而治之,急则治标,缓则治本,治本多予滋补肝肾,益气养血,调补阴阳;治标则多采用熄风豁痰化痰。颤证属"风病"范畴,又多辅以熄风之法,清热、平肝、潜阳都可以配合。"血行风自灭",养血活血祛瘀通络亦可应用。总之做到脉证合参、药证相符才能生效。

　　二十一、逍遥散与柴胡疏肝散的证治异同

　　逍遥散与柴胡疏肝散均为临床常用方剂,多用于肝脏疏泄气机功能失常的病证中。

　　中医理论中,肝脏疏泄气机的功能,又称"肝主疏泄"。所谓肝主疏泄是指肝气疏通调畅全身气机的功能,所以朱震亨在《格致余论》中明确指出："司疏泄者,肝也。"肝脏疏泄气机的功能正常则使全身气血运行、情志反应、津液输布、脏腑组织功能活动均处于协调和畅的状态,因此肝对全身机能活动调节是通过疏泄气机实现的。人体的精神情志活动以五脏的精气和功能活动为基础,而五脏的功能活动又有赖于气机的调畅和血液的正常运行,故人的精神情志活动必然与肝主疏泄功能密切相关。肝主疏泄功能正常则气机调畅,脏腑功能活动协调,表现为精神愉快、情志舒畅;肝失疏泄,精神情志活动即可出现异常变化。

肝失疏泄,表现为疏泄不及和疏泄太过两个方面。肝之疏泄不及,则肝气郁结,又称为"肝郁",常表现为精神抑郁,胸膈满闷善太息,咽喉如梗,吞之不下,吐之不出;气机郁滞,血行不畅而气滞血瘀,出现妇女乳房胀痛、月经不调、痛经或闭经,甚或形成癥块;肝气郁结,横逆犯脾,脾失健运而伴见纳呆、腹胀、便溏不爽、肠鸣矢气或大便溏结不调,或腹痛欲泻,泻后痛减。舌苔多白或腻,脉弦或弦滑。肝之疏泄太过,则升发亢奋,是谓肝气,易化生肝火,表现心烦易怒,失眠多梦;肝气上逆,血随气涌,可导致肝阳上亢,表现头胀痛、头晕、耳鸣、面红目赤,进一步发展,肝阳化风,肝阴消灼,出现筋脉拘急、屈伸不利或手足震颤等症状。

逍遥散以四逆散去枳实,加当归、茯苓、白术、薄荷、甘草组成,适用于肝气郁结血虚脾弱之证。方中以柴胡疏肝解郁,使肝气得以条达为君药,白芍酸苦微寒,养血敛阴,柔肝缓急;当归养血和血,归、芍与柴胡同用,补肝体助肝用,以白术、茯苓、甘草益气健脾,实土以御木侮,加薄荷少许,疏散肝经郁恶之气。诸药同用使肝郁得舒,血虚得养,脾弱得复,气血兼顾,肝脾同调,实为治疗肝郁之名方。

柴胡疏肝散以四逆散去枳实,加枳壳、陈皮、香附、川芎组成,适用于肝气疏泄太过,肝气上逆,精神情志活动亢奋,表现为急躁易怒、心烦失眠之证。柴胡、枳壳、陈皮、香附增强疏肝行气功效,其疏肝理气的作用强过逍遥散。若肝郁化火,酌配清肝泻火之品如龙胆草、山栀、夏枯草等;若肝阳偏亢,酌加平肝潜阳药物如天麻、钩藤、石决明、灵磁石、龙骨等;若阳化风动,酌加平肝熄风养阴之品如杭芍、天冬、玄参、龟板、牡蛎、鳖甲等。

肝脏主疏泄,调畅一身的气机,体阴而用阳,肝体喜柔润,肝阴不足,易于化火生风,而疏肝理气解郁药物多辛燥,易于伤阴劫液,故治疗用药中,注意选用柔肝养阴缓急之品。肝木易于克犯脾土,治疗中尚应注意顾护脾胃功能。肝肾同居下焦,肝肾同源,易于同病,治疗中尚应补肝益肾。

二十二、丹栀逍遥散方解

中医学认为,肝失疏泄,气机的疏通和畅达受到阻碍,便会形成气机不畅的病理变化,出现胸胁胀闷、两胁胀痛、乳房胀痛等症状;肝的疏泄功能异常,影响脾的升清和运化功能,则出现头晕、神疲、倦怠乏力、面色少华、食后胃脘胀满不适、大便时溏时干等症状,临床称之为木不疏土。

丹栀逍遥散出自《内科摘要》,是在《太平惠民和剂局方》所载逍遥散基础上加丹皮、栀子二药组成。逍遥散此方自创立以来,由于疗效确切,被广泛应用于临床各科。因其擅长于舒肝和中,调达气机而闻名于世。该方名中"逍遥"一词,最早见于《诗经》之中。《郑风·清人》有"河上乎逍遥"之句,古代"逍"本作"消","遥"本为"摇",将该方冠以"逍遥散",应是取其悠然自得、逍遥坦荡之意。中医理论认为,在人体五脏六腑之中,惟有肝的生理特点与逍遥之意最为相近,肝脏主疏泄,性喜条达舒畅,厌恶压抑郁闷。"散"字形象地突出了"逍遥散"疏肝散郁、宣泄气机的治疗特点。

方药组成:牡丹皮、栀子、柴胡、当归、生地、黄连、丹参、玄参、白芍、茯苓、白术、甘草、薄荷。具有疏肝清热,解郁健脾养血等功效。主治肝郁血虚生热证,症见烦躁易怒,自汗盗汗,头痛目眩,口燥咽干,两胁作痛,寒热往来,神疲食少及月经不调,乳房作胀,少腹胀痛,小便涩痛等。《医宗金鉴·删补名医方论》:"肝木之所郁,其说有二:一为土虚不能升木也,一为血少不能养肝也。盖肝为木气,全赖土以滋培,水以灌溉。若中土虚,则木不升而郁;阴血少,则木不滋而枯。方中白术、茯苓者,助土德以升木也；当归、芍药者，益荣血以养肝也；薄荷解热，甘草和中，独柴胡一味，一以为厥阴之所报使，一以升发诸阳。经云：木郁达之。遂其曲直之性，故名逍遥。若内热、外热盛者，加丹皮解肌热，炒栀子清内热，此加味逍遥散之义（丹栀逍遥散）也。"

柴胡疏肝解郁，条达肝气，"行肝经逆结之气，止左胁肝气疼痛"（《滇南本草》卷1）；当归味甘、辛，性温，芳香可以行气，味甘可以缓急，养血和血，是肝郁血虚之要药，"其味甘而重，故专能补血；其气轻而辛，故又能行血。补中有动，行中有补，诚血中之气药，亦血中之圣药也"（《景岳全书·本草正》）；芍药味苦、酸，微寒，养血敛阴，柔肝缓急，能"补血，泻肝，益脾，敛肝阴"（《本草备要》），两者配合，滋养肝血，为组成该方的核心药物，并与柴胡共用，补肝体而助肝用，使血和则肝和，血充则肝柔。木郁则土衰，肝病易于传脾，故"见肝之病，知肝传脾，当先实脾。"（《金匮要略》）是以配伍白术、茯苓健脾益气，白术有健脾益气，燥湿利水之功效；茯苓利水渗湿，健脾宁心，不但可以扶土抑木，而且使营血生化有源，以增当归、芍药养血之功，补肝体而助肝用，使血和则肝和，血充则肝柔。薄荷少许，其味辛，性凉，以疏散郁遏之气，透达肝经郁热；煨生姜味辛，性微温，温运和中以升清。生姜、薄荷辛散升宣，一温一凉，不寒不热，主升散而不伤阴动火；且薄荷亦有疏肝解郁之功，助柴胡疏解少阳之郁；生姜能入中焦，助白术，茯苓健脾和胃，益气生血，柴胡之辛能助生姜，薄荷之发散，以畅达气机。另有炙甘草配白术、茯苓补中益气，健脾生血，配生姜、薄荷益气助升散，同时可防升散太过，配当归、白芍气血双补，实为调和诸药之品。丹皮解肌热，炒栀子清内热。如此配伍，深合"肝苦急，急食甘以缓之""脾欲缓，急食甘以缓之""肝欲散，急食辛以散之"（《素问·脏气法时论》）之旨，疏中寓养，气血兼顾，肝脾通调，致使肝郁得疏，血虚得养，脾弱得健，但以疏肝理气解郁为主。

验案:

宋某某,男,40岁。

初诊(2009 - 03 - 30):两胁拘急胀痛3年。两侧胁肋拘急疼痛反复发作,部位不固定,头胀痛,纳少,大便略稀,小便可,夜寐安。舌质嫩,苔白,脉弦滑。

彩超:胆囊炎,脂肪肝(轻度)。

中医诊断:胁痛。

治法:清热疏肝,养血健脾。

主方:丹栀逍遥散。

方药组成:丹皮15 g,炒栀子10 g,当归10 g,白芍15 g,醋柴胡10 g,云苓20 g,炒白术10 g,青皮10 g,元胡10 g,川楝子10 g,沙参30 g,制香附15 g,神曲12 g,菊花15 g,甘草3 g。3剂,水煎服。

二诊(2009 - 04 - 02):两侧胁肋拘急疼痛减轻,头胀,纳少,大便略稀。苔薄黄,脉弦细。肝气郁滞,横逆乘脾,脾气亏虚,不能运化水谷,加黄精30 g。4剂,水煎服。

三诊(2009 - 04 - 06):两胁肋拘急感减轻,头胀明显改善,眼干涩,大便稀,每日一行。苔薄白,脉弦滑。肝体阴而用阳,肝气郁滞,肝阴不足,故治以滋阴疏肝。方用一贯煎加减:黄精30 g,北沙参30 g,枸杞30 g,麦冬10 g,当归10 g,川楝子10 g,制香附15 g,木香6 g(后入),厚朴10 g,焦楂15 g,菊花15 g,天麻10 g,炒白蒺藜15 g,川芎6 g,炒枣仁30 g。3剂,水煎服。

四诊(2009 - 04 - 09):头胀、胁胀基本消失,口干眼干。苔薄白,脉弦。上方去川芎,加生石决明20 g,磁石30 g。4剂,水煎服。

二十三、炙甘草汤的应用

炙甘草汤是中医治疗心脏病心律失常的著名古方,出于《伤寒论》177条(宋本),"伤寒,脉结代,心动悸,炙甘草汤主之。"其方组成:炙甘草4两(炙)、生姜3两(切)、桂枝3两(去皮)、人参2两、生地黄1斤、阿胶2

两、麦门冬半升(去心)、麻子仁半升、大枣 12 枚。煎服法。"右九味,以清酒七升,水八升,先煮八味,取三升,去渣,内服烊消尽,温服一升,日三服。"

血在脉内流动依赖气的推动,气不足则推动之力不接续,故血脉运行时行时停而呈结代脉,补气是其治法但不巩固,必须借以气阴双补,方可奏效。心主一身之血,心阴为心血的组成部分,阴血赖心气的推动周流全身,营养五脏六腑、四肢百骸。若气阴充盈,血脉流畅,则心神得养,脉来和顺;若阴血亏损,血脉失养,心失濡润,神魂不宁,心悸发作。《医方类聚·惊悸门》言:"人之所主者心,心之所养者血,心气一虚,神气不守,此惊悸所起端也。"

本方以炙甘草命名,取其味至甘以补中,中气充足,则能变化水谷精气而为血,心血充盈,脉道自然通利,取其以补促通,故《名医别录》谓其"通经脉,利血气。"重用生地黄,《别录》谓"补五脏内伤不足,通血脉,益气力。"二药合用,益气养血,共为君药。人参、大枣补益心脾,合炙甘草养心复脉,补脾生血,《本经》所述"安中养脾,助十二经……补少气,少津液。"以养心脉,而止"心动悸",另外大枣能够制约大量生地黄的寒凉滑肠,起佐药的作用;阿胶、麦冬、麻子仁养血,配合生地黄滋心阴,养心血;桂枝、生姜辛温走散,温心阳,通血脉,共为佐药。加入清酒,可行药势,以行温通血脉之力,同时制约大量生地黄寒凉之性。共同起到滋阴补血,通阳复脉之功效,故又名"复脉汤。"炙甘草汤一方面滋五脏之阴精,化五脏之气,使五脏之气充,以助血运之力;另一方面滋阴益营使血脉充盈,血脉复常,心神得养而心悸得平。

《岳美中医话集》在"用药须动静结合"文中说:"《伤寒论》炙甘草汤为治心动悸,脉结代的名方,其中阴阳兼顾,而静药份量最重。整个配方,阴药约重二斤半,阳药仅重半斤,阴药为阳药的五倍,道理何在?阴药非大量,则仓卒间何以生血补血。然而阴本主静,无力自动,必须凭借阳药动力,使阳行阴中,催动血行,致使脉复。"

炙甘草汤历来为治疗"脉结代,心动悸"之要方,治疗效果显著,药物作用稳定,无明显毒副作用等特点,被广泛应用于心律失常的治疗。

验案:

孙某某,女,69 岁。

初诊(2009 - 05 - 25):心慌反复发作 1 年。心慌,自觉间歇感,伴胸闷,倦怠乏力,头晕,夜寐差。苔黄厚,脉细结。

中医诊断:心悸。

治法:益气滋阴,通阳复脉。

主方:炙甘草汤。

方药组成:炙甘草 10 g,西洋参 12 g(兑入),桂枝 6 g,麦冬 10 g,阿胶 10 g(烊化),五味子 6 g,桔梗 10 g,黄连 15 g,枸杞 30 g,柏子仁 10 g,郁金 10 g,降香 10 g,赤芍 18 g,天麻 10 g,双钩 15 g(后入)。7 剂,水煎服。

二诊(2009 - 06 - 01):心慌较前减轻,时感间歇感,伴胸闷憋气,纳可,眠差。苔黄厚,脉细滑。加苦参 10 g,砂仁 10 g。7 剂,水煎服。

三诊(2009 - 06 - 08):心慌明显减轻,间歇少,伴胸闷气短,纳可,夜寐改善。苔黄厚,脉细滑。上方水煎成浓缩液,加木糖醇(蜂蜜)750 g 收膏,每次 20 ml,早晚各 1 次。

按语:心悸证,虚多实少,尤以气虚者多见,气行则血行,若气虚推动血脉运行不接续,故脉见结代。阴为气的基础,故气虚者多兼有阴虚,气阴两虚尤为常见。炙甘草汤为气血双补之剂,症见脉结代,心动悸,虚羸少气,舌光少苔,或质干而瘦小者。而本证患者苔黄厚,似与炙甘草汤证不符,但本证患者心慌,倦怠乏力,头晕,夜寐差,脉细结,均为气血两虚的表现,根据治病求本的原则,运用益气滋阴、通阳复脉之炙甘草汤。气虚而不化湿,又常常会兼有湿浊内蕴,故舌苔多为黄厚,补气佐以养阴祛湿,正中病机。

第二章　经典心得

一、浅析《伤寒论》厥证

通常我们所说的厥证是以突然昏倒,不省人事,四肢厥冷为主要表现的一种病证。轻者昏厥时间较短,自会逐渐苏醒,清醒后无偏瘫、失语、口眼㖞斜等后遗症。严重者,则会一厥不醒导致死亡。属于临床上的急症、重症。

在此,重点讨论《伤寒论》所论之厥证。仲景《伤寒论》指出:"凡厥者,阴阳气不相顺接,便为厥。厥者,手足逆冷者是也"。指出阴阳气失去相对的平衡,不能相互贯通是厥证的病机。手足逆冷是其症状。

仲景厥证分热厥、寒厥、痰食致厥、水停致厥、蛔虫致厥等。

(一)热厥——白虎汤

原文:"伤寒脉滑而厥者,里有热,白虎汤主之。"又指出:"厥者必发热,前热者后必厥,厥深者热亦深,厥微者热亦微。厥应下之,而反发汗者,必口伤烂赤。"指出了热厥的脉象、治法、证候特点与治疗宜忌。

热厥是由于邪热深伏,阳气内郁,不能外达四肢所致。因此,在四肢厥冷的同时,必定兼有里热的征象,如胸腹灼热、烦渴、口干舌燥、小便黄赤、大便干结等里热之证。滑为阳脉,主热,因为若属阳虚致厥,脉必微细,今脉滑而不见微细,说明不属阳虚致厥,而为阳郁致厥。

厥应下之为其治法,包括清解、清泄和攻下,并不能单单理解为攻下法。假使误用汗法,势必更加耗伤阴液,导致热势更炽,发生口伤烂赤等热蒸肉腐变证。治疗以白虎汤辛寒清解里热。里热清则阳气通达,肢厥可愈。

白虎汤组成:生石膏、知母、粳米、甘草。

(二)气厥——四逆散

原文:"少阴病,四逆,其人或咳,或悸,或小便不利,或腹中痛,或泄利下重者,四逆散主之。"指出肝胃气滞,阳郁致厥的证治。本条四逆属于热厥的轻证,虽然冠以少阴病,却不同于阳虚阴盛证,而是气机不畅,阳气内郁不能外达四肢所致。以四逆散疏肝和胃,调畅气机。

四逆散组成:柴胡、枳实、芍药、甘草。

(三)阳虚寒厥——四逆汤

原文:"大汗出,热不去,内拘急,四肢痛,又下利厥逆而恶寒者,四逆汤主之。"原文又有:"大汗,若大下痢而厥冷者,四逆汤主之。"指出阳虚阴盛寒厥的证治。

大汗或大下后,阳气大伤,经脉失于温煦不利则腹中拘急疼痛,外四肢疼痛,更应有下痢、恶寒及四肢厥冷,脉必微细等阴盛阳虚见证。治以回阳驱寒为急务,四逆汤主之。

四逆汤组成:附子、干姜、甘草。

(四)血虚寒厥——当归四逆汤

原文:"手足厥寒,脉细欲绝者,当归四逆汤主之。"指出血虚寒凝致厥的证治。血虚感寒,寒邪凝滞,气血运行不畅,四肢失于温养所致。治以当归四逆汤养血散寒,温经通脉。

当归四逆汤的组成:当归、桂枝、芍药、细辛、甘草、通草、大枣。

(五)痰食致厥——瓜蒂散

原文:"病人手足厥冷,脉乍紧者,邪结在胸中,心下满而烦,饥不能食者,病在胸中,当须吐之,宜瓜蒂散。"指出痰食致厥的证治。由于痰涎壅塞,饮食停滞,胸阳被遏,不能外达四肢,故四肢厥冷,心下满而烦,饥不能食,因病位较高,病势向上,邪实结阻胸中,"其高者因而越之"。治以瓜蒂散因势利导,涌吐胸中实邪。

(六)水停致厥——茯苓甘草汤

原文:"伤寒,厥而心下悸,宜先治水,当服茯苓甘草汤,却治其厥。不尔,水渍入胃,必作利也。"指出了水停致厥的证治。水气凌心则心下悸,厥与心下悸同见,可知厥由水气所致。胃阳不足,水饮内停,阳气被遏,不能外达四肢则手足厥冷。先治水饮,以茯苓甘草汤,否则,厥与悸皆不能消除,水渍内陷大肠,导致下痢发生。

茯苓甘草汤组成:茯苓、桂枝、甘草、生姜。

(七)蛔虫致厥——乌梅丸

原文:"伤寒,脉微而厥,至七八日肤冷,其人躁无暂安时者,此为脏厥,非蛔厥也。蛔厥者,其人当吐蛔,今病者静而复时烦者,此为脏寒,蛔上入其膈,故烦,须臾复止,得食而呕,又烦者,蛔闻食臭出,其人常自吐蛔。蛔厥者,乌梅丸主之。又主久痢。"本条重点讨论了蛔厥的治法。脉微而厥,是脏厥与蛔厥均能见到的脉证,至七八日,不但肢厥,发展到周身俱冷,并且躁扰无一刻安宁,乃真阳大虚,脏气垂绝的征象,表明病情恶化,预后不良,此为脏厥的危候。关于蛔厥的诊断,主要依据以下几点:一是四肢虽厥,但周身皮肤不冷;二是有吐蛔史;三是患者时静时烦,得食而呕又烦。这是因为肠寒而蛔不安,向上窜扰,故发烦。蛔虫不扰,则烦止而安静。进食时,蛔因食气又动而窜扰,则呕而又烦,并会吐蛔。这种蛔厥,是上热下寒的寒热夹杂证,治以乌梅丸。本方又能治疗寒热错杂的久痢。治法:滋阴泄热,温阳通降,安蛔止痛。

乌梅丸的组成:乌梅、细辛、干姜、黄连、附子、当归、黄柏、桂枝、人参、蜀椒。

仲景以酸苦辛甘合用,以酸甘滋阴,酸苦涌泄,辛甘温阳,辛苦通降通调阴阳,滋阴泄热,温阳通降,安蛔止痛。不仅能通过针对蛔虫特性:得酸则静、得苦则下、得辛则伏治疗蛔厥,也治疗寒热错杂的久痢。酸有乌梅,苦有黄连、黄柏,辛有蜀椒、桂枝、干姜、细辛、附子,甘有当归、人参、米粉、白蜜。

伤寒论厥证总分为寒厥与热厥。气厥之四逆散证归属于热厥的轻证;阳虚寒厥之四逆汤证、血虚寒厥之通脉四逆汤证、水停心下之茯苓甘草汤证、痰食停聚之瓜蒂散证均可归属于寒厥的范畴,而蛔厥属于寒热错杂之证。阴阳衰微在寒厥与热厥的发展过程中均可发生,但寒厥化热是向愈的征兆,热厥转寒是恶化的趋向。热厥初起,伤阴为主,寒厥既成,肾阳已衰,生死存亡之时,阳气所当急固,寒热错杂之证,自当寒热兼顾,故而应对寒厥给予高度的重视,因为只有寒厥才是厥之重点和最终归结。进一步说,包括热厥在内的其他厥证,只是寒厥发展过程中不同的类别而已。

二、"胃不和则卧不安"的认识

"胃不和,则卧不安"是不寐证中的一个类型,出自《素问·逆调论》谓"阳明者,胃脉也,胃者,六腑之海,其气亦下行,阳明逆不得从其道,故不得卧也。"《下经》曰:"胃不和则卧不安。"说明脾胃和调是正常寤寐的基础。

昼精夜瞑是神在人体活动的外在表现,是阴阳平和、脏腑功能协调,卫阳正常出入营阴的结果。《医宗必读》说:"后天之本在脾,脾应中宫为土,土为万物之母。"脾胃与神、阴阳、脏腑和卫气的关系,主要表现在生成和功能活动方面。

(一)脾胃和则脏腑气机协调

心肺居上,属清阳之天;肝肾居下,属浊阴之地;脾居中央,为清浊共处之所。在上之心肺,从右而降;在下之肝肾,从左而升;在中央之脾脏,为升降之枢纽。脾为阴脏,其用在阳,其气主升,不升则阳无所用;胃为阳腑,其用在阴,其气主降,不降则阴无所用。因此,只有在脾胃和调的前提下,五脏六腑的气机才能升降正常,出入有序。

(二)脾胃和则阴阳开合协调

中医认为太阴主开,使阴气外出,阳气内入,起到收藏万物,运化水谷,调节升降的作用。阳明主合,由于阳气外出门户的逐渐闭合,阳气收敛潜降,故腑气的通调,与阳明主合功能有关。脾胃和调,阴阳开合协调,阳气当开则开,阴气当收则收,则睡眠觉醒如常。若太阴开机不利,以致运化收藏失职,升降反作,或阳明失和,阳气过盛,或有胃家实,则导致阳气当开不开,阴气当收不收,出现睡眠—觉醒失调。

(三)脾胃和则神安

《灵枢·平人绝谷》说:"神者,水谷之精气也。"神虽然由先天之精而成,但神的功能活动必须依赖于后天脾胃所化生的水谷精气不断充养,才能使神充足,形体健康,精神充沛,思维敏捷。

(四)脾胃和则卫气出入正常

脾胃与营卫之间关系亦为密切,《素问·营卫生会》说:"人受气于谷,谷入于胃,以传于肺,五脏六腑皆以受气,其清者为营,浊者为卫。"《素问·痹论》曰:"卫者,水谷之悍气也。"说明营卫二气是由脾胃水谷之气而化生。宋·李中梓的《内经知要》对此文的理解为:"胃气逆上,则卫气不得入于阴,故不得卧。"他认为胃气上逆影响卫气运行造成失眠。清·何梦瑶《医碥·不得卧》篇认为,卧属阴、属静。说:"《经》谓:卫气日行于阳则寤,夜行于阴则寐,因厥气(逆气也。诸逆冲上皆属于火,即阴火也。)客于脏腑,则卫气不得入于阴,(不得入息)故目不瞑。又曰:胃不和(或热或痰)则卧不安。"

综上所述,脾胃气机升降有常,卫气运行有序,正常出入营阴,阴阳交感开合运动如常,五脏六腑功能协调,神能进行节律性运动,则"昼精而夜瞑"。

三、学习王清任活血化瘀法

王清任立通窍活血汤治头面四肢、周身血管血瘀之证;立血府逐瘀汤治胸中血府血瘀之证;立膈下逐瘀汤治疗肚腹血瘀之证等共有 7 个方剂以活血或逐瘀汤命名,充分证明王清任对于活血化瘀之重视。

(一)通窍活血汤所治之证

1.头发脱落 王清任认为:脱发乃皮里肉外,血瘀阻塞血路,新血不能养发,故发脱落。无病脱发,亦是血瘀。

2. 眼痛白珠红　眼痛白珠红俗名暴发火眼。血为火烧,凝于目珠,故白珠红色。先服通窍活血汤,后服加味止痛没药散,一日2付。加味止痛没药散组成:没药3钱,血竭3钱,大黄2钱,朴硝2钱,石决明3钱,共为末,分4付,早晚清茶调服。

3. 酒糟鼻。

4. 耳聋年久　早服通气散,晚服此方,每日2付。通气散组成:柴胡1两,香附1两,川芎5钱,为末,早晚开水冲服3钱。

5. 白癜风、紫癜风。

6. 牙疳　牙为骨之余,养牙者血也。晚服通窍活血汤,早服血府逐瘀汤,白日煎黄芪8钱,徐徐服之,一日服完。

7. 出气臭　王清任认为:血府血瘀,血管血必瘀,气管与血管相连,出气安得不臭? 即风从花里过来香之义。晚服此方,早服血府逐瘀汤。

8. 妇女干劳。

9. 男子劳病　初病四肢痿软无力,渐渐肌肉消瘦,饮食减少,面色㿠白,咳嗽吐沫,心烦急躁,午后潮热,天亮汗多。王清任认为应区分因弱致病,因病致弱。若因大病后气血虚弱,因虚弱而病,自当补弱而病可愈;本不弱而生病,因病久导致身弱,自当去病,病去而元气自复。查外无表证,内无里证,所见之症皆为血瘀之证。若气弱,每日煎黄芪8钱,徐徐服之,一日服完,此为攻补兼施之法。若气不甚弱,黄芪不必用,以待病去,元气自复。

10. 小儿疳症　小儿疳症初起,尿如米泔,午后潮热,日久青筋暴露,肚大坚硬,面色青黄,肌肉消瘦,皮毛憔悴。古人认为此症,在大人为劳病,在小儿为疳疾,若在前症再添某病,则曰某疳。如脾疳、肝疳、心疳等共计19条,组方治疗多有栀子、黄连、羚羊、石膏等大寒之品。论病源多自乳食过饱,肥甘无节,停滞中脘,传化迟滞,肠胃渐伤,则生积热,热盛成痞,则消耗气血,煎灼津液,故用大寒之品以清积热。王清任认为午后潮热,至晚尤甚乃瘀血也;青筋暴露非筋也,现于皮肤血管也,血管青者,内有瘀血也;至于肚大坚硬成块皆为血瘀凝结而成。治以通窍活血汤以通血管,用血府逐瘀汤去午后潮热,用膈下逐瘀汤消化积块,三方轮服。

通窍活血汤方:赤芍1钱,川芎1钱,桃仁3钱,红花3钱,老葱3根,鲜姜3钱,红枣7个,麝香5厘,用黄酒半斤将前7味煎一盅,去渣,将麝香入酒内,再煎2沸,临卧服。

方歌:通窍全凭好麝香,桃红大枣老葱姜,川芎黄酒赤芍药,表里通经第一方。

(二)血府逐瘀汤所治之证

1.头痛　患头痛者,无表证,无里证,无气虚痰饮等证,忽犯忽好,用此方治疗。

2.胸痛　胸痛在前面,用木金散;后通背痛,用瓜蒌薤白白酒汤;忽然胸痛,用前方皆不应,用此方治疗。

3.胸不任物、胸任重物。

4.天亮出汗　醒后出汗名曰自汗,因出汗醒名曰盗汗,用补气、固表、滋阴、降火不效,证反加重者,是为血瘀令人自汗、盗汗也。

5.心里热　身外凉,心里热,故名灯笼病,为内有血瘀,用血府逐瘀汤血活热退。

6.瞀闷　即小事不能开展,为有血瘀。

7.急躁　平素和平,有病急躁,是血瘀。

8.夜睡梦多　是血瘀。

9.呃逆　王清任认为血府血瘀,气管闭塞,出入之气不通。

10.饮水即呛　认为其为会厌血滞。

11.不眠　夜不能睡,用安神养血治疗不效者,可用此方。

12.小儿夜啼。

13. 心跳心慌　王清任认为用归脾安神等方不效者用此方百发百中。

14. 夜不安　夜不安者,将卧则起,坐未稳,又欲睡,一夜无宁刻。重者满床乱滚,此血府血瘀。

15. 俗言肝气病　无故爱生气,是为血瘀。

16. 干呕　无他症,唯有干呕,是血瘀之证。

17. 晚发一阵热　每晚内热,兼皮肤热一时。

血府逐瘀汤方:当归3钱,生地3钱,桃仁4钱,红花3钱,枳壳2钱,赤芍2钱,柴胡1钱,甘草2钱,桔梗1钱半,牛膝3钱。

(三)膈下逐瘀汤所治病证

1. 积块。

2. 小儿痞块。

3. 痛不移处　凡肚腹疼痛,总不移动,是血瘀。

4. 卧则腹坠　病人夜卧,腹中似有物,左卧向左坠,右卧向右坠,此是内有血瘀。

5. 肾泄、久泄　王清任认为五更泄泻用二神丸、四神丸不效,为瘀血阻挡津门,水不能由津门出,由幽门入小肠,与粪便合成一处,粪稀溏,故晨泄。久泄也为内有瘀血。

膈下逐瘀汤方:五灵脂2钱,当归3钱,川芎3钱,桃仁3钱,丹皮2钱,赤芍2钱,乌药2钱,元胡1钱,甘草3钱,香附1钱半,红花3钱,枳壳1钱半,水煎服。

方歌:膈下逐瘀桃牡丹,赤芍乌药元胡甘,归芎灵脂红花壳,香附开郁血亦安。

(四)补阳还五汤所治病证

王清任认为:元气藏于气管之内,分布周身,左右各得其半。人行坐动转,全仗元气。若元气足则有力,元气衰则无力,元气绝则死矣。若十分元气,亏二成剩八成,每半身仍有四成,则无病。若亏五成剩五成,每半身只剩二成半,已有气亏之证,此时,经络空虚,其气难免向一边归并,则另一边无气,无气则不能动,不能动,名曰半身不遂。若忽然归并于上半身,不能行于下,则病两腿瘫痪,是曰痿证。补阳还五汤治疗半身不遂、口眼歪斜、语言謇涩、口角流涎、大便干燥、小便频数,遗尿不禁。

组方:黄芪4两,归尾2钱,赤芍1钱半,地龙1钱,川芎1钱,桃仁1钱,红花1钱,水煎服。

初得半身不遂,加防风1钱,服四五剂后去之。如患者先有入耳之言,畏惧黄芪,只得迁就人情,用一二两,以后渐加至4两,至微效时,每日服2剂,黄芪至8两。2剂服五六日,每日仍服1剂。王清任又说此法虽良善之方,然病久气太亏,肩膀脱落二三指缝,胳膊屈而搬不直,脚孤拐骨向外倒,哑不能言一字,皆不能愈之症,虽不能愈,常服可保病不加重。若服此方愈后,药不可断,或隔三五日吃1付,或七八日吃1付;不吃恐将来得气厥之证。

(五)通经逐瘀汤所治病证

七八天痘疮作痒,用补气破血之剂,通开血道,气直达于皮肤,一药而痒即止。

组方:桃仁8钱,红花4钱,赤芍3钱,穿山甲4钱,皂角刺6钱,连翘3钱,地龙3钱,柴胡1钱,麝香3厘(绢包),水煎服。大便干燥加大黄2钱,便利去之。五六日后,见清浆、白浆,将麝香去之,加黄芪8钱,将穿山甲、皂角刺减半。至七八日后,桃仁、红花也减半,黄芪可用至8钱。此方指四五岁而言;若一两岁,分量可减半;若八九岁,分量可加一半。

方歌:通经甲皂麝香龙,逐瘀赤芍桃与红,连翘柴胡毒可解,便干微用大黄攻。

(六)会厌逐瘀汤所治病证

出痘五六天后,饮水即呛。

组方:桃仁5钱,红花5钱,甘草3钱,桔梗3钱,生地4钱,当归2钱,玄参1钱,柴胡1钱,枳壳2钱,赤芍2钱,水煎服。

方歌:会厌逐瘀是病源,桃红甘桔地归玄,柴胡枳壳赤芍药,水呛血凝立可痊。

(七)少腹逐瘀汤所治病证

少腹积块疼痛,或有积块不疼痛,或疼痛而无积块,或少腹胀满,或经血见时,先腰酸少腹胀,或经血1个月见三五次,接连不断,断而又来,其色或紫或黑或块,或崩漏兼少腹疼痛,或粉红兼白带,皆能治之。更有甚者,此方种子如神。每经初见之日吃起,连吃5付,不过4个月必存胎。若孕妇体壮气足,饮食不减,无故3个月小产,常有连伤数胎者,用此方可保安胎。

组方:小茴香7粒,干姜2分,元胡1钱,没药2钱,当归3钱,川芎2钱,官桂1钱,赤芍2钱,蒲黄3钱,五灵脂2钱,水煎服。

方歌:少腹茴香与炒姜,元胡灵脂没芎当,蒲黄官桂赤芍药,种子安胎第一方。

(八)身痛逐瘀汤所治病证

痹证有瘀血,如古方治之不效,用此方。

组方:秦艽1钱,川芎2钱,桃仁3钱,红花3钱,甘草2钱,羌活1钱,没药2钱,当归3钱,灵脂2钱,香附1钱,牛膝3钱,地龙2钱。若微热,加苍术、黄柏;若虚弱,加黄芪1~2两。

方歌:身痛逐瘀膝地龙,羌秦香附草归芎,黄芪苍柏量加减,要紧五灵桃没红。

总之,正如王清任所言:"治病之要诀在于明白气血,无论外感内伤,要知初病伤人何物。不能伤脏腑,不能伤筋骨,不能伤皮肉,所伤者无非气血。"对于气血之病,强调气虚和血瘀。强调治病在于调理气血。中风病强调气虚导致血瘀而发偏枯。

王清任活血化瘀法组方均以桃仁、红花、川芎、赤芍、当归为基本药物。以这些药物构成了活血化瘀法的主体,又根据临床表现、病位之不同,配伍不同药物,衍生出各种不同的活血化瘀方剂。尤其在治疗上分部位论治瘀血证,如通窍活血汤治疗头面、四肢及周围血管瘀血证;血府逐瘀汤所治为心胸以上瘀血证;膈下逐瘀汤治疗肚腹瘀血证;少腹逐瘀汤治疗妇女月经病;身痛逐瘀汤治疗久痹之证等等,对后世医家临证治疗用药具有极其重要的指导意义。

四、"病痰饮者,当以温药和之"浅析

"痰饮"者,是体内水液停滞于某一局部,其若不能排出体外,即为内生的一个致病因素,在《调极一方论》中称为不内外因。痰饮的形成实属水液在体内代谢中,由于水液输布异常而引发,若水液代谢障碍,水液漫溢于头面四肢或腹背,则为水肿。留滞于某一局部则为痰饮,例如支饮、悬饮、溢饮、痰饮即是。

水液代谢与脾肺肾相关。《内经》:"饮入于胃,游溢精气,上输于脾。脾气散精,上归于肺,通调水道,下输膀胱。水精四布,五经并行,合于四时五脏阴阳,揆度以为常也。"若代谢异常则呈病理现象,饮是其中的一个方面,是水代谢失常的病理改变,"……脾肺肾三脏相干之病,盖水为至阴,故其本在肾;水化于气,故其标在肺水唯畏土,故其制在脾……"

"病痰饮者,当以温药和之",出自《金匮要略·痰饮咳嗽病脉证并治》篇,乃张仲景治疗痰饮病之大法,影响至今,有效地指导着临床遣方用药。

(一)痰饮的成因

正常水液的吸收、运行、排泄,主要靠脾之转输;肺之宣发肃降,通调水道;肾之蒸腾气化、升清降浊的作用,三脏功能协调才能完成水液在体内的运化。痰饮病的形成,其共同之处为阳气不足。若人体阳气不足,肺通调失司、脾转输无权、肾蒸化失职,三焦气道不利,水谷不得化为精微输布周身,津液停积,变生痰饮。因此,痰饮是由肺脾肾三脏阳虚,气化失常,水液运化输布障碍,停积身体某些部位所致。

另外,饮为阴邪,最易伤人阳气,得寒则凝,得温则行。因此,痰饮致病,虽证情复杂,但总不离阳虚阴盛之本,证属本虚标实。

(二)温药的作用

"温药"言药性,痰饮病用温药治疗,是针对痰饮的本质和致病特点所致。因为饮为阴邪,最易伤人阳气,反之则得阳易化。"温"具有振奋阳气、开发腠理、通行水道的作用。所以痰饮病治从温运脏腑阳气以助行水,使三脏调节水液代谢的功能正常,此为痰饮病治本之法。

按照饮停部位的不同,可选用不同的温性方药。如饮停上焦胸胁,可用桂枝、细辛等;饮停中焦肠胃,可用生姜、干姜、半夏、白术;饮停下焦,可用附子、肉桂、细辛。若饮邪停聚的部位偏上趋表,则宜根据"其在皮者,汗而发之"的原则,以温药温阳发汗,可予大、小青龙汤;若饮邪偏下趋里,则又当根据"其下者,引而竭之"的原则,以温药温阳化气利小便,如苓桂术甘汤、肾气丸。

(三)"和之"的含义

"和之"有三层含义:一是指扶正祛邪兼顾,单纯温阳以治本,则易碍邪,单纯温散或温燥以祛饮治标,则易伤正,"和之"即温化以扶正温阳,治标祛饮,标本兼顾;二是指用药平和,既不可过度温散,也不可过于刚燥,以和为度。温药多属燥烈之品,若用之适度,其温和之气能够温补脾肾真阳;若用之过度,则有耗气伤精之弊,且痰饮内停,郁积日久,亦易化热伤津,若再过用燥烈之品,反而有害;三是指调和阴阳,饮属有形,不去则阴阳不和,而欲去其饮,必假以出路,通过行消开导祛饮而调和阴阳。

总之,痰饮为病,治疗应温以振奋阳气,祛除饮邪,用药平和,使阳复饮消,阴阳调和。在临床上运用时,应辨别其标本缓急及兼夹证,详审病机,分辨饮停部位,抓住饮病本虚标实这一特点,结合患者的具体情况,灵活运用,不只局限于以药温化,而重要的是应掌握其产生的根源,方能达到"治病必于求本"的目的。

五、论阳气

阴阳学说是中医理论的重要组成部分,是中医辨证论治的总纲。《素问·阴阳应象大论》云:"善诊者,察色按脉,先别阴阳。"阳气是一身之气中具有温煦、推动、兴奋等作用的部分,阴气是一身之气中具有凉润、宁静、抑制等作用的部分。阳气与阴气之间,既对立制约,又互根互用。如《素问·阴阳应象大论》曰:"阴在内,阳之守也;阳在外,阴之使也。"但又特别重视阳气在生命活动及病理变化中的主导作用,并以《素问·生气通天论》篇专论阳气,"阳气者,若天与日,失其所则折寿而不彰。"把人体的阳气比作自然界的太阳,人体生命活动依赖阳气的温煦濡养与护表御邪,才能健康长寿。《大宝论》曰:"天之大宝只此一丸红日,人之大宝只此一息真阳。"

《素问·生气通天论》谓:"是故阳因而上,卫外者也。"其含义为人体的阳气犹如天体的太阳,有着强大的向上和护卫的功能。阳气主外,为人体卫外之藩篱,具有轻清上浮、司开合、固护肌表、抗御外邪的作用。因此,外邪入侵,阳气首当其冲。如寒邪侵袭人体的时候,阳气奋起抗邪,身体就像炭火一样热,阳气驱邪外出,腠理打开,寒邪随汗而散;阳气容易被阴湿所困,湿困清阳时,头重如裹;风邪袭表,腠理阳气不足,水湿无法正常发泄,出现面目、身体浮肿。另外,阳气具有温养人体的功能,人体的一切生命活动,都离不开阳气的温养和卫外功能。原文言:"阳气者,精则养神,柔则养筋。"说明神得其养则精神爽慧,思维正常;筋得其养则能维络全身骨节,关节屈伸自如。

总之,《内经》在论述阴阳关系的基础上,进一步强调了阳气在其中的主导作用。《素问·生气通天论》云:"凡阴阳之要,阳密乃固",即是说明阳气亢盛,可防止外邪侵袭,保证阴精内守,是阴阳协调的关键。"阳强不能密,阴气乃绝","盖阳密则邪不外淫,而精不内亡矣。"是从病理方面,指出阳气在阴阳平衡协调中起着重要作用。

六、学习张仲景应用甘草的临床体会

甘草一名首见于《神农本草经》。《神农本草经》记载:"甘草,味甘平。主五脏六腑寒热邪气;坚筋骨,长肌肉,倍力;金疮;解毒。久服轻身延年。生川谷。"

《名医别录》:"甘草,生河西川谷积沙山及上郡。二月、八月采根,暴干,十日成。"

陶弘景曰:"甘草,今出蜀汉中,悉从汶山来,赤皮断理,看之坚实者是。枹罕草最佳。亦有火炙干者,理多虚。又有如鲤鱼肠者,被刀破,不复好。青州间亦有,不如。又有紫甘草,细而实,乏时可用。此草最为众药之主,经方少不用者,犹如香中有沉香也。"

《本草图经》谓:"甘草,今陕西、河东州郡皆有之。春生青苗,高一、二尺,叶如槐叶,七月间开紫花似奈,冬。结实作角子如毕豆。根长者三、四尺,粗细不定。皮赤,上有横梁,梁下皆细根也。"孙思邈论云:"有人中乌头、巴豆毒,甘草入腹即定。方称大豆解百药毒,尝试之不效,乃加甘草为甘豆汤,其验更速。"

仲景处方中应用最多的药物即是甘草。

(一)仲景方剂中甘草的功用

1.调和诸药　如桂枝汤、麻黄汤。

2.温中补虚　如黄芩汤、小建中汤、苓桂甘枣汤、厚朴生姜半夏甘草人参汤、四逆汤。

3.缓急止痛　如小建中汤、芍药甘草汤、黄芩汤。甘草气味"甘平",功能"和中缓急",主治腹中冷痛。

4.益气复脉　如炙甘草汤、桂枝甘草汤。

5.清热解毒　如桔梗甘草汤(甘草生用)。

(二)甘草的配伍应用

1.甘草＋大枣、人参　温中补虚。

代表方:半夏泻心汤。

原文:伤寒五六日,呕而发热者,柴胡汤证具,而以他药下之,柴胡证仍在者,复与柴胡汤。此虽已下之,不为逆,必蒸蒸而振,却发热汗出而解。若心下满而硬痛者,此为结胸也。大陷胸汤主之。但满而不痛者,此为痞,柴胡不中与之,宜半夏泻心汤。

原方:半夏半升,黄芩、干姜、人参、甘草(炙)各 3 两,黄连 1 两,大枣12 枚。

类方:①生姜泻心汤;②旋复代赭汤。

2. 甘草 + 芍药　酸甘化阴,柔筋缓急。

代表方:芍药甘草汤。

原文:伤寒,脉浮,自汗出,小便数,心烦,微恶寒,脚挛急,反与桂枝欲攻其表,此误也。得之便厥,咽中干,烦躁吐逆者,作甘草干姜汤与之,以复其阳。若厥愈足温者,更作芍药甘草汤与之,其脚即伸。

原方:芍药 4 两,甘草(炙)4 两。

类方:①芍药甘草附子汤;②黄芩汤;③小建中汤。

3. 甘草 + 桂枝　辛甘化阳,温补心阳。

代表方:桂枝甘草汤。

原文:发汗过多,其人叉手自冒心,心下悸,欲得按者,桂枝甘草汤主之。

原方:桂枝 4 两,甘草(炙)2 两。

类方:①桂枝甘草龙骨牡蛎汤;②桂枝去芍药加蜀漆龙骨牡蛎救逆汤;③桂枝加桂汤。

4. 甘草 + 干姜　温中散寒。

代表方:甘草干姜汤。

原文:伤寒,脉浮,自汗出,小便数,心烦,微恶寒,脚挛急,反与桂枝欲攻其表,此误也。得之便厥,咽中干,烦躁吐逆者,作甘草干姜汤与之,以复其阳。

原方:甘草4两(炙),干姜2两。

考本草药性:甘草气味"甘平",功能"和中缓急",主治腹中冷痛。干姜气味"辛热",功能"温中逐寒",主治寒冷腹痛、胸痛、咳逆上气。成无己云:"辛甘发散为阳,甘草、干姜相和,以复阳气"。阳气一振,寒邪自消。两药配合成方,即成温中散寒妙剂。

类方:①小青龙汤;②半夏泻心汤;③理中汤(人参汤)。

5. 甘草 + 附子、干姜　回阳救逆。

代表方:四逆汤。

原文:少阳病,脉沉者,急温之,宜四逆汤。

原方:甘草(炙)2两,干姜1.5两,附子1枚。

《医宗金鉴》有:"甘草得姜附,鼓肾阳,温中寒,有水中暖土之功,姜附得甘草,通关节,走四肢,有逐阴回阳之力,肾阳鼓,寒阴消,则阳气外达,而脉升手足温矣"。

6. 甘草 + 桔梗　解毒利咽。

代表方:桔梗汤。

原文:少阴病,二三日,咽痛者,可与甘草汤;不差者,与桔梗汤。

原方:桔梗1两,生甘草2两。

(三)甘草的用量

最多用4两,有一方。用于补中益气,复脉,炙甘草汤;用于酸甘化阴,柔筋缓急,芍药甘草汤;用于辛甘温中,甘草干姜汤。

一般用量2~3两。

柯雪帆先生:1两=15.625 g。

现代临床常用量:1.5~9 g,较大量:10~15 g。

七、血痹辨治初探

血痹是肢体局部麻木不仁,严重者轻度疼痛为主的疾病。《金匮要略·血痹虚劳病脉证并治第六》中分两条对本病进行了论述。

"问曰:血痹病从何得之? 师曰:'夫尊荣入骨弱肌肤盛,重因疲劳汗出,卧不时动摇,加被微风,遂得之。但以脉自微涩,在寸口、关上小紧,宜针引阳气,令脉和紧去则愈。'"本条论述了血痹的病因和脉象。脉微为阳虚,涩为血滞,紧为外受风寒。由于受邪较浅,所以紧脉只出现于寸口和关上。血痹既然是血行不畅之因,实则由于阳气痹阻,所以用针刺法以引动阳气,阳气行则邪去,邪去则脉和而不紧,如此,则血痹可愈。以肢体局部(肌肤)麻木不仁,寸、关部出现紧脉,按则稍涩为辨证要点。

"血痹阴阳俱微,寸口关上微,尺中小紧,外证身体不仁,如风痹状,黄芪桂枝五物汤主之。"本条论述血痹重证的证治。阴阳俱微是营卫气血的不足;寸口关上微,尺中小紧,是阳气不足,阴血涩滞的反应。血痹重证的症状,主要是以肢体局部(肌肤)肌肉麻木甚至疼痛为特征,所以说"如风痹状",寸、关、尺三部均见紧脉,沉按可见涩脉。治以黄芪桂枝五物汤温阳行痹。

本方亦为桂枝汤的化裁方,乃桂枝汤倍生姜、去甘草、加黄芪而成。方中黄芪大补元气,固护肌表为君药。桂枝温经通阳,又可驱散外邪,与黄芪配伍,益气温阳,和血通经。桂枝得黄芪,益气而振奋卫阳,黄芪得桂枝,固表而不留邪。芍药养血和营通痹,与桂枝相伍,调和营卫,驱散在表之风邪,共为臣药。生姜发散风邪,温通经脉,以助桂枝之力,为佐药。大枣调和诸药,与生姜相配,助桂、芍调和营卫,为使药。诸药相伍,使风邪除,气血行,则血痹可愈。

血痹是一种因气血不足,外感风邪,阳气受阻,血行阻滞引起的疾病。从原文"骨弱肌肤盛"句中可以看出,骨为肾所主,肾主藏精,骨弱当指筋骨脆弱,实指精血不足者而言,强调了血痹的内因。"疲劳汗出""加被微风,遂得之"指出尊荣人缺乏锻炼,卫气虚弱,卫外不固,一遇疲劳,极易汗出,阳气一伤再伤,腠理极虚,此时感受风邪,内因与外因相互作用,血行痹阻遂发为本病。

血痹临床以肢体局部肌肉或皮肤麻木为特征,若受邪较重者,亦可有酸痛感。在中风的先兆症状及后遗症中,经常可以看到以麻木不仁为主证的证候。从肢体的异常感觉如酸、痒、麻等开始,就预示着气血不利的出现,"气欲行而不得行则为痒",更甚一步则气血不行,筋脉失养,肢体感觉丧失,就出现了麻木不仁的症状,与血痹之证的临床表现及病理机制极其相似,因此,可根据中医学"异病同治"的道理将治疗血痹的黄芪桂枝五物汤用于中风病的先兆期及后遗症期的治疗。

八、"阳微阴弦"与胸痹心痛

胸痹是指阳虚阴盛,胸阳痹阻而引起的一种以胸膺部疼痛或痞塞满闷为主证的疾病;心痛是以心窝部疼痛为主证的一种疾病,多与胸痹合并论述。

"阳微阴弦"出自《金匮要略·胸痹心痛短气病脉证治》篇,"师曰:夫脉当取太过不及,阳微阴弦。即胸痹而痛。所以然者,责其极虚也。今阳虚知在上焦,所以胸痹、心痛者,以其阴弦故也。""阳微阴弦"被后世医家公认为是对胸痹心痛病因病机的高度概括,包括两方面内容:一是指脉象:脉之寸部属阳,候胸中之病;尺部属阴,候下焦邪实。阳微即寸脉微,主心阳不足;阴弦即关、尺脉弦,主阴寒、痰浊。二是言病机:"阳微"乃上焦阳气不足,胸阳不振;"阴弦"为下焦阴邪有余。由于上焦阳气不足,阴邪乘虚而居于阳位,导致胸中闭塞,即可发生胸痹之病。如果仅有胸阳之虚,而无阴邪(指水饮或痰饮)之盛,或仅有阴邪之盛,而无胸阳之虚,都不致发生本病。必须是胸阳不足,阴邪上乘阳位,二者相互搏结,才能成为胸痹之病,故"阳微阴弦",本虚标实,为胸痹基本病机,而上焦阳气虚弱又是本证的关键。

胸阳不振、痰浊痹阻较轻者,症见"喘息咳唾,胸背痛,短气,寸口脉沉迟,关上小紧数。"治以豁痰通阳,宣痹止痛,用瓜蒌薤白白酒汤主之;如痰饮壅盛,寒饮停中,心胸阳气受阻较重,见"胸痹不得卧,心痛彻背"

之症者,治当豁痰宣痹,通阳散结,于上方加半夏,组成瓜蒌薤白半夏汤,增强化痰散饮之力。对于气滞痰(饮)阻证,由胸阳不振、痰浊中阻、气结胸中所致,以枳实薤白桂枝汤为代表方,用治胸痹而痰气互结较甚,胸中痞满,并有逆气从胁下上冲心者,取桂枝降逆平冲,兼通心阳。由此可见,瓜蒌薤白白酒汤、瓜蒌薤白半夏汤、枳实薤白桂枝汤三方均有通阳宣痹、化痰祛瘀之功效。瓜蒌薤白白酒汤以通阳散结为主,用于胸痹而痰浊较轻者;瓜蒌薤白半夏汤以祛痰散结为主,用于痰浊较盛者;枳实薤白桂枝汤长于下气,消痞散结,用于治疗胸痹气结较甚、气上冲胸者。

胸痹病位在上焦,"阳微"指"上焦阳虚",即指心、肺之阳气虚。但中、下焦阳气亏虚亦不可忽视。"胸痹心中痞,留气结在胸,胸满,胁下逆抢心,枳实薤白桂枝汤主之;人参汤亦主之。"因系中焦阳虚,痰饮水寒之气上犯胸阳,故用人参汤(即理中汤)温中祛寒、益气健脾,使中焦气旺,则上焦之气开发,逆气可平,胸痹可愈。

"阳微阴弦"主要指上焦阳虚,胸阳不振,痰浊、阴寒痹阻胸阳,强调了胸痹是本虚标实之证,如《类证治裁·胸痹论治》云:"胸痹,胸中阳微不运,久则阴乘阳位而痹结也,其症胸满喘息,短气不利,痛引心背,由胸中阳气不舒,浊阴得以上逆,而阻其升降,甚则气结咳唾,胸痛彻背。"可见,"阳微阴弦"是对胸痹心痛病机的高度概括。

九、学习张仲景用芍药的临床体会

(一)品名考证

芍药分白芍与赤芍,在《神农本草经》统称芍药,所以汉代张仲景方中芍药并未加以区分。自宋代以后始将二者区分。前人谓"白补赤泻,白收赤散",一语而道破两者的区别。在功效方面,白芍长于养血调经,敛阴止汗,平抑肝阳;赤芍长于清热凉血,活血散瘀,清泄肝火。在应用方面,白芍主治血虚阴亏,肝阳偏亢诸证;赤芍主治血热、血瘀、肝火所致诸证。白芍、赤芍皆可止痛,均可治疗疼痛病证。但白芍长于养血柔肝,缓急止痛,主治肝阴不足,血虚肝旺,肝气不舒所致胁肋疼痛、脘腹四肢拘挛疼痛;而赤芍则长于活血祛瘀止痛,主治血滞诸痛证,因能清热凉血,故血热瘀滞者最为适宜。

在张仲景的方药中,使用最多的药物是甘草,其次桂枝、大枣、生姜,芍药位列第五。

(二)仲景用芍药

仲景用芍药计47方,其中《伤寒论》25方,《金匮要略》22方。

以芍药名方者6方,方名中无芍药,加减中用芍药者41方。

(三)仲景方剂中关于芍药的功用

1.敛阴和营,调和营卫 《伤寒论》:"太阳病,头痛,发热,汗出,恶风,桂枝汤主之。"《本草求真》:"赤芍与白芍主治略同,但白则有敛阴益营之力,……"芍药酸寒,敛阴和营,与桂枝相配伍有调和营卫之功。

2.酸甘化阴,增益营血 如桂枝加桂汤治疗气从少腹上冲心者之心阳虚致发奔豚;伤寒二三日,心中悸而烦者之小建中汤,其中芍药倍用达6两以增益营血。

3.养阴柔肝,缓急止痛 如桂枝加芍药、生姜各1两,人参3两,新加汤;芍药甘草汤、小建中汤、真武汤中芍药均有柔筋缓急止痛之意。麻子仁丸、大柴胡汤中芍药和营缓急。

4.活血和络 "太阴病腹满时痛者,桂枝加芍药汤主之。大实痛者,桂枝加大黄汤主之。"芍药具有收敛与破泄的双重作用,倍用芍药与甘草相伍,既酸甘化阴又活血和络,用于太阴的腹满时痛。鳖甲煎丸中芍药活血通滞。

5.酸收泻热 黄连阿胶汤治疗"少阴病,得之二三以上,心中烦,不得卧。"芍药之酸,收阴气而泄邪热。吴鞠通说"以芍药从阿胶,内护真阴而外捍亢阳。"桂枝芍药知母汤治疗风湿历节的诸肢节疼痛,身体魁羸,脚肿如脱,头眩短气,温温欲吐,其中知母、芍药养阴泄热。

6.利水气 如真武汤、桂枝芍药知母汤。《本经》言其能"利小便",《名医别录》谓之"去水气,利膀胱"。

(四)芍药的配伍应用

1.芍药 + 桂枝 调和营卫。

代表方:桂枝汤。

主治:太阳中风表虚证。《伤寒论》中桂芍同用18方。

《医宗金鉴》:"桂枝君芍药是于发汗中寓敛汗之意,芍药臣桂枝是于和营中有调卫之功。"

桂枝汤原方:桂枝3两,芍药3两,炙甘草2两,生姜3两,大枣12枚。

2.芍药 + 甘草 酸甘化阴,柔筋缓急止痛。

代表方:芍药甘草汤。

主治:伤寒,脉浮,自汗出,小便数,心烦,微恶寒,脚挛急,……若厥愈足温者,更作芍药甘草汤与之,其脚即伸。

芍药甘草汤原方:芍药4两,炙甘草4两。

类方:①芍药甘草附子汤治汗后阴阳两虚;②桂枝加芍药汤治太阳病伴腹满时痛者,芍药用6两。

3.芍药 + 饴糖 增益营血。

代表方:小建中汤。

主治:伤寒二三日,心中悸而烦者,小建中汤主之。

原方:桂枝3两,炙甘草2两,芍药6两,生姜3两,大枣12枚。

4.芍药 + 黄芪、桂枝 温通经脉。

代表方:黄芪桂枝五物汤。

主治:血痹阴阳俱微,寸口关上微,尺中小紧,外证身体不仁,如风痹状,黄芪桂枝五物汤主之。

原方:黄芪3两,芍药3两,桂枝3两,生姜6两,大枣12枚。

5.芍药 + 黄芩 滋阴清热。

代表方:黄连阿胶汤。

主治:少阴病,得之二三日以上,心中烦,不得卧,黄连阿胶汤主之。

原方:黄连4两,芍药2两,黄芩2两,鸡子黄2枚,阿胶3两。

成无己曰:"……酸,收也,泄也,芍药之酸,收阴气而泄邪热。"

类方:黄芩汤。

6. 芍药 + 白术　利水气。

代表方:真武汤。

主治:太阳病,发汗,汗出不解,其人仍发热,心下悸,头眩,身瞤动,振振欲擗地者,真武汤主之。

少阴病,二三日不已,至四五日,腹痛,小便不利,四肢沉重疼痛,自下利者,此为有水气。其人或咳,或小便利,或下利,或呕者,真武汤主之。

原方:茯苓3两,芍药3两,生姜3两,白术2两,附子1枚。

《医宗金鉴》:"……白术之苦燥,建立中土,而水有所制矣;……而尤妙在芍药之酸敛,加于制水、主水药中,一以泻水,使子盗母虚,得免妄行之患;一以敛阳,使归根于阴,更无飞越之虞。"

(五)芍药的禁忌

胸阳不振之胸满证候。"太阳病,下之后,脉促胸满者,桂枝去芍药汤主之。"芍药阴柔,有碍阳气的宣通,故去而不用。"若微寒者,桂枝去芍药加附子汤主之。""伤寒,脉浮,医以火迫劫之,亡阳,必惊狂,卧起不安者,桂枝去芍药加蜀漆龙骨牡蛎救逆汤主之。"

(六)芍药的用量

芍药一般用量2~3两,柔筋缓急用4两,最多用至6两,如小建中汤中芍药增益营血、调建中州、柔筋缓急。

十、论滋阴法在温病中的应用

温病是由温邪引起的以发热为主证,具有热象偏重、易化燥伤阴等特点的一类急性外感热病。温热病邪是温病发生的主要原因,因其具阳热之性,"阳胜则阴病",在温病的发生、发展过程中,易于耗伤人体的阴液。

阴液是构成和维持人体生命活动的基本物质之一,是人体赖以生存的重要物质基础,阴液的正常与否,与疾病的轻重、预后有很密切的关系。阴液的大量丢失,在疾病过程中会导致严重后果,《温病条辨·上焦篇》中明确指出:"……温邪逼迫血液上走清道,循清窍而出……化源速绝。……化源绝,乃温病第一死法也。"吴鞠通云:"留得一分津液,便有一分生机。"因此,"温热顾阴"成为中医治温热病的一个重要法则。喻嘉言谓:"寒病之伤人十之三,温病之伤人十之七……缘真阴为热邪久耗,无以制元阳,而燎原不熄也,故病之人,邪退而阴气存一线者,方可得去……,总当回护之根底……""治温病宜刻刻顾其津液。"

因此,祛除温邪,保津养阴贯穿温病治疗的全过程。吴鞠通在《温病条辨·杂说·汗论》提出"本论始终以救阴精为主。"温病初起,邪在气分,卫气郁阻,肺卫失宣。"口微渴"是因温邪伤及肺中津液,不能上布于口而成,已初显伤津之兆。治宜辛凉透泄为主,佐以甘润之法,如《温病条辨》中所列银翘散,用轻清凉解之法以防汗过伤阴,又加竹叶、芦根甘寒之品,辛散而不过汗,凉解而不寒滞,既可补热邪已伤之津液,又能防温邪伤津之患,祛邪护津二者兼得。病情进一步入里,热炽阳明气分,邪正剧争,热炽津伤,可在清热的同时配伍养阴之品。此时用辛凉重剂之白虎汤。邪入阳明胃肠,与积滞糟粕相搏,转成阳明腑实证,因燥结不通,邪热无从排泄,更伤津液,急宜泻下热结,以大承气汤"急下存阴"。如治疗热在肠腑兼有阴虚之证,用增液承气汤。一方面,用大黄、芒硝泻热软坚、攻下腑实;另一方面,用生地、玄参、麦冬滋阴生津、润肠通便。为攻下法与滋阴法合用的代表方。若温热之邪深入营分,治宜清营透热,滋阴生津。方选清营汤,方中以甘寒之生地黄、玄参、麦冬配以咸寒之水牛角滋营阴,清营热,祛邪而不伤正,增阴而不留邪。温病日久或失治、误治,病邪则深入血分,此为温热邪气深入阴分,损伤人体阴液的深重阶段。治以咸寒甘润之法滋阴填精,潜阳熄风,用加减复脉汤、一甲、二甲、三甲复脉汤,此类方剂皆以咸寒增液之品填补真阴,方中生地、白芍、麦冬、阿胶为甘酸寒之品,养阴生津以补肝肾,麻仁润燥益阴,既可去其本无之虚热,又可复其同有之阴液。

综上所述,邪热伤津是温病最基本的发病机制,叶天士云:"热邪不燥胃阴,必耗肾液。"而滋阴生津是温病治疗的基本大法,必须时时注意保养阴津。正如清代吴鞠通所言:"夫春温、夏热、秋燥,所伤者皆阴液也,学者苟能时时预护提防,岂有精竭人亡之虞。"

十一、柴胡汤类方

小柴胡汤首出自《伤寒论》原文96条:"伤寒五六日,中风,往来寒热,胸胁苦满,默默不欲饮食,心烦喜呕,或胸中烦而不呕,或渴,或腹中痛,或胁下痞硬,或心下悸、小便不利,或不渴、身有微热,或咳者,小柴胡汤主之。"小柴胡汤证虽然或然证较多,但往来寒热,胸胁苦满,默默不欲饮食,心烦喜呕为其主要症状。

《伤寒论》97条对小柴胡汤证病理机制作了很好的阐述:"血弱气尽,腠理开,邪气因入,与正气相搏,结于胁下,正邪分争,往来寒热,休作有时,默默不欲饮食,藏府相连,其痛必下,邪高痛下,故使呕也。"因机体气血亏虚,营卫不固,邪气由表入里,正气无力抗邪外出,致使邪结胁下,正邪相争,正胜则热,邪胜则寒,所以寒热间作,发无定时。足少阳之脉,下胸中,贯膈,络肝属胆,循胁里,邪犯少阳,经气不利,故见胸胁苦满;胆火内郁,邪热干扰胃腑,气机不畅则神情默默不欲饮食;胆火内郁,扰及心神,则心烦;邪干于胃,胃失和降则喜呕。

小柴胡汤由柴胡、黄芩、半夏、生姜、人参、大枣、炙甘草组成。全方由三组药物组成:一组是柴胡和黄芩,柴胡味辛性升,开郁结,畅气机,使邪热外达;黄芩味苦性寒,清肃沉降,清胸腹之热。两药相伍,一升一降,清解少阳郁热。二组是生姜和半夏,两药相合,名小半夏汤,辛温和胃降逆,散饮祛痰止呕。半夏辛能助柴胡升发,苦能协黄芩肃降。三组是人参、炙甘草、大枣,甘平扶正。全方合用具有辛开、苦降、甘补,寒温并用,攻补兼施,调达上下,宣通内外,和畅气机的特点。

柴胡汤类方在《伤寒论》中有小柴胡汤、大柴胡汤、柴胡桂枝汤、柴胡桂枝干姜汤、柴胡加芒硝汤、柴胡加龙骨牡蛎汤等6首方剂,后5首皆是小柴胡汤加减变化而来。柴胡桂枝汤主治外感发热恶寒肢节疼痛,太阳表证未解,邪入少阳,内有郁热犯胃微呕,心下支结者。因证情不重,故用量轻,以半量小柴胡汤与半量桂枝汤合方,以桂枝汤祛风解表散邪,小柴胡汤清解郁热,以达表里同治、寒温并用之功。大柴胡汤主治少阳病郁热内结,累及胃肠,呕不止,心下急,或不大便者,或心下满而痛者。因实热尚未完全传入阳明,而是少阳阳明同病,故用大柴胡汤,本方为小柴胡汤去人参、甘草,加大生姜用量,另加大黄、枳实、芍药而成。柴胡加芒硝汤主治少阳邪热不解,内迫胃肠,胃肠失于通降,胸胁满而呕,潮热,或不大便,少阳病兼里实壅滞者。本方是由小柴胡汤加芒硝而成,取小柴胡汤原剂量的1/3,加重芒硝至2两,具有清余热和泻热通便的作用。柴胡加龙骨牡蛎汤主治外感病下之,邪热内陷,三焦郁滞,痰热内蕴者,症见胸满烦惊,谵语,小便不利,周身困重,转侧不能。本方乃由半量小柴胡汤去甘草,加龙骨、牡蛎、铅丹、桂枝、大黄组成。柴胡桂枝干姜汤主治外感病汗下伤阳,邪入少阳,饮结阳郁者,可见胸胁满微结,小便不利,渴而不呕,但头汗出,往来寒热,心烦。本方乃小柴胡汤去半夏、人参、生姜、大枣,加桂枝、干姜、牡蛎、天花粉组成。

十二、探析"温邪上受,首先犯肺,逆传心包"

"温邪上受,首先犯肺,逆传心包",见于叶天士的《外感温热篇》的开篇之语,概述了温热病的病因、感邪途径、发病部位、传变趋势等内容,被后世誉为温病辨证的12字纲领。

(一)"温邪上受,首先犯肺"

温热之邪属阳邪,有升散、疏泄的特性,其性炎上,故先伤及阳位;而口鼻属清阳之窍,高居阳位,温热之邪,最易由口鼻而入,因此出现"温邪上受"。华岫云注曰:"邪从口鼻而入,故曰上受。"肺居上焦,为五脏六腑之华盖,开窍于鼻,主气司呼吸,属卫而外合皮毛,主一身之表。正如叶天士说:"吸入温邪,鼻通肺络。"因此,本条明确提出其病因是温热之邪,病位在肺,入侵途径在口鼻。

(二)"逆传心包"

心包络,简称心包,是心脏外面的包膜,《医学正传》曰:"心包络,实乃裹心之包膜也,包于心外,故曰心包络也。"为心脏的外围组织,其上附有通行气血的脉络,合称心包络。古代医家认为,心为人之君主,不得受邪,心包络是心之外围,有代心受邪的作用,若外邪侵袭于心,则心包络当先受邪。《灵枢·邪客》曰:"心者,五脏六腑之大主,精神之所舍也,其脏坚固,邪弗能容也。容之则心伤,心伤则神去,神去则死矣。故诸邪之在于心者,皆在于心之包络。"

温热属阳邪,易升散炎上,变化迅速,易于传变,而心居阳位,属火脏,同气相求,故易伤及心包。心肺同居膈上而相邻,肺主一身之气,主治节而朝百脉;心主血脉,故温热之邪伤肺,可通过气与血及百脉传于心包。因温热之邪易耗气化燥伤津,若心气心阴素虚,邪乘虚而入,易伤及心包。

逆传用意在于突出温邪上犯肺经,传变迅速,易于内陷心包而致神昏的特点。"逆传"是相对"顺传"而言,温病以按着病变发展规律的由卫及气,顺势渐入营、血的为顺传;以由肺卫而逆入心包,突现险恶重危病情的为逆传。陈士奎提出:"逆传是不按温病的一般顺传的渐进性规律而呈暴发型侵犯心神的传变现象。"从临床上看,逆传心包反映了温病的传变规律之一,亦包含了预后的好坏:顺传者,预后佳,多属顺证;逆传者示邪内陷,预后较差,多属逆证。

本证主要与邪传心包相鉴别:温病中出现的热入心包证,并非都是逆传心包。逆传心包是指从肺经传到心包的病变,是肺卫之邪的一种传变形式。如邪在胆、胃、肠、三焦或在营分、血分而出现心包见证,则不能称之为"逆传心包",而称为"邪传心包",与在肺卫之邪直接传心包有所区别。

由此可见,"温邪上受,首先犯肺,逆传心包"是叶天士对温热病论证时的总纲,从病因、传复特点和结果,进行了非常精辟的概括,对后世临床医家有很大的启迪作用。

十三、"三泻心汤证"之浅识

"三泻心汤证"是张仲景为《伤寒论》太阳篇中对表证误用下法导致的坏病所设,外邪犯表当以发汗解表,若误治使用下法,导致表邪内陷,伤及中焦脾胃,清气不升浊气下降,出现胃脘部痞塞满闷,仲景称其为痞证,治疗应顺其病势,采用辛开苦降、攻补兼施的方法。

脾胃同居中焦,为气机升降之枢纽,脾升胃降,清阳上升,浊阴下降,共同维持人体气机之运行。若太阳病误下,苦寒药物损伤脾阳;或素体脾胃虚弱,正气抗邪无力,热由外陷而寒自内生,寒热错杂于中焦,脾胃升降失和。胃失和降而见恶心、呕吐;脾不升清而有腹泻肠鸣;上下阴阳不能交通而见上热下寒证;寒热互结心下更见心下痞满之症等。其病机总以脾胃升降失常、寒热错杂、虚实并见为特点。

治疗上,纯用苦寒之品直折其热,则脾阳愈伤;妄投辛热之剂专祛其寒,又助其热。所以以辛热祛寒药与苦寒清热药相互配伍组方,取"辛以散之"、"苦以泄之"、"治寒以热"、"治热以寒"之意,寒热并用、阴阳互调、攻补兼施,故凡因脾胃升降失常,寒热错杂所致之病证,均可用此法组方用药。脾胃虚弱是导致脾胃升降失常、寒热错杂的根本原因。因此,适当佐用甘温益气之品,以温中健脾,并可防止苦寒药物对脾胃的损害。如此攻补兼施、扶正祛邪两相兼顾,既补脾胃之气以治本,又解寒热之邪以治标。体现了仲景治疗外感热病以脾胃为本的指导思想。其代表方剂就是半夏、生姜、甘草三泻心汤。

泻心汤由半夏、干姜、黄芩、黄连、人参、大枣、炙甘草等7味药组成,以心下痞硬为主证,兼见呕吐、下痢、肠鸣等症。三方都具有和胃消痞之功,体现辛开苦降,泻心消痞的治法。半夏味辛性平,能行能散,有和胃降逆、消痞开结的作用,是治疗心下痞证的首选药。干姜辛散力大,合半夏行气以散痞结。半夏、干姜,辛散之品,助脾气以升;黄芩、黄连,苦降之物,畅胃气于和,辛开苦降,则脾升胃降。同时佐以人参、甘草、大枣扶正补虚,顾护胃气,以达辛开苦降甘调,泻不伤正,补不滞中的目的。

仲景辛开苦降法之特点,还在于对方药的煎服法独具匠心,三泻心汤均采用"去滓再煎法",使原有药液浓缩一半后,成为浓度高、效力精专的制剂后再服,这样既可使药物的寒热之性充分融合,以适应寒热互结之需要,又能避免多量药液对胃的刺激,以免加重或引起呕吐。

但由于脾胃虚弱的程度和兼挟邪气的不同,治疗各有侧重。《伤寒论》论述半夏泻心汤:"伤寒五六日,呕而发热者,……。但满而不痛者,此为痞,柴胡不中与之,宜半夏泻心汤。"故此方侧重于降逆止呕为主,症见心下痞、呕逆。《伤寒论》曰:"伤寒汗出解之后,胃中不和,心下痞硬,干噫食臭,胁下有水气,腹中雷鸣下利者,生姜泻心汤主之。"说明生姜泻心汤以夹有水饮食滞为特点,心下痞硬、干噫食臭为主要表现。本方由半夏泻心汤减干姜用量加生姜组成,取生姜之走而不守,以利宣散水气。《伤寒论》曰:"伤寒中风,医反下之,其人下利。日数十行,谷不化,腹中雷鸣,心下痞硬而满,干呕,心烦不得安,医见心下痞,谓病不尽,复下之,其痞益甚。此非结热,但以胃中空虚,客气上逆,故使硬也。甘草泻心汤主之。"故此方脾胃虚弱较为突出,心下痞硬,下利频多,水谷不化为主要表现,重用炙甘草,侧重于补益脾胃。

"三泻心汤证"是对病证论治的一个典范,也是内经中所说的"谨守病机,各司其所"的体现,临床上辨证时应牢牢把握病证演变规律,分清主次,巧妙应用药物的性味以达到治疗目的。

第三篇 验案精选

第一章 脑系病证

一、中风病

验案一：

刘某,男,61岁。

初诊(2010-11-18)：右侧肢体活动不利伴头痛10天。患者10天前吵架时突然头痛、恶心,右口角歪斜,言语欠流利,右侧肢体活动不利,遂于本院就诊。行颅脑CT示：左侧脑梗塞,给予促脑代谢、抗血小板凝集、活血化瘀等药物治疗。现患者仍右侧肢体活动不利,需有人搀扶,时有头痛,右口角歪斜,言语欠流利,急躁易怒,咽干口苦,尿赤便干。舌质红绛,散在瘀点,苔厚腻,脉弦滑。既往患者有高血压病史10余年,平素易怒。

中医诊断：中风——中经络(肝阳暴亢,风火上扰)。

治法：平肝泄火,活血化瘀。

主方：天麻钩藤饮加减。

方药组成：天麻15 g,钩藤15 g(后下),川牛膝18 g,天冬10 g,元参15 g,杭芍15 g,菊花10 g,夏枯草10 g,黄芩10 g,丹参20 g,郁金10 g,桑寄生15 g,川芎12 g,生石决明20 g。

用法:4剂,水煎服,每日1剂,分2次温服。

二诊(2010－11－22):现患者头痛减轻,仍时感心烦不安,咽干口苦,肢体活动不利,舌质红、苔黄,脉弦滑。上方加炒栀子10 g,桔梗10 g。7剂,水煎服。

三诊(2010－11－29):服药平妥,肢体活动不利较前减轻,未述头痛,纳食佳,夜寐安,大便偏干,2日一行,舌质红、苔黄,脉滑。上方加瓜蒌30 g。7剂,水煎服。

四诊(2010－11－06):肢体活动不利明显改善,生活自理,无头晕头痛,大便1日一行,小便调,舌质红、苔薄黄,脉弦。上方继服7剂,水煎服。

按语:患者年过六旬,肾阴亏虚,肝肾同源,肝肾阴虚,阴虚则阳亢,横逆乘脾,脾失健运,聚湿生痰,加之暴怒伤肝,肝阳暴动,风火挟痰浊,上扰清窍,发为本病;风阳痰火上扰,气血逆乱,痰浊瘀血内著,横窜经络,发为偏瘫失语;风阳上扰清窍,故头痛;肝火上扰,则心烦易怒;火邪灼津,故尿赤便干;舌质红绛,苔厚腻,散在瘀点,脉弦滑,为风火上扰、痰瘀阻络之证。治以平肝泄火,活血化瘀,方用天麻钩藤饮加减。患者服用4剂后头痛、肢体活动不利改善,后感心烦不安、咽干口苦,考虑患者风阳扰动心火,肝火盛则疏泄太过,情志失调所致,故加入栀子以清热解毒,加桔梗载药上行。本案临证能紧扣病机,辨证施治准确,故取得了良好效果。

验案二:

张某某,男,65岁。

初诊(2010－10－08):右侧肢体活动不利2天。患者2天前无明显原因感右侧肢体活动无力,未予重视,其后无力感持续加重,不能行走,言语欠流利,伴右侧肢体麻木、头晕,无恶心、呕吐,遂来本院就诊。行颅脑CT示:左侧基底节脑梗塞,给予抗血小板聚集、改善脑代谢、活血化瘀等药物治疗。现患者右侧肢体活动无力,言语欠流利,感右侧肢体麻木,头晕,无恶心、呕吐,舌质紫暗,苔白腻,脉弦滑。既往有脂肪肝病史 10 余年,有高血压病史多年,有吸烟饮酒史 40 余年。查体:神清,形态肥胖,言语不利,右额纹浅,示齿左偏,伸舌尚居中,右上肢肌力 1 级,右下肢肌力 2 级,右查多克征、右巴氏征阳性,右侧肢体浅感觉减退。

中医诊断:中风——中经络(风痰瘀血,痹阻脉络)。

治法:活血祛瘀,化痰通络。

主方:温胆汤合桃红四物汤。

方药组成:陈皮 10 g,半夏 10 g,云苓 15 g,胆星 10 g,竹茹 10 g,枳实 10 g,桃仁 10 g,红花 10 g,归尾 10 g,赤芍 15 g,郁金 10 g,丹参 24 g,香附 10 g,天麻 15 g。

用法:7 剂,水煎服,每日 1 剂,分 2 次温服。

二诊(2010 - 10 - 15):现患者右侧肢体活动较前改善,言语较前流利,时有头晕,时感心烦,眠差,舌质紫暗,苔黄腻,脉弦滑。上方加栀子 10 g,黄芩 10 g,钩藤 15 g(后入),酸枣仁 30 g。7 剂,水煎服。

三诊(2010 - 10 - 22):服药平妥,患者右侧肢体较前减轻,头晕改善,感右侧肢体麻木明显,舌质紫暗,苔黄,脉弦滑。查体:右侧肢体肌力 3 级,浅感觉正常。上方加全蝎 15 g,地龙 15 g,丝瓜络 15 g,桑枝 15 g。7 剂,水煎服。

四诊(2010 - 10 - 29):患者肢体肌力较前明显改善,可独立行走,心烦意乱,眠差,舌质暗,苔薄黄,脉弦。上方去栀子、黄芩、胆星,加柏子仁 20 g,远志 15 g,夜交藤 15 g。7 剂,水煎服。

按语:本患者平素饮食不节,过食肥甘醇酒,脾胃损伤,脾失健运,胃气失和,聚湿生痰,痰郁化火,引动肝风,风痰瘀阻脉络而发为本病。故首诊给予温胆汤和桃红四物汤以活血祛瘀,化痰通络。痰热内扰心神故见心烦、眠差,故二诊加栀子、黄芩、钩藤、酸枣仁以清热安神。治疗后诸证减轻,但脉络瘀滞不通明显,故加全蝎、地龙、丝瓜络、桑枝之品以祛风活血通络。经上述治疗后患者虽然痰热减轻,但阴血已亏,心肾失调,故眠差,给予柏子仁、远志、夜交藤养血安神。本案例为风痰瘀血互结之证,但病机离不开"瘀血",故在清热化痰之中应用活血化瘀之方以达到效显之目的。全方配伍得当,使瘀血祛、新血生、气机畅,化瘀生新是该方的显著特点。

验案三:

赵某某,男,78 岁。

初诊(2010 - 04 - 03):左侧肢体活动不利 10 个月。患者 10 个月前清晨起床时突然出现左侧肢体活动不利,左口角歪斜,无神志改变,遂于当地就诊,行颅脑 CT 示:脑梗塞。后住院治疗,症状稳定后出院。现患者左侧肢体活动不利,左口角歪斜,左侧肢体麻木,左手浮肿,左口角时有流涎,神疲乏力,自汗心悸,食少便溏,舌暗红,苔白腻,脉沉细。查体:左上肢肌力 2 级,右下肢肌力 3 级,肢体浅感觉减退。既往患者有冠心病、糖尿病病史。

中医诊断:中风——中经络(气虚血瘀)。

治法:益气活血,化痰通络。

主方:补阳还五汤加减。

方药组成:黄芪 45 g,赤芍 18 g,川芎 10 g,归尾 12 g,地龙 15 g,红花10 g,鸡血藤 30 g,郁金 10 g,胆星 10 g,泽泻 12 g,炒白术 15 g,菖蒲 10 g,茯苓 15 g,生山药 15 g。

用法:7 剂,水煎服,每日 1 剂,分 2 次温服。

二诊(2010 - 04 - 10):患者仍感肢体麻木明显,肢体活动不利,口角流涎,乏力,纳食增加,舌质暗红、苔薄白,脉弦细。上方黄芪加量为 60 g,加木瓜 15 g,伸筋草 15 g,太子参 20 g,水蛭 10 g,蜈蚣 1 条,全蝎 10 g。7剂,水煎服。

三诊(2010 - 04 - 17):患者肢体活动不利较前改善,肢体麻木减轻,时感口角流涎,体力增加,纳食可,舌质暗红、苔薄白,脉弦细。上方加桑枝 10 g,炙甘草 10 g,黄芪加至 90 g。

四诊(2010 - 05 - 13):患者服上方近 1 个月,生活基本可以自理,遗留部分肢体活动不利,时口角流涎,纳食佳,夜寐安,大便 1 日一行,舌质暗红、苔薄白,脉弦缓。

按语:患者年老体虚,加之病久元气耗伤,气血亏损,血运无力,脉络瘀滞不通,筋脉肌肉失养,故半身不遂,口眼歪斜;气虚血滞,舌体失养,故口角流涎。本证主要病机为气虚血瘀,脉络瘀滞,故予补气活血通络之补阳还五汤加减。补阳还五汤出自清代王清任著《医林改错》,由黄芪、赤芍、川芎、当归、地龙、桃仁、红花 7 药组成,方中重用黄芪补气,与活血化瘀药配伍,功在益气活血,主治气虚血瘀之中风。脾胃为气血生化之源,若后天失养,脾气亏虚,气衰血少,心无所养,不能藏神,故心悸自汗;脾虚则运化无力,脾气统摄无权则便溏,聚湿成痰,故见苔白腻。故加入茯苓、白术、泽泻、山药、胆星、菖蒲以健脾化湿,化痰开窍。服用 7 剂后患者麻木感明显减轻伴口角流涎,故加入木瓜、伸筋草、水蛭、蜈蚣、全蝎以增强搜风通络之功。服用此方 1 个月余,疗效显著。本方需久服缓治,疗效方显,愈后应继续服用一段时间,以巩固疗效,防止复发。

二、不寐

验案一:

张某某,女,52 岁。

初诊(2009 - 01 - 05):入睡困难 2 年。入睡困难,醒后不易入睡,甚至彻夜难眠,多梦,倦怠乏力,纳少,情绪低落,月经正常。苔薄黄,脉细滑。

中医诊断:①不寐证(心脾两虚);②虚劳证(气虚)。

治法:益气健脾,养心安神。

方药组成:炒枣仁 30 g,知母 10 g,茯神 30 g,川芎 10 g,当归 10 g,炒黄连 10 g,生龙齿30 g,台参 20 g,炒白术 10 g,陈皮 10 g,黄精 30 g,生山药 10 g,砂仁 10 g,夜交藤 30 g,合欢花 10 g。

用法:7 剂,水煎服,每日 1 剂,分 2 次温服。

二诊(2009 - 01 - 12):睡眠改善,仍多梦,心悸,乏力减轻,情绪低落,无胃脘部不适,纳食增加。苔薄黄,脉滑。上方去生山药,加菖蒲 10 g。3 剂,水煎服。

三诊(2009 - 01 - 15):睡眠明显改善,心烦,无明显乏力,纳食增加。苔薄中略黄,脉细滑。中气不足,阴火内生,扰乱心神,则出现心烦。去知母,加炒栀子 10 g,豆豉 6 g。4 剂,水煎服。

四诊(2009 - 01 - 19):睡眠明显改善,每夜可入睡 5～6 小时,偶心烦,纳少。苔黄厚,脉缓滑。脾气不足,健运失司,津液失其运化,聚湿生痰,痰湿困脾。故治以健脾化湿,清热安神。处方如下:当归 10 g,黄连 10 g,苍术 12 g,炒白术 10 g,黄芩 10 g,生龙齿 30 g,炒枣仁 30 g,知母 10 g,茯神 30 g,炒栀子 10 g,豆豉 10 g,竹叶 10 g,夜交藤 30 g,陈皮 10 g,砂仁 10 g(后入)。4 剂,水煎服。

按语:不寐证,病名首见于《难经》,但对其论述较完整的则可参考《古今医统大全·不得卧》,《景岳全书》精辟总结:"寐本乎阴,神其主也,神安则寐,神不安则不寐。所以不安者,一由邪之忧,一由营气之不足耳。"提出治疗"无邪而不寐者,宜以养营气为主,……有邪者不寐也。则去其邪而神自安也。"以上可以作为临床上论治不寐的基本理论依据和法则。本病病位在心,此患者证属本虚标实,脾气亏虚为本,阴火内生为标,故治疗上应标本兼治,益气健脾,清热安神。

治疗不寐证,不能单纯依赖药物,有氧运动、合理劳作、稳定心理都是重要方面,调动病人本身积极性和信心都是必须的,用酸枣树根皮切碎泡水饮治失眠很有效,让病人自己刨树根自己调制制成碎末来饮用,本身就是调动病人主动性的方法。

验案二：

孙某某,男,41 岁。

初诊(2010 - 05 - 27):睡眠不宁 2 年。夜眠不宁,多梦,凌晨 2 点醒来难再入睡,右胁下胀闷,夜间较重,喜揉按,口干口苦,不喜饮水,白天精神差,纳可,晚餐量多时感右胁下、胃脘部胀痛,泛酸吐涎沫,大便 1 日一行,小便正常,白天思虑多,耳鸣,烦躁。舌质嫩红,苔黄,脉弦滑。

中医诊断:不寐证(肝火过旺)。

治法:清泻肝火,养阴安神。

主方:龙胆泻肝汤。

方药组成:龙胆草 6 g,炒栀子 10 g,黄芩 10 g,车前子 10 g,泽泻 10 g,淡竹叶 10 g,醋柴胡 12 g,玄参 30 g,当归 10 g,麦冬 10 g,川连 10 g,炒枣仁 30 g,菊花 15 g,密蒙花 10 g,生甘草 6 g,朱珀散 1.5 g(分 2 次冲服)。

用法:4 剂,水煎服,每日 1 剂,分 2 次温服。

二诊(2010 - 05 - 31):睡眠较前改善,夜梦少,胃脘部胀痛,心烦易怒,大便偏稀,每日 2~3 次。苔薄黄略干,脉弦滑。肝体阴而用阳,肝郁化火,肝体失于柔和,肝郁血虚。治以疏肝清热,养血安神,丹栀逍遥散加减。处方如下:丹皮 10 g,炒栀子 10 g,当归 10 g,白芍 15 g,醋柴胡 10 g,云苓 20 g,炒白术 10 g,薄荷 10 g(后入),黄连 10 g,砂仁 10 g(后入),炒枣仁 30 g,炒远志 12 g,茵陈 30 g,竹叶 6 g,生甘草 3 g。4 剂,水煎服。

三诊(2010 - 06 - 03):睡眠较前好转,夜梦多,双目干涩,后枕部发胀,右胁肋隐痛,头昏沉,纳可,二便调。苔薄白,脉弦滑。7 剂,水煎服。

四诊(2010 - 06 - 11):睡眠改善,每夜可睡 5~7 小时,夜梦不多,二便正常,纳可。苔薄黄,脉弦滑。继用丹栀逍遥散加减,处方如下:丹皮 15 g,炒栀子 10 g,当归 10 g,白芍 15 g,醋柴胡 10 g,云苓 20 g,炒白术 10 g,薄荷 10 g(后入),黄连 10 g,砂仁 10 g(后入),炒枣仁 30 g,炒远志 12 g,茵陈 30 g,竹叶 6 g,生甘草 3 g。7 剂,水煎服。

按语:《类证治裁》:"阳气自动而之静,则寐;阴气自静而之动,则寤,不寐者,病在阳不复阴也。"指出不寐本质是"阴阳平衡失调"。引起失眠原因较多,或因热(火),或因痰,或因瘀,或因食,或因气血阴阳不足,所以失眠在临床极为多见,治疗上本着实则泻,虚则补,平衡阴阳,辅以镇心安神即可。

肝调情志,喜条达,恶抑郁;肝藏血,血舍魂。《普济本事方》:"平人肝不受邪,故卧则魂归于肝,神静而得寐,今肝有邪,魂不得归,是以卧则魂扬若离体也"。因此,若肝内寄相火,素体阳热过盛,相火亦旺或五志过极,日久化火;或恣食肥甘,嗜酒过度,日久积热,火热蕴结肝经,肝热炽盛,冲扰神魂,魂不归舍则病不寐。正如《素问·刺热论》所指出:"肝热者……手足躁,不得安卧。"说明肝经有热,魂不安藏,故而不得安卧。

验案三:

董某某,女,56 岁。

初诊(2011 - 05 - 16):睡眠不宁 1 年余,加重 4 天。患者近 1 年来睡眠不宁,梦境纷纭,未予系统治疗。近 4 天由于家务琐事而导致睡眠不宁状况明显加重,甚至彻夜不眠,左耳后时有跳痛,左侧齿龈肿痛,心烦易怒,纳食可,二便调。舌质红、舌苔黄,脉弦。血压:150/95 mmHg。

中医诊断:不寐(心肝火旺)。

治法:镇心安神,疏肝解郁。

方药组成:当归 10 g,黄连 10 g,生地 15 g,炒枣仁 60 g,白芍 10 g,醋柴胡 10 g,茯神 30 g,炒白术 10 g,石菖蒲 10 g,炒远志 12 g,炒栀子 10 g,豆豉 6 g,泽泻 10 g,知母 10 g,粉甘草 6 g,朱珀散 1 g(分 2 次冲服)。

用法:6 剂,水煎服,每日 1 剂,分 2 次温服。

二诊(2011 - 05 - 22):可间断入眠,心烦渐减。舌脉同前。药切病机。继服 6 剂。

三诊(2011 - 05 - 28):患者耳痛,齿龈肿痛消失,仍有两目胀痛,夜寐不宁,时有心烦口苦口干。舌质红,苔薄黄少津。肝郁日久化火消烁阴津。治以养血柔肝,滋阴清热。处方如下:当归12 g,白芍12 g,云苓30 g,知母12 g,炒栀子12 g,薄荷6 g(后入),郁金15 g,炒枣仁60 g,淡竹叶10 g,生地12 g。6剂,水煎服。

四诊(2011 - 06 - 03):诸证减轻,心烦失眠均缓解,应患者要求,以逍遥丸8粒,每日3次,巩固疗效以善后。

按语:对"不寐"首先要从本论治,不寐的主要病位在心,经云:"神气舍心,精神毕具。"又曰:"心者,生之本,神之舍也。"心为君主之官,主不明则精气乱,神太劳则魂魄散,所以寤寐不安,发梦连绵。治疗应在"实则泻,虚则补"的原则上佐以镇静安神之药。朱砂具光明之体,赤色通心,重能定神,寒能清热,甘以生津,抑虚火之上浮,为安神之第一品。故浦老多用之于不寐之重证。

验案四:

焦某某,女,60岁。

初诊(2010 - 10 - 25):失眠5年。患者5年来,入睡困难,多梦,伴心慌,烦躁,平时服用安定类药物才能入睡,睡眠时间为2～3小时,纳食可,二便调。苔薄白,脉细滑。

中医诊断:不寐(心肾阴虚,心阳不潜)。

治法:滋阴潜阳,宁心安神。

主方:枕中丹。

方药组成:生龙齿30 g,龟板10 g,益智仁30 g,菖蒲10 g,炒枣仁30 g,当归10 g,麦冬12 g,柏子仁12 g,炒远志12 g,丹参30 g,茯神30 g,五味子6 g,桔梗10 g,阿胶10 g(烊化),山萸肉12 g。

用法:7剂,水煎服,每日1剂,分2次温服。

患者院外继用本方7剂。

二诊(2010-11-08):患者服上药后,症状减轻,睡眠较前改善,可以不服用安定类药物,每晚睡4~6小时,烦躁减轻,乏力,纳食可,二便调。苔白,脉弦滑。病久,气阴两虚明显,故上方加当归10 g,台参15 g,北沙参30 g,沙苑子15 g,仙灵脾12 g,知母10 g。7剂,水煎服。

按语:失眠临床上最多见,其根本病机是阴阳失调,"阳不入阴"或"阴不敛阳"均可导致睡眠障碍。如《景岳全书·不寐》谓:"真阴精血不足,阴阳不交,而神有不安其室耳。""无邪而不寐者,必营血不足也,营主血,血虚则无以养心,心虚则神不守舍也。"肾主封藏,受五脏六腑之精而藏为真阴,是人体阴精之本,故人体阴液不足、不受阳纳所导致失眠关键在于肾。肾阴亏虚,肾水不足,一不能滋养肝阴,使肝血不充,肝阳不制,扰动神魂;二不能上承于心,使心阳失潜,心火独亢上扰神明,均可导致失眠。

治疗方面,一是从阳论治,采用调和方法或镇潜阳气手段;二是从阴论治,阴不敛阳多属阴虚为主,故滋阴、镇静是首选方法,佐以镇静、安眠药物则更为全面。

验案五:

华某某,男,54岁。

初诊(2009-03-02):睡眠不宁2年,加重1个月。入睡困难,多梦,甚则彻夜不眠,头昏,烦躁易怒,记忆力明显减退,口苦,胃纳一般,二便正常。苔白,脉弦滑。

中医诊断:不寐(阴虚阳亢,虚火扰神)。

治法:滋阴潜阳,宁神益智。

方药组成:生龙齿30 g,败龟板12 g,菖蒲10 g,益智仁30 g,炒枣仁30 g,当归10 g,麦冬10 g,炒远志12 g,丹参30 g,茯神30 g,桔梗6 g,五味子6 g,仙灵脾15 g,天麻10 g,红花10 g。

用法:3剂,水煎服,每日1剂,分2次温服。

二诊(2009-03-05):睡眠略有好转,仍多梦,口苦心烦较前减轻。苔白厚微黄,脉弦滑。因内蕴湿热,故前方加砂仁10 g(后入),猪苓10 g,山萸肉12 g。6剂,水煎服。以砂仁醒脾化湿,猪苓利湿,使湿热有去路,山萸肉补肾精以滋阴,壮水以制虚火。

三诊(2009-03-11):病情继续趋好,宗前法继服6剂。

按语:本例睡眠不宁2年,从其临床症状及失眠特点是入睡难,结合相关兼证,首先考虑先有阳亢之势,久则化热而终则伤阴,呈现阴虚阳亢,病性由实转虚,肝肾阴虚为关键。肾虚则清窍失养而头昏、记忆力下降,肝阴虚则头昏多梦,继而脏腑相互影响,木不疏土而胃纳一般,甚则纳呆。在病人症状中阴虚证虽不明显,但分析病因病机可知本病以肝、肾阴虚为本,故以滋阴为主辅以潜镇之法,方用枕中丹。一诊时效虽不显,但药已中的,再诊时考虑内蕴湿热,故方中加入化湿利湿之药,使热有去处,阴阳平调,失眠好转。

验案六:

刘某,男,68岁。

初诊(2011-01-06):入睡困难2个月。患者2个月前因家庭琐事,出现入睡困难,多梦,间断口服安定类药物及中药,症状未见改善。现患者入睡困难,噩梦不断,心烦心悸,情绪不稳,纳呆,二便调。苔黄略干,舌质淡,脉弦。

中医诊断:不寐(肝郁化火)。

治法:清热除烦,健脾安神。

主方:栀子豆豉汤合丹栀逍遥散。

方药组成:炒栀子10 g,豆豉10 g,生龙齿30 g,醋柴胡12 g,当归6 g,白芍18 g,丹皮15 g,茯苓30 g,炒白术10 g,茵陈30 g,青蒿30 g,炒枣仁30 g,郁金10 g,石菖蒲10 g,莲子心6 g,北沙参30 g,炒川楝子10 g,石斛15 g。

用法:7 剂,水煎服,每日 1 剂,分 2 次温服。

二诊(2011 - 01 - 13):睡眠改善,梦少,未述心悸心烦,纳食好,二便调。舌质淡红,脉弦。疾病向愈,效不更方。上方继服 3 剂,水煎服。

按语:肝调情志,喜条达,恶抑郁;肝藏血,血舍魂。《灵枢·本神》中说:"随神往来者谓之魂",《类经·脏象类》中如此解释:"魂之为言,如梦寐恍惚,变幻游行之境,皆是也。"肝藏血主疏泄,只有肝气条达,藏血充沛,才能魂随神往,功能正常;如果肝失疏泄,或者肝血不足,魂不能随神活动,则夜寐不安。因此在不寐的发病中,肝的影响及其重要。

不寐一证,其突然发生,病程短者则多属实,若反复发作,病程长者则多为虚证,辨证时需注意。此外,对不寐证治疗,不能单纯依赖药物,而更重要的是心理、精神调节,若能做到动静结合则属全面。

验案七:

彭某,男,33 岁。

初诊(2011 - 09 - 26):睡眠不宁 6 个月。半年前因便血,检查诊断为"内痔",经治疗获愈。其后仍紧张,担忧不能释怀,睡眠逐渐变差,入睡困难,需服佐匹克隆助眠。近 3 个月来每日不定时沿腰背逐渐至枕顶前额发热,约持续 20 分钟自行缓解,伴口鼻发热,心烦,舌麻。纳可,二便调。脉弦细,苔白中部略黄。

中医诊断:不寐证(肝胆火旺)。

治法:疏肝清热,养血健脾。

方药组成:丹皮 18 g,炒栀子 10 g,当归 6 g,白芍 18 g,醋柴胡 10 g,茯苓 30 g,炒白术 10 g,薄荷 10 g(后入),胡黄连 12 g,炒枣仁 90 g,夜交藤 30 g,佩兰 10 g,白蔻 6 g,石菖蒲 10 g,炒远志 12 g。

用法:3 剂,水煎服,每日 1 剂,分 2 次温服。

二诊(2011 - 09 - 29):患者可间断入眠 6 小时,易醒,多思虑,乏力,腰背至前额发热感减轻,口鼻发热,纳可,二便调。脉滑,舌质光红,舌苔根部黄。按上方加豆豉 10 g,地骨皮 15 g,竹叶 6 g,去佩兰、薄荷。以清热利尿,使邪有出路。6 剂,水煎服。

三诊(2011 - 10 - 07):腰背及前额发热感十去六七,但感拘急不舒,仍需服用安眠药物,常于凌晨 3 时左右醒来,口鼻发热减轻。苔黄,脉弦细。按上方去白蔻、胡黄连,加秦艽 10 g,黄连 12 g。3 剂,水煎服。

四诊(2011 - 10 - 10):诸症续有减轻,按方加减迭进 10 余剂,诸证明显缓解。

按语:睡眠障碍本质是阴阳失调,而且阴不足常是关键,所以本虚或久病正气亏乏者,多有失眠,但也有因邪所致者,呈现阳动或阳盛,如情志、饮食引发为多,因为"阳入于阴则寐,阳出于阴则寤"是也。

本病病因明确,乃肝郁血虚,郁火扰神,导致顽固不寐。治疗以丹栀逍遥散疏解肝郁,扶健脾运,清退郁热,安定神志。郁结不解,郁火内扰,心神难宁,故用菖蒲、远志开启郁结,又宁心安神;由于不寐均有心神不宁的病理改变,故在治疗上均可加入宁心安神类药物如酸枣仁、夜交藤等。

验案八:

党某,女,45 岁。

初诊(2011 - 02 - 28):夜眠不安半年,纳少 1 个月。半年前因生气及劳累后出现睡眠不安,服安定 2 片入睡 2 小时左右。近 1 个月纳食减少。上消化道钡餐示胃炎。具体用药不详,效果欠佳。现仍感纳呆,厌油腻,口淡无味,进食半流质饮食,胃脘部堵胀感,嗳气频繁,大便日 1 次,乏力明显,头晕沉,入睡困难,情绪低落,悲伤欲哭,烦躁。苔黄厚,脉弦细。

中医诊断:不寐(肝郁脾虚,痰湿中阻)。

治法:疏肝解郁,健脾燥湿。

主方:逍遥散合平胃散。

方药组成:陈皮 10 g,苍术 10 g,厚朴 10 g,茯苓 30 g,清半夏 10 g,砂仁 10 g,白蔻 10 g,佩兰 10 g,当归 10 g,白芍 15 g,醋柴胡 10 g,炒白

术 10 g,薄荷 6 g,郁金 10 g,炒远志 10 g,炒枣仁 30 g,黄芩 10 g,川连 10 g。

用法:3 剂,水煎服,每日 1 剂,分 2 次温服。

二诊(2011 - 03 - 03):睡眠较前改善,易醒,醒后自服谷维素可再入睡,纳呆,胃脘部痞满,嗳气,大便 1 日一行,烦躁减轻,小便正常,苔黄厚,脉滑。痰湿阻滞气机,加强行气作用。去白蔻、佩兰,加青皮 12 g。7 剂,水煎服。

三诊(2011 - 03 - 10):睡眠较前改善,可睡 4 ~ 5 小时,纳呆,烦躁减轻,大便 1 日一行,小便正常,脉滑,苔黄厚。效不更方。上方继用 3 付,水煎服。

按语:"胃不和则卧不安"出自《素问·逆调论》,原文云"阳明者,胃脉也,胃者,六腑之海,其气亦下行,阳明逆,不得从其道,故不得卧也。胃属六腑之一,胃主受纳,"六腑以通为用","胃宜降则和",以和降为顺,情志不畅,或抑郁恼怒,使肝失疏泄,气机郁滞,横逆犯胃,胃失和降,气机升降反作,浊气上犯,心神受扰则卧不安。因此脾胃主运化,调节气机升降,若被饮食、情志、劳役等病因所伤,功能失常,必致脏腑失调,阴阳失衡,神不安寐。

病人的病机阐述较清楚而确切,结合年龄,又是女性,情志刺激往往是引起不寐的常见诱因,所以给予疏肝为治,正中病机,更应注意心理安慰或开导,则有利于治疗,提高疗效水平。

验案九:

徐某,女,51 岁。

初诊(2011 - 05 - 05):心烦不宁 2 个月。无明显原因心烦易怒,睡眠难,双目胀痛,在当地医院诊为"青光眼",行手术治疗。术后感心烦加重,入夜辗转难眠,甚则彻夜不寐,白昼感头胀头晕,心中悸动不宁,坐立不安,疲乏懒动,纳呆,二便调。月经稀少至停闭半年余。舌苔白,舌质嫩红,脉细弦。

中医诊断:不寐(肝阴亏虚)。

治法:益肾平肝,辅以安神。

方药组成:山萸肉 15 g,仙茅 12 g,仙灵脾 12 g,知母 12 g,炒黄柏 10 g,炒枣仁 60 g,柏子仁 12 g,炒远志 12 g,石菖蒲 10 g,炒栀子 10 g,淡豆豉 6 g,菊花 15 g,炒白蒺藜 15 g,天麻 12 g,青葙子 10 g。

用法:4 剂,水煎服,每日 1 剂,分 2 次温服。

二诊(2011 - 05 - 09):服上药后可浅睡眠约 2 小时,仍感心烦意乱,思虑连绵,不能自控,坐起不安,口鼻眼干燥,纳呆,有时头痛、头晕。二便调畅。脉细滑,舌质暗红、舌苔黄。病机仍属肝肾亏虚于下,肝阳偏亢于上。按方加益智仁 30 g。煎服法同前,3 剂。

三诊(2011 - 05 - 12):病情有好转,心中悸动不宁略有减轻,心烦轻,可做些家务活,睡眠略有好转。舌脉如前。肝肾阴阳俱亏,虚火上炎。宗前方加莲子心 10 g,生地 12 g,枸杞 12 g,以清心泻热,滋阴养肝。6 剂。

加减服用约 2 个月余,诸证基本消失。

按语:《素问·上古通天论》曰:"女子七七,任脉虚,太冲脉衰少,天癸竭,地道不通。"说明女子 50 岁左右生理功能逐渐衰退,其经血停闭乃必然规律。但由于肾虚水涸,心肝之火亢盛于上,以致心肾肝阴阳平衡失调。调和脏腑,平秘阴阳当是正治久安之策。以山萸肉、仙茅、仙灵脾温补亏虚之肾气,为治本之法,是为主药;知母、黄柏滋阴降火,栀子、豆豉清泄肝火,天麻、刺蒺藜、菊花、青葙子平降偏亢之肝阳俱为臣药;柏子仁、炒枣仁、菖蒲、远志化痰宁心以安定神志为佐药。合方滋水温肾,交通心肾,先后调治月余而获效。

验案十:

张某某,女,64 岁。

初诊(2011-04-21):睡眠不宁2年余。2年来睡眠质量极差,入夜辗转难眠,睡后易醒,醒后难再入睡。白昼感头胀头痛,泛恶欲吐,食欲不佳,时有脘痛泛酸,口干喜饮,心烦易怒,夏季明显,时有胸闷憋气,大便初始较干,3日一行,黏滞不畅,小便热。脉弦滑,苔薄黄。

中医诊断:不寐(肝气犯脾)。

治法:疏肝理气健脾。

方药组成:丹皮15 g,炒栀子10 g,当归10 g,白芍18 g,醋柴胡10 g,茯神30 g,炒白术10 g,薄荷10 g,炒枣仁60 g,豆豉6 g,石菖蒲12 g,石斛15 g,柏子仁12 g,生甘草6 g,黄连6 g。

用法:4剂,水煎服,每日1剂,分2次温服。

二诊(2011-04-25):睡眠好转,能较快入睡,仍感头晕头沉,口干喜饮,便意仍频,排便费力,粪质不干,排尿烧灼感,伴有尿痛,急躁易怒,时感下肢疼痛,有时抽筋,背痛不舒。脉细滑,苔薄。心火移热小肠,下焦湿热炽盛。改炒栀子6 g,去黄连,加淡竹叶6 g,萹蓄10 g。以清下焦之热水煎服,6剂。

按语:不寐一证,系因思虑劳倦,情志不遂,饮食不节等诸多因素伤及脏腑,内环境紊乱而发病。病多缠绵迁延难治。不寐证其病机有虚有实,或在于阳,或在于阴,因阳入于阴则寐,阳出于阴则寤,其中阴是关键,而阳是条件,治疗的目的是调节阴阳平衡。

本例以情志不遂、肝郁伤脾、肝脾同病为主要病机,故应肝脾同治。肝木喜条达,恶抑郁,体阴而用阳,故肝病治疗应注意养血柔肝缓急,血充则肝柔和,用药应戒一味辛散理气,故浦老以柴胡醋制,栀子炒用减其辛苦伤阴之弊;当归、白芍养血柔肝,石斛味甘淡性凉,入胃肾经,功擅滋阴养胃,清热生津,益肾壮筋骨,能清肾中浮火而摄元气,除胃中虚热而止烦渴,清中有补,补中有清,并防诸理气疏肝药伤及阴津,浦老常用之于胃病阴伤之证候中。云苓、白术健脾助运。二诊出现尿热尿痛,大便不畅等下焦湿热证,故于原方基础上加竹叶、萹蓄以清利下焦湿热,导热从尿而出。随证灵活化裁,方能获取较好疗效。

三、多寐

验案:

陈某某,男,72 岁。

初诊(2010 - 05 - 24):思睡 2 年。思睡,甚至进食时亦可入睡,头晕头昏沉,睡眠时打鼾,有呼吸暂停现象,多梦,便干,2~3 日一行,纳可。苔黄厚腻,脉弦缓。高血压病史 10 年,平素口服北京降压 0 号,每日 1 片;冠心病 10 余年,未系统用药;睡眠呼吸暂停综合征病史 7~8 年。

中医诊断:多寐(脾虚湿盛)。

治法:健脾燥湿。

主方:平胃散。

方药组成:苍术 12 g,川朴 10 g,陈皮 10 g,黄芩 10 g,川连 10 g,云苓 30 g,佩兰 10 g,藿香 10 g,益智仁 30 g,泽泻 20 g,草决明 10 g,菖蒲 10 g,薏米 30 g,砂仁 10 g,白蔻 10 g。

用法:3 剂,水煎服,每日 1 剂,分 2 次温服。患者院外自行服用 20 剂。

二诊(2010 - 06 - 17):思睡减轻,头昏沉,头晕,双颞侧胀痛,蹲久起立时感视物黑蒙,纳可,大便干。苔黄厚腻,脉弦细滑。湿郁化热明显,故去益智仁,加龙胆草 6 g,炒栀子 10 g,猪苓 12 g。10 剂,水煎服。

三诊(2010 - 06 - 28):思睡减轻,头昏沉,头紧,有时饮水呛咳,两颞侧胀痛减轻,纳可,大便调。苔黄厚,脉弦滑。痰热明显,治疗仍以清热化痰,健脾燥湿为主。处方如下:苍术 15 g,炒黄柏 10 g,佩兰 10 g,川连 10 g,云苓 30 g,胆星 12 g,葛根 12 g,瓜蒌 15 g,白蔻 10 g,草蔻 12 g,菊花 15 g,地龙 12 g,炒栀子 10 g,豆豉 6 g,大豆卷 10 g。7 剂,水煎服。

按语:"多寐"证,大多以湿盛为发病的主要病机,《丹溪心法·中湿》

指出:"脾胃受损沉困无力怠惰好卧。"以及《血证论》亦有云:"倦怠嗜卧者,乃脾经有湿也。"湿属阴邪,阴盛而不能配合阳气,故阳入阴后而不易出,致使思睡,但也有因体质虚弱,气虚而致,这种情况多见久病之体,形体羸瘦多见,前者肥胖者多。化痰燥湿为主要治法,但要求辅以调气之品。

四、眩晕

验案一:

刘某某,男,72岁。

初诊(2009-04-30):头晕半月余。晨起头晕重,恶心、呕吐,旋转感,伴头沉重感,视物模糊,头痛,纳呆,睡眠欠安,耳鸣。苔白腻,舌质紫暗,脉弦滑。既往高血压病、冠心病、心梗病史。颅脑 MRI 示:脑干梗塞。

中医诊断:眩晕(痰浊中阻)。

治法:燥湿祛痰,健脾和胃。

代表方剂:半夏白术天麻汤。

方药组成:清半夏 10 g,白术 10 g,天麻 10 g,泽泻 30 g,菊花 15 g,炒白蒺藜 15 g,沙苑子 15 g,葛根 12 g,地龙 15 g,竹茹 10 g,天竺黄 10 g,橘红 10 g,双钩 15 g,川贝母 10 g,桑叶 10 g,土元 10 g。

用法:7 剂,水煎服,每日 1 剂,分 2 次温服。

二诊(2009-05-07):发作性头晕,头沉重感,偶恶心,乏力,大便干。苔黄腻,脉缓滑。脾虚湿盛,痰湿蒙蔽清窍,故治以益气健脾,化湿和胃。处方如下:苍术 12 g,厚朴 10 g,陈皮 10 g,藿香 10 g(后入),白蔻 12 g,砂仁 10 g(后入),大豆黄卷 10 g,茯苓 30 g,苡米 30 g,西洋参 10 g(兑入),炒白术 10 g,北沙参 30 g,佩兰 10 g,车前草 10 g,竹茹 10 g。4 剂,水煎服。

三诊(2009-05-11):偶头晕,纳呆,口淡无味,失眠改善。苔白滑,脉缓偶结。脾虚湿盛,脾胃失其运化,加焦三仙各 10 g。3 剂,水煎服。

四诊(2009 - 05 - 14):轻微头胀,纳呆,口淡无味,乏力,大便每日 1 次。苔黄略厚,脉缓滑。湿浊困阻脾胃,健运失司,故治以清热燥湿,健脾和胃。主方:苦参 10 g,川连 12 g,陈皮 10 g,清半夏 10 g,茯苓 20 g,砂仁 10 g(后入),郁金 10 g,瓜蒌 12 g,薤白 10 g,降香 10 g,藿香 10 g(后入),白蔻 10 g,炒谷麦芽各 15 g,沙参 30 g,麦冬 10 g。4 剂,水煎服。

按语:痰浊中阻属眩晕的一个类型,张仲景认为痰饮是眩晕发病原因之一,其在《金匮要略·痰饮咳嗽病篇》多处论及因痰致眩,如"心下有支饮,其人苦冒眩,泽泻汤主之。""卒呕吐,心下痞,隔间有水,眩悸者,小半夏加茯苓汤主之。"《金匮要略》中治疗眩晕的方剂有 10 首,其中治疗痰饮的方剂占了 4 首(苓桂术甘汤、泽泻汤、小半夏加茯苓汤、五苓散),可见张仲景非常重视痰饮在眩晕中的作用。后世朱丹溪则提出"无痰不作眩"。

根据痰饮属性多为寒性,但其性质不稳定,常从热化为热痰,从寒化为寒痰,治痰饮当尊从《内经》:"病痰饮者,当以温药和之。"温化痰饮法对本型有肯定效果。

验案二:

吴某某,女,80 岁。

初诊(2009 - 09 - 08):头晕 3 天。3 天来感终日头晕,如坐舟船,步履失衡,头重脚轻感,泛恶欲呕,双膝麻木,步履沉重,纳差,寐不酣,大便秘结。舌苔黄厚、舌质淡,脉弦滑。血压:160/80 mmHg。

中医诊断:眩晕(痰热上蒙清窍)。

治法:祛湿化痰,清热开窍。

方药组成:泽泻 20 g,白术 15 g,清夏 10 g,菊花 15 g,天麻 10 g,赤芍 18 g,川芎 10 g,地龙 12 g,橘红 10 g,佩兰 10 g,砂仁 10 g,白蔻 10 g,青蒿 30 g,黄芩 10 g,竹茹 10 g。

用法:4 剂,水煎服,每日 1 剂,分 2 次温服。

二诊(2009 - 09 - 12):头晕较前减轻,纳食好转,仍便结,寐不酣。病机同前。按方加肉苁蓉 30 g,炒枣仁 30 g 润肠通便,养心安神。3 剂,水煎服。

三诊(2009 - 09 - 15):病情继续好转,前方继用 6 剂。

按语:眩晕之证当辨虚实,实证为肝阳和痰浊,治疗宜平肝潜阳,化湿祛痰;虚证多为肝肾阴虚,气血不足,治以滋补肝肾,益气养血。本患者虽为耄耋老人,但因发病时间短暂,仍属实证,辨证为痰浊中阻,蒙蔽清阳,以祛湿化痰,活血通络治疗获得较好的疗效。

对于高龄患者,出现眩晕往往会先考虑肾阴亏虚,因肝肾同源,肝阴不足而肝阳过亢引起。但这个病人舌苔黄厚,脉弦滑,在辨证中应作为主要依据,故诊断属"痰浊中阻,上犯清空",属实证,给予祛湿化痰佐以清热开窍,选用半夏白术天麻汤而获效。

因此,临诊时应重视望闻问切四诊与八纲,辨证论治是中医特色,辨证与辨病是有本质区别的。

验案三:

要某某,女,46 岁。

初诊(2010 - 01 - 14):头晕半月。无明显原因近半月每于晨起时出现一过性头晕,偶耳鸣,右颞侧及枕后隐痛,紧皱感,后背紧皱不适,纳可,夜寐差,二便正常。苔薄白,脉细滑。冠心病史 1 个月,平素口服生脉胶囊、倍他乐克;高血压病史 10 年,现口服缬沙坦。

中医诊断:眩晕(肝阳上亢)。

治法:平肝潜阳,熄风通络。

主方:天麻钩藤饮。

方药组成:天麻 12 g,双钩 12 g(后入),生石决明 30 g,川牛膝 15 g,杜仲 12 g,云苓 30 g,炒白蒺藜 15 g,白芍 18 g,玄参 20 g,龟板 10 g,夏枯草 10 g,络石藤 10 g,磁石 30 g,菊花 15 g,仙灵脾 10 g。

用法:4剂,水煎服,每日1剂,分2次温服。

二诊(2010-01-18):头晕减轻,头痛,呈针刺样,苔薄白,脉弦细。心肝火旺,灼伤阴津。上方加沙参30 g,川连6 g,麦冬12 g。7剂,水煎服。

三诊(2010-01-25):头晕明显改善,无头痛、颈项部不适。苔白,脉细。方证相应,上方继服3剂,水煎服。

按语:"眩晕"临床多见,临床辨证时,关键处在于一定要分清病性"虚实",一般情况,老年人,或病程时间较长,反复发作者则多以虚为主;而青壮年者,或新发,病程短者则以实为主,当然在发病过程中亦有虚实相兼,或本虚标实者。

验案四:

刘某某,男,70岁。

初诊(2010-09-16):头晕迁延10余年,复发半月。患者10年来时有头晕发作,发时如坐舟船,泛恶欲吐,多与体位转换有关,曾诊断为"脑干梗塞"。近半月由于过劳而诱发宿疾,头晕、恶心,劳累后感胸闷气短,时有胸痛汗出,疲乏无力,胃纳不甘,进食后胃脘胀闷,夜眠可,尿频,大便干结。脉弦滑,苔白厚。血压:180/75 mmHg。

既往有心肌梗死病史,高血压病史。

中医诊断:①眩晕(阴虚阳亢);②胸痹。

治法:平肝活血通络。

方药组成:天麻15 g,双钩12 g,桃仁10 g,红花10 g,当归10 g,赤芍18 g,葛根10 g,川断15 g,牛膝15 g,砂仁10 g,瓜蒌15 g,薤白10 g,郁金10 g,青葙子10 g,密蒙花10 g。

用法:4剂,水煎服,每日1剂,分2次温服。

二诊(2010-09-20):头晕好转,活动后胸闷不适,疲乏无力,心烦易怒,尿频、尿急、尿不尽感,无尿痛。苔白,脉细滑。血压:172/90 mm-

Hg。头晕减轻,以温通心阳为主,佐以滋肾通利。处方如下:瓜蒌15 g,薤白10 g,郁金10 g,降香10 g,天麻12 g,菊花15 g,葛根10 g,赤芍18 g,益智仁30 g,沙苑子15 g,枸杞30 g,泽泻12 g,茯苓15 g,萹蓄10 g,草薢12 g。4剂,水煎服。

三诊(2010 – 09 – 24):头晕胸闷均减,仍感气短、胸闷乏力。舌淡苔薄黄,脉细滑无力。血压:180/90 mmHg。老年气阴两亏,按方加西洋参15 g(兑入),五味子6 g,麦冬12 g,以益气养阴。处方如下:西洋参15 g(兑入),五味子6 g,麦冬12 g,瓜蒌12 g,薤白10 g,降香10 g,郁金10 g,当归6 g,黄芪30 g,柏子仁10 g,茯苓30 g,赤芍15 g,葶苈子12 g(包),制冬花15 g,前胡10 g。6剂,水煎服。

四诊(2010 – 09 – 30):药后诸证继减。宗前法继服6剂。

按语:心脑虽非表里相配的脏腑关系,但心主血脉,上奉于脑,脑得气血濡养则精明,思维敏捷,心神不得浮越,神明出焉。头为清阳之会,精明之府,最忌邪扰。心脑关系密切,本例乃心脑同病之证,治疗也心脑同治,各有侧重。以天麻、钩藤平肝潜阳,以瓜蒌、薤白温通心阳,桃仁、红花、赤芍活血通络,益智仁、沙苑子益肾等标本同治而获得良效。

结合年龄及病史提示病程较长,应以"虚"为主,其"虚"又以"肝肾阴亏"为主要病机,阴虚则肝阳必亢,形成上盛下虚,故眩晕。肾阴亏,不能主骨生髓而髓减脑鸣失聪。肝失疏泄则气血运行不周,故可见心之主血脉异常,甚则发为胸痹。

对本证的论治,既要从本而治,滋补肝肾,又要促其肝疏泄之用,以改善气血运行,标本兼顾,才能逐步缓解病情。

验案五:

房某某,男,40岁。

初诊(2010 – 04 – 16):头晕5个月。头晕,伴头痛,情绪波动时头痛明显,头沉,走路不稳,多梦,睡眠浅,心烦,苔嫩,脉细涩。精神抑郁病史

5 年,现未服药。

中医诊断:①眩晕(瘀血阻络);②郁证(肝气郁滞)。

治法:理气活血通络。

方药组成:葛根 12 g,赤芍 18 g,木瓜 15 g,郁金 10 g,丹皮 18 g,全虫 10 g,土元 10 g,鸡血藤 30 g,天麻 10 g,炒白蒺藜 15 g,山萸肉 15 g,羌活 10 g,菊花 15 g,炒蔓荆子 10 g,炒枣仁 30 g,炒远志 12 g,菖蒲 10 g,苡米 30 g。

用法:4 剂,水煎服,每日 1 剂,分 2 次温服。

二诊(2010 - 05 - 20):头晕好转,精神恐惧,多梦,情绪低落,健忘,痰多,烦躁,大便偏稀。舌质嫩边有齿痕,脉细滑。气滞血瘀,耗伤肝阴,治以活血通络,育阴潜阳。处方如下:葛根 12 g,桃仁 10 g,当归 10 g,花粉 12 g,全虫 6 g,胆南星 12 g,菖蒲 12 g,炒远志 15 g,郁金 10 g,柏子仁 15 g,醋柴胡 10 g,茯神 30 g,炒白术 10 g,益智仁 30 g,龟板 12 g。7 剂,水煎服。

三诊(2010 - 05 - 27):头晕改善,精力不易集中,情绪低落,烦躁,多梦,大便稀,痰多。舌质嫩、苔白,脉细滑。仍以肝郁为主,治以疏肝解郁,育阴安神,方用逍遥散、枕中丹加减。处方如下:云苓 30 g,炒白术 10 g,薄荷 10 g(后入),菖蒲 6 g,炒枣仁 30 g,生龙齿 30 g,龟板 12 g,益智仁 30 g,知母 12 g,青皮 12 g,天竺黄 10 g,甘草 6 g。10 剂,水煎服。

四诊(2010 - 06 - 07):偶头晕,精力不易集中,情绪较前改善,烦躁,多梦,大便稀,痰多。舌质嫩、苔白,脉细滑。上方继服 3 剂。

按语:以往的文献中,对眩晕多提出"无风不作眩""无痰不作眩""无虚不作眩",从实践中体会到,眩晕的主要病理环节应以"瘀"为要,提出"无瘀不作眩",临床并不少见,《医林改错》中就有"元气既虚,必不能达于营血。血管无气,必停留而瘀。"的描述。临床上致瘀因素诸多,如情志不遂,气机不畅,瘀血凝滞;痰涎阻滞气机,经络致瘀;风、火伤络燥血,血脉失养干涩致瘀;劳损致气血亏虚,脉络失养,血行无力,郁滞成瘀,瘀血形成,经络阻塞,清窍不利,则作眩晕。治疗以活血通络为主,瘀血不祛,则眩晕仍作。但血瘀每多与风邪相兼为患,熄不忘祛瘀,活血兼以熄风,活血化瘀,平肝熄风。用药宜凉不宜温,凉则瘀散热平,温则火上添薪。而熄风之治又应以凉肝、滋肝、镇肝为宜。羚羊角、丹皮、龟板、鳖甲、牡蛎、生地、白芍、女贞子、玄参、阿胶滋肝;石决明、代赭石、紫贝齿、磁石、龙骨、龙齿等镇肝药物,都应酌情选用,相伍为方。

验案六:

安某某,女,72岁。

初诊(2010 - 07 - 29):头晕2个月。头晕,旋转感,恶心、呕吐,在某医院做颅脑CT未见出血,经用药物治疗(具体用药不详),症状未缓解。现头晕,两目干涩,语言及肢体活动正常,双下肢稍感乏力,近10余天左肩背、左臂外侧疼痛,无麻木,抬举困难,无胸闷、心慌,纳食不馨,夜寐差,二便调。苔黄,脉细弦。高血压病史2年,口服寿比山每次2.5 mg,每日1次。

中医诊断:眩晕(阴虚阳亢)。

治法:育阴潜阳,益气健脾。

主方:杞菊地黄丸。

方药组成:枸杞30 g,菊花15 g,山萸肉15 g,生山药12 g,泽泻20 g,白术10 g,丹皮18 g,天麻12 g,磁石30 g,炒白蒺藜15 g,赤芍18 g,红花10 g,葛根12 g,菖蒲10 g,黄芪20 g。

用法:4剂,水煎服,每日1剂,分2次温服。

二诊(2010 - 08 - 02):无头晕、头痛,左肩背疼痛,噩梦多,易惊醒。苔黄,脉弦滑。头晕症状改善,加舒经活络之药,加地龙12 g,苡米30 g,木瓜15 g,羌活10 g。7剂,水煎服。

三诊(2010 - 08 - 09):无头晕头痛,现颈部不适,左上肢疼痛改善,纳可,夜寐安,二便调。苔中黄,脉弦滑。症状基本改善,继用上方调理。4剂,水煎服。

按语:眩晕证,临床常见,历代论述较多,多从"无风不作眩""无痰不作眩""无虚不作眩"论治。本证病机为水不涵木,风阳上扰,故当以平肝之法治其标,滋肾养肝之法治其本,以育阴潜阳、熄风定眩为大法。但在阴虚阳亢证发展过程中,阴虚与阳亢轻重不同,或以阳亢为主,或以阴虚为主,临证用药应注意滋阴药与平肝药的权重。

验案七:

沙某某,女,85岁。

初诊(2011-03-03):头晕反复发作5年,加重6天。头晕头沉,恶心无呕吐,活动后感心悸,纳可,夜寐安,二便调,怕冷。苔黄厚,脉细弦滑。高血压病史20年,服拜新同每次30 mg,每日1次;代文每次80 mg,每日2次。哮喘病史5~6年;冠心病史15年,口服阿司匹林每次0.1 g,每日1次。

中医诊断:眩晕(阴虚阳亢,湿热内蕴)。

治法:滋补肝肾,平肝潜阳,健脾燥湿。

主方:六味地黄丸。

方药组成:菊花15 g,天麻10 g,枸杞20 g,泽泻12 g,茯苓15 g,山萸肉12 g,丹皮12 g,生地10 g,炒白术10 g,白蔻10 g,生山药12 g,苡米30 g,砂仁10 g,焦楂12 g,赤芍12 g,当归10 g。

用法:4剂,水煎服,每日1剂,分2次温服。

二诊(2011-03-07):头晕明显改善,怕冷减轻,纳可,夜寐安,二便正常。苔白腻,脉细滑。湿浊明显,加藿香10 g(后入)。3剂,水煎服。

按语:本证辨证属阴虚阳亢,因年老体衰,肾阴亏虚,肝肾同源则肝肾阴虚,阴虚则阳亢,上扰清窍,发为头晕,用六味地黄汤为主,当属精确。但要注意病人舌苔黄厚,兼有湿热之象,因肝气横逆乘脾,脾失健运,津液失其运化,痰湿内生,郁久化热,或肝火灼津,痰浊内生,清阳不升,浊阴不降,亦可导致本病。脉细弦滑,苔黄厚,为阴虚阳亢,湿热内蕴之证。故滋阴药用后有碍湿浊驱散,因此选用药物时要适当配伍化湿祛湿药物,但祛湿药辛散苦燥,用之不能太过。

五、郁证

验案一:

吴某某,女,23岁。

初诊(2009-11-12):情绪低落半年。由于惊吓生气后精神压抑,头昏沉,恐惧感,有时心慌,前往精神卫生中心就诊,诊为"抑郁症",给予米氮平、盐酸丁螺环酮、富马酸喹硫平等药口服,服后感烦躁,仍情绪低落,纳呆,善惊易恐,头部及后背紧皱感入睡困难,醒后不易入睡,二便正常。苔薄白,脉滑。现口服盐酸丁螺环酮每次5 mg,每日3次。

中医诊断:郁证(肝郁脾虚)。

治则治法:疏肝解郁,养血健脾。

代表方剂:逍遥散。

方药组成:当归10 g,杭芍18 g,醋元胡12 g,茯苓30 g,炒白术10 g,薄荷6 g,炒枣仁30 g,柏子仁12 g,炒远志12 g,莲子心10 g,天竺黄12 g,橘红10 g,郁金10 g,菖蒲10 g,沙参30 g。

用法:7剂,水煎服,每日1剂,分2次温服。

二诊(2009-11-19):情绪改善,头部紧感减轻,后背紧皱,恐惧感减轻,四肢乏力,入睡困难,醒后不易入睡。苔白,脉细滑。肝主筋,肝郁不舒,筋脉失养,故上方加伸筋草10 g,葛根12 g,木瓜15 g。7剂,水煎服。

三诊(2009-11-26):头顶及后背紧皱感减轻,恐惧感减轻,乏力,胃脘部闷塞感,入睡困难,醒后不易入睡。苔白,脉细滑。盐酸丁螺环酮减为每次5 mg,每日2次。肝郁脾虚,心神失养。处方如下:当归10 g,白芍 20 g,醋元胡 12 g,云苓 20 g,炒白术 10 g,薄荷 6 g(后入),青皮 12 g,陈皮 10 g,川连 6 g,莲子心 10 g,橘叶 10 g,砂仁 10 g(后入),炒远志 12 g,炒枣仁 30 g,郁金 10 g。10 剂,水煎服。

四诊(2009 - 12 - 07):头部紧皱感明显改善,左胁肋部隐痛,睡眠转好,二便调。苔黄,脉细滑。盐酸丁螺环酮已停服。肝郁化火,治以清肝凉血,养血健脾。处方如下:丹皮 15 g,炒栀子 10 g,当归 10 g,白芍 15 g,醋柴胡 12 g,云苓 20 g,炒白术 10 g,薄荷 10 g(后入),橘叶 10 g,木瓜 15 g,菖蒲 10 g,炒远志 12 g,郁金 10,莲子心 10 g,炒枣仁 30 g。7 剂,水煎服。

按语:抑郁症属中医学的"郁证"范畴,情志不舒,肝失调达,气失疏泄,而致肝气郁结,肝郁抑脾,耗伤心气,营血渐耗,心失所养,神失所藏,而致心神不安,出现心绪低落,失眠易醒,食纳不佳,时时乏力诸症。情志失调是抑郁症的发病关键,临床上肝脾同病、肝郁脾虚者多见。治疗方面,无论是"顺气为先",抑或"调其脏气",皆应从肝入手,肝脾同治,最终目的是为了恢复气机的顺畅。而与以上治法比较贴切的方药是逍遥散。

病案根据临床表现结合舌脉,抓住了病机要害,因此治疗效果较好。但要注意的是"郁证"属心因性疾病,与情志变化密切相关,故易反复。所以在调治过程中,一是治疗时间适当长一些,巩固性调理很重要;二是注意精神调节,心理卫生十分重要。

验案二:

陈某某,女,45 岁。

初诊(2009 - 08 - 06):胸闷胁胀反复发作 4 年,加重半月。遇情志刺激发作加重,气短懒言,腰酸腿软,汗出阵阵,口淡无味,食后脘胀,失眠多梦,夜卧转侧不宁,清晨头昏头沉,大便溏软,诸症参差出现,屡治乏效,精神不振,近期更觉病情加重。

既往胆囊炎、脂肪肝病史。月经稀少不规律 1 年余。

中医诊断:郁证(脾肾亏虚,肝郁化热)。

治法:健脾补肾,舒肝清热。

方药组成:仙茅 12 g,仙灵脾 12 g,知母 10 g,炒黄柏 6 g,菖蒲 10 g,炒枣仁 30 g,炒远志 12 g,郁金 10 g,降香 10 g,炒栀子 10 g,豆豉 10 g,川连 10 g,砂仁 10 g,藿香 10 g,生甘草 3 g。

用法:4 剂,水煎服,每日 1 剂,分 2 次温服。

二诊(2009 - 08 - 10):药后胸闷胁胀略有减轻,夜梦减少,睡眠改善,仍汗出频繁,精神不振,胃纳欠佳。舌脉同前。肝郁略有疏解,神气衰弱未复,宗前法,加浮小麦 30 g,养心神,敛汗液。继服 7 剂,水煎服。

三诊(2009 - 08 - 17):睡眠续有进步,精神好转,体力渐增,胃纳转甘,烦闷减轻。舌质淡、舌苔薄黄脉细滑。诸症好转,前方去黄连以防苦寒之品久服碍胃,加百合 15 g,养心滋肾。7 剂,水煎服。

按语:"郁证"病名首见于明代《医学正传》,其发生主要与情志关系密切。"郁为七情不舒,遂成郁结,既郁之久,复病多端"。所以有气、血、痰、食、湿、痰六郁之说。

对郁证的论治,一般初起,多以气滞为主,常兼血瘀、化火、痰结、食滞等,多为实证,久则影响脏腑以及损耗气血阴阳,形成心脾肝肾亏损,脏气弱是郁证发生的内在因素,故更年期易出现郁证,理气开郁,调畅气机,移情易性是其治疗大法。

《素问·上古天真论》曰:"七七,任脉虚,太冲脉衰少,天癸竭,地道不通,形坏而无子矣。"女子 50 岁左右生理功能逐渐衰退,月经停闭是自然规律。但该患者年方 45 岁,月经不调提前发生,证属脾肾亏虚,心火独亢,肝郁化火,心、肝、脾、肾不相协调,阴阳失衡。调和脏腑,平衡阴阳是治疗大法。二仙汤是调理更年期肝郁脾弱肾亏的常用方剂。

验案三:

陈某,男,39 岁。

初诊(2009 - 03 - 12)：头胀 7 个月。遇阴雨天及睡眠不好时即感头胀,有时有恐惧感,舌、齿有异样感觉,有时厚,有时薄,有时长,有时短;夜眠早醒,尿频。平素抑郁寡欢,精神不振。曾多方求治,均疗效不佳。舌苔黄厚,质嫩,脉滑。

中医诊断:郁证(血虚肝郁,脾虚化热)。

治法:养血舒肝,运脾化湿。

方药组成:当归 10 g,杭芍 18 g,醋柴胡 10 g,云苓 20 g,炒白术 10 g,薄荷 10 g,炒栀子 10 g,淡豆豉 10 g,菖蒲 10 g,炒远志 12 g,郁金 10 g,天竺黄 10 g,炒枣仁 30 g,沙参 30 g,莲子心 10 g。

用法:4 剂,水煎服,每日 1 剂,分 2 次温服。

二诊(2009 - 03 - 17)：服药平妥,头胀自觉减轻,余症无大改观。宗前法继服 10 剂。

三诊(2009 - 03 - 27)：自觉头脑清爽,睡眠好转,精神较前振奋,舌苔薄白,脉弦细。嘱天王补心丹 1 丸,每日 3 次服用以巩固疗效。嘱加强心理疏导。

按语:《丹溪心法·六郁》中指出:"气血冲和,万病不生,一有怫郁,诸病生焉,故人身诸病,多生于郁。"该患者血虚肝郁,故以逍遥散养血健脾舒肝解郁,辅以开窍泻热,畅志宁神之品。并循《临证指南》:"郁证全在病者能移情易性",医理结合,方能收效。

郁证治疗时,除药物外,精神心理调节很重要,否则治疗效果不巩固,病情会出现反复,若反复发作,久则易形成癫证,导致精神错乱,神志失常。郁证论治重在从"气"治,癫证则多从"痰"治。

六、头痛

验案一:

杜某某,女,46 岁。

初诊(2009 - 12 - 31)：头痛反复发作 6 年。头痛,呈胀痛,头痛连及项背,伴恶心、呕吐,多与经期有关,乏力,情绪易激动,纳可,发作前后多有入睡困难,且多梦,二便正常。舌微紫,苔薄白,脉弦滑。

中医诊断:头痛(风邪上扰清窍)。

治法:疏风止痛,平肝。

主方:川芎茶调散。

方药组成:川芎 18 g,荆芥 6 g,防风 6 g,白芷 10 g,细辛 3 g,羌活 10 g,炒蔓荆子 10 g,葛根 10 g,天麻 12 g,炒白蒺藜 15 g,僵蚕 10 g,炒枣仁 30 g,炒远志 12 g,当归 10 g,橘红 10 g,茯苓 20 g。

用法:10 剂,水煎服,每日 1 剂,分 2 次温服。

二诊(2010 - 01 - 11):头痛明显改善,耳鸣乏力,睡眠差,小便灼热感。舌苔黄,脉弦细。本阶段患者外风已去,阴虚阳亢,风阳上扰清窍为其主要病机,故目前治以滋阴补肾,清热熄风。处方如下:枸杞30 g,菊花 15 g,山萸肉 15 g,泽泻 20 g,云苓 30 g,丹皮 18 g,川芎 18 g,沙苑子 15 g,炒白蒺藜 10 g,天麻 12 g,杜仲 12 g,生山药 10 g,炒黄柏 6 g,竹叶 10 g。7 剂,水煎服。

三诊(2010 - 01 - 18):患者未述明显头痛,耳鸣减轻,睡眠好转,质量改善,纳可,二便调。舌苔薄黄,脉弦细。方证相应,治以养阴清热,平肝熄风。上方继服 6 付,水煎服。

按语:头为诸阳之会,足厥阴肝经上达巅顶,但其性刚烈,"体阴而用阳",因此肝阴受损,肝阳偏亢常见,导致阴阳失衡,内风生矣,头痛是其表现形式之一。本案开始以治标为主,继而转入滋补肝肾之阴,体现"急则治标,缓则治本"的原则。

祛风药多配合养血活血药。一方面,机体气血通畅,则风邪自可随血之运行而消散。疏散外风的方剂配伍活血药,不仅可以化瘀,更有助于祛风。另一方面,风邪侵袭肌肤,侵淫血脉,每易耗损津血,风盛津伤则血枯;祛风药本身亦多辛温香燥,易于耗伤人体的阴血。所以,治疗外风病证配伍养血药,可避免风邪和风药耗伤阴血;同时养血以活血,有利于风邪的疏散。

验案二:

张某,女,49岁。

初诊(2011 - 10 - 17):头痛反复发作10余年,加重7天。常于休息不好时发作头痛。近日受凉冒风又兼生气,感右顶枕部持续疼痛,时轻时重,伴头晕头胀,烦躁汗出,夜眠噩梦多,纳可,便干。苔白,脉滑。血压:130/80 mmHg。

停经3个月(排除妊娠)。

中医诊断:头痛(风阳上扰)。

治法:疏风止痛,解郁安神。

方药组成:川芎18 g,荆芥10 g,防风10g,白芷10 g,羌活6 g,夏枯草10 g,石菖蒲10 g,炒枣仁30 g,炒远志12 g,菊花15 g,仙茅12 g,知母10 g,白芍18 g,当归6 g,醋柴胡12 g,茯苓30 g,薄荷10 g,炒蔓荆子10 g。

用法:6剂,水煎服,每日1剂,分2次温服。

二诊(2011 - 10 - 24):头痛十去六七,间断发作,睡眠好转,汗出减轻,仍头昏沉,大便干结,3～4日一行。血压:140/70 mmHg,舌苔白,脉弦滑。按上方加玄参30 g。水煎服,加减迭进10余剂,头痛消失,睡眠改善。

按语:头痛一证在证型上往往错杂出现,如肝肾阴虚兼有肝阳上亢;或血虚伴有肝阳;或肝阳夹痰;或外感内伤互为影响,相兼为病。本例即属外感风邪与肝郁内热交互为患,故以川芎茶调散与逍遥散合参施治而获得良效。治疗头痛在辨证施治的基础上,尚应结合部位用药,如两颞痛用川芎、柴胡;前额痛用白芷;眉棱骨痛用蔓荆子;巅顶痛用吴茱萸,兼有外寒者用藁本,满头痛用羌活、防风;头痛连及项背用葛根等。若头痛久发不愈或痛势较剧者,应配合应用虫类搜风通络之剂,如全蝎、蜈蚣、僵蚕等。

验案三:

贾某某,女,64 岁。

初诊(2010-01-25):头痛 1 天。昨夜 6 点无明显诱因患者感头痛,以巅顶、右颞跳痛,伴头昏沉,剑突下疼痛不适,偶咳嗽,无痰,双目胀感,流泪,双目干涩,周身关节酸痛,双下肢乏力,晨起症状缓解,纳食欠佳,恶心,无呕吐,夜寐差。苔薄黄,脉细滑。高血压病史 10 年,口服缬沙坦每次 80 mg,每日 1 次;冠心病史 5 年,未系统用药。

中医诊断:头痛(风邪外袭,肝阳上亢)。

治法:疏风清热,佐以滋阴平肝。

主方:桑菊饮。

方药组成:桑叶 10 g,菊花 15 g,桔梗 10 g,炒杏仁 6 g,连翘 15 g,芦根 15 g,双花 30 g,天麻 12 g,薄荷 10 g,秦艽 10 g,枇杷叶 10 g,忍冬藤 30 g,炒蔓荆子 10 g,麦冬 10 g,黄精 30 g。

用法:3 剂,水煎服,每日 1 剂,分 2 次温服。

二诊(2010-01-28):头痛、头晕改善,两目发热,自觉视物模糊伴胀感,口苦,苔薄黄,脉弦细。外风已祛,阴虚阳亢明显,故治以养肝明目,平肝潜阳。处方如下:夏枯草 10 g,青葙子 10 g,密蒙花 10 g,菊花 15 g,黄芩 10 g,天麻 12 g,炒栀子 10 g,豆豉 6 g,双钩 12 g(后入),羚羊粉 1 g(冲服),浙贝母 10 g,玄参 20 g,麦冬 10 g,枸杞 30 g,杜仲 10 g。4 剂,水煎服。

三诊(2010-02-01):双目胀感减轻,流泪,双目干涩,纳呆,大便干。苔黄,脉缓滑。大便干,加瓜蒌 15 g。3 剂,水煎服。

四诊(2010-02-04):无头晕头痛,无流泪,仅双目稍感干涩,纳可,大便 2 日一行,苔薄黄,脉缓滑。方证相应,效不更方。上方继服 3 付,水煎服。

按语:"头为诸阳之会",全身阳经、任督二脉均上行头部,此外,"脑为髓之海",五脏精华之血,六腑清阳之气,皆上注于头,凡能影响脏腑之精血、阳气的因素,皆可成为头痛的致病因素,正因于此,所以头痛在临床上十分多见。

对头痛辨证,首先分清是外感头痛,还是内伤头痛。外感头痛以发病急,痛势较剧,多以跳痛、胀痛为主,痛无休止,伴有表证;内伤头痛,一般是起病缓,痛多为隐痛、空痛、昏痛,时作时止,痛势悠悠,遇劳则发。外感头痛治宜祛邪活络;内伤头痛则以补虚为主,佐以化痰活血通络。本患者因病久体衰,肾阴亏虚,阴虚则内热,感受风邪后易于化热,其性属火,火性炎上,风热上扰,壅塞经脉,痹阻气血,清空失养,则发为头痛。所以选用桑叶、菊花、天麻等,标本兼治,内外兼顾,祛外风,平肝风。

验案四:

孟某,女,30 岁。

初诊(2010 – 07 – 15):头痛反复发作 1 年。平时劳累或休息不好时发作头痛,以前额为主,紧皱感,月经期前后尤其明显,目干涩,眼胀,眠差。苔黄略厚,脉细弦。

中医诊断:头痛(风邪外袭,肝阳上亢)。

治法:疏风平肝止痛。

方药组成:川芎 20 g,天麻 15 g,荆芥 10 g,葛根 12 g,细辛 3 g,白芷 10 g,羌活 6 g,炒白蒺藜 15 g,橘红 10 g,胆南星 10 g,鸡血藤 15 g,炒远志 10 g,炒枣仁 30 g,炒蔓荆子 10 g,甘草 6 g。

用法:4 剂,水煎服,每日 1 剂,分 2 次温服。

二诊(2010 – 07 – 19):头痛减轻,以双颞侧胀痛为主,颈项部不适,夜寐欠佳,大便干。苔薄黄略厚,脉细滑。肝火亢盛,加夏枯草 10 g。7 剂,水煎服。

三诊(2010 - 07 - 26):无头痛,头沉,颈项部不适,眼胀减轻,睡眠好,纳可,二便调。苔黄,脉细弦。方证相应,原方不变。上方继用 3 剂,水煎服。

按语:头痛属临床多发病。《素问·太阳阳明论》谓:"高巅之上,惟风可到。"故外感者多以风邪侵袭为主,内伤者多与肝有关,肝主疏泄,主藏血,开窍于目,肝气易郁,肝血亏虚,肝阳亢盛,上扰清窍导致头痛。所以,风邪外袭,肝阳上扰是本病的主要病机特点。

治疗时首分外感头痛,或内伤头痛,再根据疼痛部位,辨清病位关系、合理应用传统治头痛引经药,是治疗不可缺少的。

验案五:

江某某,女,59 岁。

初诊(2010 - 10 - 25):右前额及面颊反复疼痛半年。患者右前额及面颊阵发性疼痛,呈刀割样,疼痛难忍,进食、刷牙、漱口时可引起疼痛,痛止如常人。口服卡马西平每次 0.1 g,每日 3 次。纳眠可,二便调。苔黄,脉缓滑。冠心病史 1 年,未系统治疗;慢性支气管炎病史 10 余年。

中医诊断:偏头痛(风瘀阻络)。

治法:祛风通络,活血止痛。

主方:川芎茶调散。

方药组成:川芎 20 g,荆芥 10 g,防风 10 g,生甘草 3 g,白芷 10 g,羌活 10 g,菊花 15 g,全虫 10 g,僵蚕 10 g,蜈蚣 1 条,丝瓜络 10 g,橘红 10 g,夏枯草 10 g,炒白蒺藜 15 g,赤芍 15 g。

用法:7 剂,水煎服,每日 1 剂,分 2 次温服。

二诊(2010 - 11 - 04):疼痛减轻,卡马西平改为每次 0.1 g,每日 2 次,服药后上腹部堵胀感。苔白,脉弦滑。治疗仍以疏风通络为主,加强疏风,清利头目作用,加炒蔓荆子 15 g。4 剂,水煎服。

三诊(2010 - 11 - 08):洗脸及刷牙时出现右前额及颞部疼痛,持续 1

分钟,程度及时间均减轻,卡马西平减为每次 0.05 g,每日 2 次,入睡困难。苔黄略厚,脉细滑。风邪郁久化热,灼伤津液,痰湿内蕴,治以疏风通络,芳香化湿。处方如下:川芎 18 g,荆芥 10 g,防风 10 g,细辛 3 g,羌活 6 g,全虫 10 g,蜈蚣 2 条,僵蚕 10 g,菊花 15 g,薄荷 10 g(后入),砂仁 10 g(后入),佩兰 10 g,丝瓜络 10 g,炒蔓荆子 10 g,橘红 10 g,夏枯草 12 g。3 剂,水煎服。

四诊(2010 - 11 - 11):前额角疼痛发作次数减少,时间略缩短,程度基本同前,翻身、洗脸、言语时均可诱发疼痛,以前额、眉棱骨处疼痛明显,纳少,夜寐欠安,口服褪黑素及佳乐定,口干。苔白厚,脉细滑。辛温药物易伤阴液,加知母 24 g。7 剂,水煎服。

五诊(2010 - 11 - 18):停服卡马西平 2 天,右额部疼痛减轻,持续时间缩短,约 1 分钟,进食时疼痛,影响进食,食欲不振,夜眠不宁,4 ~ 5 分钟,需服安定,二便正常。苔黄厚,脉弦滑。上方加炒枣仁 30 g,炒远志 12 g,石菖蒲 6 g。4 剂,水煎服。

六诊(2010 - 11 - 22):右额部疼痛明显改善,进食、刷牙、漱口时偶感疼痛,肠鸣,大便 3 次,质稀。苔黄中厚,脉滑。原方继用 7 剂,以巩固疗效。

按语:"偏头痛"属中医"头痛"证,发病原因虽多,但与肝阳偏亢,肝经风火上扰关系最为密切,所以治疗上多采用平肝清热、熄风通络之法。菊花、天麻、白芍、川芎、钩藤、全虫、地龙、珍珠母、白蒺藜、夏枯草、密蒙花等属常用药,顽固性偏头痛多属久病入络,活血化瘀是必须配合应用的。川芎首选且用量要大,一般为 18 ~ 25 g。

验案六:

李某某,女,36 岁。

初诊(2011 - 07 - 04):头痛伴眼胀半年。患者半年前因情绪不畅而后出现头痛,以后枕部及前额为主,眼胀,向上视时明显,无头晕,纳可,双下肢浮肿,下午明显,健忘,醒后不易入睡,二便调。苔白厚,脉滑。

中医诊断:头痛(肝阳上亢,痰湿中阻)。

治法:平肝熄风,燥湿健脾。

方药组成:葛根12 g,赤芍15 g,木瓜15 g,天麻12 g,菊花15 g,川芎18 g,密蒙花12 g,青葙子10 g,苍术10 g,炒白术10 g,厚朴10 g,陈皮10 g,茯苓30 g,苡米30 g,猪苓10 g,砂仁12 g。

用法:7剂,水煎服,每日1剂,分2次温服。

二诊(2011 - 07 - 11):头痛好转,腹胀,饭后明显,时有胃中不适,眠差,早醒多梦,小便调,大便每日1次,不成形。苔薄黄,脉缓滑。湿浊中阻,脾胃亏虚,治以益气健脾,行气化湿。处方如下:台参20 g,炒白术10 g,茯苓20 g,生甘草6 g,炒枳壳10 g,炒麦芽12 g,神曲10 g,厚朴10 g,黄连10 g,良姜6 g,麦冬12 g,制香附15 g,木香10 g(后入),浙贝10 g,橘叶10 g。3剂,水煎服。

按语:顽固性头痛难治,"久病入络"对其治疗很有提示性,所以活血化瘀法是常用治法,在辨证分型基础上选用主方,均可以配合活血或破血化瘀逐瘀药物,以提高治疗效果。

验案七:

范某某,男,73岁。

初诊(2009 - 09 - 20):右侧面痛4个月。4个月前右侧面颊下颌处起成串簇状粟粒样水泡,伴有剧烈疼痛,诊为带状疱疹。经住院治疗,以抗病毒、激素等药物治疗,10余天后,出现右侧面神经麻痹,经配合针灸等治疗,面部疱疹消除,面瘫恢复正常,但仍有面痛,夜间痛剧,并伴牙龈及舌体疼痛,痛如针刺,纳眠一般,二便正常。舌质红嫩、边有齿痕,舌苔黄,脉弦滑。

中医诊断:面痛(少阳湿热)。

治法:清热利湿,舒肝活络。

药物组成:龙胆草 6 g,炒栀子 10 g,黄芩 10 g,炒柴胡 10 g,车前子 10 g,泽泻 12 g,薏米 30 g,当归 10 g,玄参 20 g,丝瓜络 10 g,麦冬 10 g,覆盆子 30 g,野菊花 15 g,虎杖 12 g,玉竹 12 g。

用法:6 剂,水煎服,每日 1 剂,分 2 次温服。

二诊(2009 - 09 - 27):疼痛较前减轻,可忍受,仍口苦心烦,大便干结,2~3 日一行。舌苔黄厚,舌质红,脉弦滑。少阳郁热仍较重,前方加橘络 10 g,化痰通络,理气止痛;大黄 6 g(后入),导热通便。水煎服 6 剂。

三诊(2009 - 10 - 04):疼痛明显减轻,口苦心烦较前缓解,大便较前通畅。舌脉同前。治疗见效,宗前方继服 6 剂。

四诊(2009 - 10 - 10):疼痛十去八九,纳眠明显好转,情绪愉快,大便软,2 日一行。舌苔薄黄,脉弦滑。前方去大黄,加羚羊粉 1 g,冲服以凉肝熄风,继服 6 剂。

按语:带状疱疹后遗神经痛多见于老年人,与老年人肾气不足,气血亏虚有关,无力驱邪外出,以致病势缠绵难愈。龙胆泻肝汤治疗带状疱疹无论发生何处均有效。

证初起湿热蕴结于面部,用苦寒清热燥湿之法治之,符合病机故有效。临床时不要单纯局限于湿热(毒),要注意其病理环节的转归,湿热黏滞易阻遏气机,热(毒)则易伤阴,苦药也易伤阴,所以伴随病机演变,当急性期过后,阴虚常为病机的主角,又兼老年,更易出现肝肾阴虚。故在治疗时要时刻注意护阴,苦寒之药中病即止,不可过用,后期恢复期更应以滋阴护阴为主。该病例在龙胆泻肝汤基础上,注意养阴活血,养血补肾,固护正气,是取得良好疗效的关键。

验案八:

蒋某某,男,58 岁。

初诊(2009 - 08 - 20):头痛反复发作 20 余年,加重 5 天。近 20 年来,时有头痛发作,每次发作持续 2~5 天,每年发作 2~3 次,与劳累着急似有关联。近期患者妻子患病住院,由于劳累焦急而导致宿疾发作,近5天每日上午发作视物不清,视眼前有闪光曲线晃动伴头昏,持续约10多分钟后出现巅顶、双颞部胀痛,痛势较剧,持续发作10余小时,夜眠差,多梦,大便稀溏2日一行。舌质暗红,舌苔黄厚,脉弦滑。

中医诊断:头痛(肝阳上亢,痰瘀阻络)。

治法:清热燥湿,平肝降浊,活血通络。

方药组成:黄芩10 g,黄连10 g,陈皮10 g,清夏10 g,云苓30 g,青蒿30 g,菖蒲10 g,炒枣仁30 g,炒远志12 g,川芎12 g,葛根12 g,泽泻20 g,天麻15 g,炒蒺藜15 g,生龙齿30 g。

用法:4剂,水煎服,每日1剂,分2次温服。

二诊(2009 - 08 - 24):头痛发作时间及程度均有减轻。按方加羚羊角粉2 g冲服,继服7剂。

三诊(2009 - 09 - 02):服药至第8天后,头痛未再发作。嘱继续巩固服用5剂。

按语:头痛证在临证时首先要分清是外感头痛还是内伤头痛,在此基础上,再结合病因进一步分型,一般外感头痛易治,多与六淫邪气相关,因其从卫表侵犯经络,多犯阳经,头为诸阳之会,故常见头痛。内伤头痛多与痰浊瘀血相关,此外由于平衡失调,导致肝阳上亢或阴虚阳亢或气血亏虚为主,本证属肝阳上亢。

治疗头痛,在辨证的基础上,尚应结合部位选用药物,如两颞疼痛用川芎、柴胡;前额疼痛用白芷;眉棱骨痛用蔓荆子;巅顶疼痛用吴茱萸;兼有外寒用藁本;满头痛用羌活、防风;头痛连及项背用葛根;少阴头痛用独活、细辛等。头痛久发不愈,痛势剧烈配用虫类搜风通络之剂,如僵蚕、全蝎、蜈蚣等,病久多瘀,尚应配用活血养血之品。

验案九:

刘某某,女,53岁。

初诊(2011-05-05):反复发作头痛2年余,加重20天。常于生气着急后发作头痛,头脑昏沉烦乱不适,约30分钟至数小时可缓解。近20天与家人生气后头痛发作较前加重,全头部游走跳痛,睡前明显,甚则头摇及肢体抖动。平素易于激动,纳寐安,二便调。舌苔薄黄,脉细弦。血压:125/75 mmHg;颅脑CT:未见异常。

中医诊断:头痛(肝阳化火,上扰清窍)。

治法:平肝潜阳,安神定志。

方药组成:葛根30 g,菊花10 g,天麻12 g,钩藤10 g,橘红10 g,炒栀子10 g,豆豉10 g,石菖蒲10 g,炒枣仁30 g,炒远志12 g,白芍18 g,当归10 g,茯苓20 g,丝瓜络10 g,甘草6 g。

用法:6剂,水煎服,每日1剂,分2次温服。

二诊(2011-05-11):头痛明显减轻,头摇及肢体抖动感明显好转,四肢活动正常,近期感胃脘与胁肋部胀满,并隐隐作痛,食欲不振,无泛酸嗳腐,夜眠多梦,二便正常。血压:130/85 mmHg。苔黄中厚,脉细弦。药证相符,按上方继服6剂。

按语:中医之头痛乃广义之称,外感内伤均可发生;又有新久浅深之别,因其病位在头,故总称头痛。该患者年届更年,素性急躁,肝气偏旺,肝阳偏盛,阳化风动,循经上扰头窍而发头痛。《素问·生气通天论》曰:"阳气者,烦劳则张。"故治疗以平肝潜阳,化瘀止痛,清脑安神为原则,紧扣病机,取得良好疗效。然而方中未用平肝潜阳的龙骨、牡蛎、生石决明等药物,盖由于龙、牡、石决明类药物虽为平肝潜阳常用药,但其也具有收敛固涩之性,恐有碍肝气的疏达,加重血瘀,故病有血瘀之征象者,应注意避其所短。

七、脑鸣

验案:

丁某某,女,63岁。

初诊(2011-05-26):脑鸣10天。患者10天前无明显原因出现脑鸣,双耳痒,伴耳鸣,双目干涩,头昏沉,头胀头晕,纳可,夜寐安,二便调。苔微黄,脉弦滑。

中医诊断:脑鸣(阴虚阳亢)。

治则治法:滋补肝肾,清热平肝。

方药组成:泽泻20 g,白术10 g,菊花15 g,磁石30 g,炒黄柏10 g,知母12 g,夏枯草10 g,密蒙花12 g,山萸肉15 g,粉丹皮10 g,炒枣仁30 g,石菖蒲10 g,覆盆子30 g,竹叶6 g,生甘草6 g。

用法:4剂,水煎服,每日1剂,分2次温服。

二诊(2011-05-30):双耳堵、痒感减轻,脑鸣减轻,头沉,头顶及颞部胀痛,纳可,二便调。眠安,手足心汗出,后颈部酸胀。苔黄厚,脉弦细。肝阳亢盛,上扰清窍,治以平肝潜阳,清利头目。加炒蔓荆子10 g,天麻10 g,葛根10 g。3剂,水煎服。

三诊(2011-06-02):双耳痒、脑鸣减轻,头胀痛,以后枕部为主,时感头晕,双下肢乏力,手足心汗出,纳可,夜寐安,二便调。病机仍以肝阳上亢为主,治以平肝潜阳,清热泻火。处方如下:羚羊角粉1 g(冲服),双钩10 g(后入),天麻12 g,菊花15 g,泽泻20 g,炒蔓荆子10 g,石菖蒲10 g,炒枣仁30 g,郁金10 g,炒远志12 g,夏枯草10 g,炒白蒺藜15 g,黄芩10 g,知母12 g,生甘草6 g。4剂,水煎服。

四诊(2011-06-07):脑鸣明显减轻,耳痒,眼花,纳可,乏力,夜寐安,二便调。苔薄白,脉弦细。中药继服3剂,水煎服。

按语:脑鸣证是患者自觉脑内鸣响的一种疾病,非耳鸣,患者痛苦不堪,难以入眠,亦称"天白蚁",指头内如有虫蛀鸣响,或如蝉鸣、鸟叫,或如潮声、雷轰,多为持续性,影响思维,注意力不能集中。常伴有头痛、眩晕、耳鸣、失眠、健忘、乏力等症状,给患者带来极大痛苦。脑鸣多见于老年人,夜间发作较甚,《杂病源流犀烛·头痛》如此论述脑鸣证:"有头脑鸣响,状如虫蛀,名曰天蚊者,以茶子末吹鼻效。"属于中医顽症之一。临床多从肾精亏虚、阴虚阳亢、心脾两虚、瘀血阻络、痰湿上蒙,以及风邪外袭等方面论治。

八、面瘫

验案:

李某,男,29 岁。

初诊(2011 - 02 - 24):左侧口㖞 10 天。10 天前,患者汗后受风出现左侧口眼歪斜,左眼闭目无力,左侧口角刷牙时漏水,进食时左侧口腔存饭,胃纳可,夜眠安,大小便调。曾在社区医院静脉点滴头孢曲松、地塞米松及杏丁等药物治疗。舌尖红,舌苔黄厚。血压:135/90 mmHg。

中医诊断:口僻(风痰袭络)。

治法:祛风化痰,清热活血。

方药组成:僵蚕 10 g,全虫 10 g,白附子 10 g,荆芥 10 g,防风 10 g,赤芍 10 g,炒白蒺藜 12 g,橘红 10 g,虎杖 15 g,公英 30 g,丝瓜络 10 g,薏米 30 g,当归 10 g,菊花 15 g,炒蔓荆子 10 g,甘草 6 g。

用法:4 剂,水煎服,每日 1 剂,分 2 次温服。

二诊(2011 - 02 - 28):服药平妥,眼睑闭合较前有力,有时心烦,大便偏干。舌质红、舌苔黄,脉滑弦。风痰内蕴,化热伤阴,前方去荆芥、防风之辛燥,减少白附子用量,改为 6 g,加酒炒大黄 10 g,以活血泻热;加沙参 30 g,丹参 30 g,以养阴活血。6 剂,水煎服。

三诊(2011 - 03 - 06):口眼㖞斜较前明显好转,心烦口干减轻,大便每日1～2次。舌质红、舌苔黄,脉弦滑。药证相符,效不更方。

以前方继服 10 余剂获愈。

按语:面颊部为阳明、少阳经筋所布,风寒之邪侵袭阳明经络,导致经气失和,经筋失养,纵缓不收。风邪善行数变,故起病突然,出现面颊瘫痪不能自主之症。《金匮要略·中风历节》篇指出:"贼邪不泄,或左或右;

邪气反缓,正气即急,正气引邪,喝僻不遂。"而发面瘫。若病情迁延,邪郁化热,伤津灼阴则易致疾病难愈或有后遗。

本例青年男性,素体内蕴痰热,一俟外感风寒之邪即迅速入里化热,而表现有心烦、口干、便结、舌红苔黄厚等内热征象。治疗在祛风通络基础上增加清热解毒的公英、虎杖,以及养阴活血化痰之品而取得良好疗效。

九、颤证

验案一:

刘某某,女,53 岁。

初诊(2011 - 05 - 05):头摇及肢体抖动感 5 年。时有头摇及肢体不能自控的抖动,头痛,走窜跳动感,多于睡前明显,四肢灵活,平素易于激动。苔薄黄,脉细滑。

中医诊断:颤证(肝阴亏虚,筋脉失养)。

治法:平肝熄风,柔筋通络。

方药组成:葛根 30 g,菊花 15 g,天麻 12 g,双钩 10 g(后入),橘红 10 g,炒栀子 10 g,淡豆豉 10 g,石菖蒲 10 g,炒枣仁 30 g,炒远志 12 g,杭白芍 18 g,当归 10 g,云茯苓 20 g,丝瓜络 10 g,甘草 6 g。

用法:6 剂,水煎服,每日 1 剂,分 2 次温服。

二诊(2011 - 05 - 11):头痛明显缓解,头摇及肢体抖动感减轻,四肢活动灵活。近期感胃脘及胁肋部胀满,胃脘隐痛,食欲不振,无嗳腐泛酸,夜寐不宁,多梦,二便正常。苔黄中厚,脉细。证属肝阳偏亢,肝气不舒,痰热内扰。按前方加莱菔子 12 g,炒六曲 10 g,以理气化痰、消食。继服 6 剂。

三诊(2011 - 05 - 17):病情续有减轻。苔黄,脉细弦。药证相符,效不更方。继以前方加减服用约 1 个月余,诸证明显缓解。

按语:"诸风掉眩皆属于肝",大凡颤震之证候,均属于中医风邪致病的范畴。风邪分为内风与外风。临床上以"动"为症状特征的诸证,大多属内风多见,由于病程长,肝肾阴亏,水不涵木故也。内风多责之于肝,系肝阴不足,肝风内动,故平肝熄风、柔筋通络是为治疗之大法。

本例以天麻、钩藤、菊花平肝熄风;以当归、白芍、葛根养阴活血,柔筋通络;以橘红、菖蒲、远志、云苓等化痰通窍,安神定志;栀子豆豉汤清热除烦治标。遵循中医辨证施治的理论原则,故而获得了比较好的临床疗效。不过颤震一证属临床疑难杂症,需医患配合,方能长久图治。

验案二:

王某某,男,62岁。

初诊(2010-04-01):四肢不自主震颤2年。2年来逐渐出现四肢不自主震颤,以右手及右下肢尤甚,逐渐加重,安静及休息时明显,肢体活动尚正常。时有头晕,睡眠欠安,纳食可,二便调。舌苔白厚略腻,脉弦细。

查体:血压150/90 mmHg。颅脑CT示腔隙性脑梗塞。

既往酗酒史20多年,每日饮高度白酒约250 ml(半斤)。

中医诊断:颤证(肝肾阴虚)。

治则治法:养阴柔筋,化痰熄风。

方药组成:全虫12 g,蜈蚣2条,熟地20 g,泽泻20 g,薏米30 g,橘红10 g,清半夏10 g,天竺黄12 g,茯苓30 g,玄参15 g,白蔻10 g,砂仁10 g,石菖蒲10 g,天麻10 g。

用法:6剂,水煎服,每日1剂,分2次温服。

二诊(2010-04-07):四肢震颤略有减轻,睡眠好转。舌苔白厚、微黄,脉弦滑。血压:135/75 mmHg。上方去玄参,加山萸肉15 g、益智仁30 g,改熟地30 g、石菖蒲12 g,以进一步滋补肝肾,化痰开窍。

三诊(2010-04-13):右手震颤又有加重,右臂疲乏感,右下肢时有震颤,有时耳鸣。舌苔黄厚,脉弦细。血压:130/70 mmHg。仍以滋补肝肾,化痰熄风通络为治。处方如下:熟地30 g,生山药15 g,泽泻20 g,茯苓30 g,猪苓15 g,菖蒲10 g,炒远志12 g,郁金10 g,木瓜15 g,薏米30 g,炒扁豆12 g,蜈蚣2条,全虫10 g,白豆蔻10 g(后入),佩兰10 g。6剂,水煎服。

四诊(2010-04-20):以前方加减服用30余剂,仍有肢体不自主震颤,耳鸣,有时头晕,纳食、睡眠可,二便调。脉弦滑,苔黄厚,舌质嫩红多津。服药效果欠佳,结合脉证,考虑患者应以湿邪内盛为主要矛盾。湿盛困脾,脾气壅滞,水湿内停,湿热内生,熏蒸肝胆,疏泄失常,气机不利,致气血津液不能输布,筋脉失于濡润。故以燥湿健脾,舒筋通络为原则。方用平胃散化裁。处方如下:苍术12 g,厚朴10 g,陈皮10 g,佩兰10 g,大豆卷10 g,茯苓30 g,车前草12 g,黄芩10 g,川连12 g,木瓜15 g,伸筋草10 g,丝瓜络10 g,砂仁10 g(后入),龙胆草10 g,石斛15 g。6剂,水煎服。

五诊(2010-04-26):右手颤震减轻,头晕耳鸣消失。脉弦滑,苔白略厚。服药见效,说明药证相符,宗前法加减继进。处方如下:苍术15 g,厚朴10 g,陈皮10 g,砂仁10 g(后入),白豆蔻10 g(后入),大豆卷10 g,佩兰10 g,丝瓜络12 g,薏米30 g,伸筋草10 g,黄连12 g,炒白术10 g,生山药12 g,莲子心10 g,木瓜15 g。6剂,水煎服。

六诊(2010-05-12):连续服药10余剂,手足震颤时轻时重,但较之以前无加重的趋势。肢体活动自如。纳寐安,二便调。脉弦,舌苔白厚略黄。血压:135/75 mmHg。湿热内蕴,气机不畅,筋脉失养。以投燥湿健脾,舒筋活络为治。处方如下:苍术20 g,厚朴10 g,陈皮15 g,草豆蔻12 g(后入),白豆蔻12 g(后入),薏米30 g,茯苓30 g,炒白术10 g,白芍18 g,橘叶10 g,木瓜15 g,藿香10 g(后入),全虫10 g,蜈蚣2条,丝瓜络12 g。6剂,水煎服。

其后随访,病人临床表现较前明显改善,湿邪标证解后,仍以滋肾柔肝法以巩固。

按语:"诸风掉眩皆属于肝","风胜则动",故颤震一证总属肝经病变。肝肾阴亏,阳化风动,筋脉失于濡养而致震颤发生,一般虚证多见。此例患者初从滋肾益肝论治,以六味地黄汤加减化裁,治疗月余效果欠佳。后考虑患者舌苔白厚腻略黄,脉象弦滑,有长期酗酒史,为湿邪内蕴,湿盛困脾,脾失健运,水湿内停,湿热内生,熏蒸肝胆,肝失疏泄,湿阻气机,有碍气血津微物质化生及输布,筋脉失于濡养而颤震时作;湿阻气机不畅,清阳不展,清窍蒙蔽而头晕、耳鸣。以燥湿健脾,舒筋活络为治疗原则,平胃散加减化裁。应用苍术,以其苦甘,燥湿健脾,脾燥则不停滞而得健运,且其善长于发汗,除湿止痛。全方燥湿健脾,行气舒筋活络。脾湿得化,肝之气机调畅,则气血精微疏达四末,颤震得以减轻。故临床所见颤震一证并不总是虚证,该患者即属湿浊内盛之实证。在辨证时,一般虚多实少或本虚标实,故标证解后,仍宜扶正滋肾为根本治法。

颤震一证,临床上多虚证,尤以老年人多见,但实证临床上也常常可以见到,因湿热浸淫筋脉使筋失所用、痉挛拘急导致肌肉挛缩而发为颤震。本证病案属此种病机特点。

对本病案开始认为属肝肾阴亏,筋失所养,但治之不效。从舌脉进一步结合前期治疗情况作进一步辨证分析,尤其舌苔黄厚且腻,长期饮酒史,考虑湿热应为其主要病理环节,从湿而治。拟燥湿健脾辅以舒筋活络而获效,从本病案提示辨证的意义。

另外对病人要全面观察分析,抓主要环节很重要。

第二章 心系病证

一、心悸

验案一:

邹某某,女,32 岁。

初诊(2008 - 12 - 01):心慌 3 天。患者 3 天前因生气后出现心慌,伴胸闷憋气,乏力,头晕,月经前期明显,纳呆,夜寐差,二便调。舌质红、苔白,脉细滑略弦。

中医诊断:心悸(肝郁证)。

治法:疏肝解郁,养血安神。

主方:逍遥散。

方药组成:当归 10 g,杭芍 15 g,醋柴胡 10 g,茯神 30 g,炒白术 10 g,薄荷 6 g,生甘草 3 g,炒枣仁 30 g,柏子仁 12 g,菖蒲 10 g,沙参 30 g,麦冬 10 g,五味子 6 g,菊花 12 g,天麻 10 g。

用法:7 剂,水煎服,每日 1 剂,分 2 次温服。

二诊(2008 - 12 - 08):时心慌,甚则恶心,过食则腹胀,与情绪有关,夜寐差,多梦。苔白厚微黄,脉细。上方去生甘草,加生龙齿 30 g,郁金 10 g。10 剂,水煎服。

三诊(2008 - 12 - 18):心悸减轻,早晨或活动后明显,恐惧感,夜寐差,多梦。舌苔薄黄,脉细滑,时结。改用滋阴清热,养血安神之法,方用天王补心丹加减。处方如下:当归 10 g,麦冬 10 g,炒枣仁 30 g,柏子仁 12 g,炒远志 12 g,沙参 30 g,丹参 30 g,茯神 30 g,五味子 6 g,桔梗 10 g,川连 12 g,苦参 6 g,佩兰 10 g,砂仁 10 g(后入),生甘草 3 g。4 剂,水煎服。

四诊(2008 - 12 - 22):心慌症状明显改善,仅活动后偶感心慌,饥不欲食。舌质红苔白,脉细。上方加台参 15 g,茯苓 20 g,炒白术 10 g,陈皮 10 g,炒麦谷芽各 15 g。7 剂,水煎服。

按语:心悸属气血失调,因气推动血脉运行不利或无力而引起的一种常见病证,轻者为惊悸,重则为怔忡。所以《素问》谓:"参伍不调者病。"《证治汇补》曰:"惊悸者忽然若有所惊,惕惕然心中不宁,其作也有事;怔忡者,心中惕惕然,动摇不静,其作也无时。"因此,心悸证临床时要注意对脉象的观察,细心体验,分清病性虚实,虚证难治,实证则易治。具体治法为镇(镇心定悸)、养(养血阴安神)、化(化痰清热)、温(温养心阳,温养行水)。

而临床辨证从肝论治心悸,多可收到满意的治疗效果。如本患者因情志不畅,肝木不能条达,肝体失其柔和,以致肝气郁滞,肝病易于传脾,脾胃虚弱,脾不生血,心血不足,心神失养而导致心悸。

验案二:

满某某,女,80 岁。

初诊(2010 - 06 - 17):心中悸动不宁 1 年余。患者无明显原因常感心中悸动不宁,休息后可减轻,头胀,食欲差,进食量少,恶闻香臭,干哕,大便干,尿急尿频。近 10 天常有左腋下一过性隐痛,无明显胸闷气喘。苔薄黄,脉弦细。血压:170/90 mmHg。

胸透:①支气管炎表现;②心影增大。

心电图:①左前分支传导阻滞;②I、aVL、V₃、V₄ 导联 qR。

心脏彩超:①慢性心肌缺血;②左室功能减退;③主动脉硬化;④二尖瓣轻度反流。

即时血糖:5.0 mmol/L。

中医诊断:心悸(心脾两虚)。

治法:温通心阳,健脾养阴。

方药组成:瓜蒌 15 g,薤白 10 g,郁金 10 g,降香 10 g,西洋参 10 g(兑入),五味子 6 g,麦冬 12 g,红花 10 g,桃仁 10 g,茯苓 20 g,醋元胡 12 g,丝瓜络 10 g,生山药 12 g,黄连 6 g,生甘草 3 g。

用法:4 剂,水煎服,每日 1 剂,分 2 次温服。

二诊(2010 - 06 - 21):左腋下痛减轻,仍心中悸动不宁,平卧休息减轻,活动后加重,不欲饮食,厌油腻,大便稀软,尿频、尿痛、量少。舌质红、苔薄黄,脉弦细滑脾虚失于健运,水湿内蕴困阻脾阳,致纳呆、厌油、便溏等症。宗上方加黄连 10 g,以清中焦湿热,生甘草改炙甘草加强益气健脾,加焦三仙各 10 g,消食化积助脾运。3 剂,水煎服。

三诊(2010 - 06 - 24):心悸减轻,无胸闷憋气,纳呆,寐安,尿痛便溏。苔黄而干,脉弦。化验尿常规正常。心气心阴亏虚,阴虚生内热,虚火下移小肠,致尿频急痛;脾虚湿阻,运化失司,故可见便溏。减前方温燥药,酌加清热利湿药,处方如下:北沙参 30 g,五味子 10 g,麦冬 15 g,枸杞 30 g,黄柏 10 g,黄连 10 g,陈皮 10 g,茯苓 30 g,猪苓 10 g,赤芍 18 g,郁金 10 g,降香 10 g,西洋参 10 g(兑入),砂仁 10 g(后入),竹叶 6 g。3 剂,水煎服。

四诊(2010 - 06 - 27):仍感心悸,时轻时重,深吸气及按揉可缓解,有时胸部隐痛,纳食好转,厌油,大便溏软,每日 2 次,小便调。舌质红苔白,脉弦缓。心气心阴亏虚,中焦湿热内蕴。按方去清利下焦湿热之炒黄柏、猪苓,加茵陈 30 g,黄芩 10 g,藿香 10 g(后入),醒脾助运化。4 剂,水煎服。

五诊(2010 - 07 - 01):心悸较前减轻,伴胸闷,胃纳增加,二便调。脉弦缓,舌质红,苔少。胃纳转佳,脾运渐旺,以温通心阳,益气养阴,活血通络。处方如下:瓜蒌 12 g,薤白 10 g,荜茇 10 g,降香 10 g,郁金 10 g,沙参 30 g,麦冬 10 g,五味子 6 g,玉竹 15 g,生蒲黄 10 g,五灵脂 6 g,西洋参 10 g(兑入),枸杞子 30 g,石斛 12 g,炙甘草 6 g。3 剂,水煎服。

六诊(2010 - 07 - 04):心悸持续时间、发作次数及程度均有减轻,有时伴胸闷,食欲较前好转,大便溏软,每日 2 次。舌质红苔薄,脉弦滑。病机同前。酌加养心安神之品。陈修园曰:"凡果核之有仁,犹心之有神也。清气无如柏子仁。补血无如酸枣仁,其神存耳。"按方去益肾养阴枸杞,加柏子仁 12 g,炒酸枣仁 30 g,养心安神除惊悸。6 剂,水煎服。

七诊(2010 - 07 - 10):仅有 2 日发作心悸,1 日数次,持续时间短暂,伴轻度胸闷气短,纳谷转甘,大便 1～2 日一行,无干结。苔薄白,脉缓。

患者年老久病,心气亏虚,肾气不足,治以补心益肾为主,天王补心丹化裁。处方如下:当归10 g,生地12 g,麦冬10 g,枣仁30 g,柏子仁10 g,炒远志10 g,丹、沙参各30 g,西洋参10 g(兑入),云苓30 g,桔梗10 g,五味子6 g,郁金10 g,降香10 g,陈皮10 g,焦三仙各10 g。6剂,水煎服。

按语:有所触而动曰惊,无所触而动曰悸,惊由外来,悸由内生。凡怔忡瞤惕皆属此类。《景岳全书》曰:"怔忡之类,唯阴虚劳损之人乃有之。"本患者为老年女性,久病,以心中悸动不宁为主诉,证属心气心阳不足,心阴心血亏虚,心无以养,血无以动,而发心悸。故以益气养阴活血为治疗原则。患者年老体弱,各脏腑功能多有衰减,病程中兼具脾虚中焦湿阻;阴虚化生内热,热移小肠;肾虚等诸多证候,疗程较长,其中屡次调整方药,但谨守病机,治疗大法不变,依据兼证有所调整,最终获得较好疗效。

心悸与胸痹临证时要注意鉴别。二者常常相兼为病。首先注意病人主诉是以心中悸动不安为主,或是以胸中憋闷或膻中疼痛为特征。两者在病理上基本都是本虚标实,胸痹突出心脉痹阻,而心悸则多因心神不宁或失养,以致心之气阴两虚或邪扰及心神。

验案三:

王某某,女,59岁。

初诊(2010 - 12 - 23):心悸时作1个月。常于劳累后发作心悸不宁,自感心前区发凉,视物昏蒙,汗出,胸部闷痛,休息后可缓解。曾做动态心电图示:"频发室早,时二联律,ST - T改变(Ⅱ、Ⅲ、aVF,V$_3$~6)",服用倍他乐克、依姆多等药物治疗,效果不佳。仍时有心悸发作,胃纳尚可,夜眠不宁,排便乏力,2~3日一行,无大便干结,小便调。舌苔黄厚,脉结代。

查体:血压140/80 mmHg,Hoter:窦率,频发室早,二联律,ST - T改变。心肌酶检查:正常范围。总胆固醇:6. 4 mmol/L。LDL - C:3. 9 mmol/L。

既往心肌劳损病史30余年。

中医诊断:心悸(心肾亏虚)。

治法:滋阴清热,养血安神。

方药组成:当归 10 g,麦冬 10 g,酸枣仁 30 g,柏子仁 15 g,炒远志 12 g,丹参 30 g,西洋参 10 g(兑入),沙参 30 g,茯神 30 g,五味子 6 g,桔梗 12 g,黄连 15 g,石菖蒲 10 g,鹿衔草 10 g,藿香 10 g,砂仁 10 g,鸡血藤 30 g,炙甘草 10 g。

用法:6 剂,水煎服,每日 1 剂,分 2 次温服。

二诊(2010 - 12 - 29):服药见效,按前方连续服药 1 个月余,诸症明显改善后自行停药 1 个月。近期劳累后病情复发,时有心悸,伴胸闷隐痛,汗出但较初诊时程度减轻,口鼻、双目及手心发热,夜眠欠安,大便干结,2~3 日一行。舌苔黄厚,脉滑。证属心肾不足,阴亏血少,化生内热,心失所养,心神不宁而见心悸不宁,夜眠难安,大便干结;虚火内扰,津液不足,孔窍失濡而见口鼻眼及手心发热等症。以养阴清热,安神定志为治。处方如下:当归 10 g,生地 20 g,麦冬 12 g,柏子仁 12 g,炒远志 12 g,丹参 30 g,沙参 30 g,台参 30 g,茯神 30 g,桔梗 10 g,五味子 6 g,黄连 12 g,石菖蒲 12 g,枸杞 30 g,砂仁 10 g(后入),仙灵脾 12 g。6 剂,水煎服。

按方迭进 10 余剂获效。

按语:《素问·六节脏象大论》说:"心者,生之本,神之变也。"李用粹说:"人之所主者心,心之所养者血,心血一虚,神去则舍空。"临床无论何种类型的心脏病,心虚舍空,心悸失眠是其常见病证。而心神失守,必暗耗心血,又是心病久治不愈的一个原因,故养血安神贯穿于治疗心病的始终。该例以沙参、麦冬、生地益阴以使血脉充盈,阴主静而无力自动,故又以当归、丹参、鸡血藤养血活血,使静中有动,动静结合不致成死阴一团,以酸枣仁、柏子仁、茯神、远志养心安神,同时借西洋参、台参、桔梗益气载药上行之力以使药物缓留于心胸。

心悸一证虚多实少,虚则心气不足,血脉运行不接续而心中悸动,脉多结代;实则多由情志,"惊则气乱"而引发,脉以促结为多。治疗时在辨清虚实病理,因证施治时均可以配合具有复律中药,目前常用中药有苦参、黄连、常山、鹿衔草、万年青、苍术、柴胡等。

验案四:

魏某某,男,65岁。

初诊(2010 - 02 - 01):发作性心慌10余年,伴憋气1个月。患者10年前出现发作性心慌,胸闷,在山东省中医院诊为"发作性房颤",给予中药口服治疗。其后,反复发作,但症状较轻,未予检查治疗。1个月前,出现发作性心慌加重,伴胸闷憋气,乏力,伴头晕,在当地医院给予口服胺碘酮每次0.2 g,每日3次,拜阿司匹灵每次0.1 g,每日1次,多梦,纳可,二便调。舌质红、苔黄,脉细结。

中医诊断:①心悸(气阴两虚);②眩晕(肝阳上亢)。

治法:益气养阴,平肝熄风。

主方:炙甘草汤合天麻钩藤饮。

方药组成:炙甘草10 g,西洋参10 g(兑入),麦冬10 g,天麻12 g,双钩12 g(后入),菊花15 g,葛根12 g,生石决明30 g,杜仲10 g,川牛膝15 g,黄连10 g,苦参10 g,桔梗10 g,降香10 g,天竺黄10 g。

用法:7剂,水煎服,每日1剂,分2次温服。

二诊(2010 - 02 - 08):心慌、胸闷明显减轻,乏力,夜梦多,纳可,二便正常,苔黄厚,脉弦细。上方加枸杞30 g,当归6 g,黄芪15 g。14剂,水煎服。

三诊(2010 - 02 - 22):未述明显心慌胸闷,饥饿或过饱时感气短,纳可,夜梦多。胺碘酮减为每次0.1 g,每日2次,舌红、边有齿痕,苔黄略厚,脉细滑。拟益气滋阴,养阴安神,通阳复脉。处方如下:炙甘草10 g,西洋参10 g(兑入),桂枝6 g,当归10 g,麦冬12 g,桔梗10 g,炒枣仁30 g,

柏子仁12 g,炒远志12 g,丹参20 g,茯神30 g,五味子6 g,黄连12 g,鹿衔草10 g,覆盆子30 g,沙白蒺藜各15 g。7剂,水煎服。

四诊(2010 - 03 - 1):活动后及劳累后气短,纳可,夜寐安,四肢末端肿胀,晨起减轻。舌质红,边有齿痕,苔薄黄,脉沉细。胺碘酮减为每次0.1 g,每日1次。原方改丹参30 g,加龟板10 g,藿香10 g(后入)。7剂,水煎服。

按语:"心悸"分惊悸与怔忡,一般"惊悸"多实,而"怔忡"以虚为主,实则祛邪,虚则补益,是根本治疗大法。本患者因病久,气阴两虚,气虚则无以行血,阴虚则脉络不利,心脉不畅,脉络瘀阻,心失所养而致心悸。阴虚则无以制阳,阳热亢盛,上扰清窍,导致头晕。本病属心悸之虚证,益气养阴贯穿之全过程,所以疗效突出,体现中医辨证论治的特点。

本虚是主要矛盾,兼邪多为继发性致病因素,属次要矛盾,故治当以补虚为主,祛邪为辅。其治疗气虚者药物首选人参,其次选党参、黄芪,气阴两虚者选用西洋参,血虚者选用当归、熟地,阴虚者选用麦冬。

验案五:

李某某,女,51岁。

初诊(2011 - 03 - 21):心悸汗出2年。心悸,汗出,周身乏力,曾在济南某医院住院治疗,具体治疗不详。现患者心悸,每于晚8点发作,伴胸闷气短乏力,含服速效救心丸约10分钟缓解,发作时汗出,手足发凉,纳可,夜寐差,入睡困难,多梦,口服舒乐安定入睡4小时,月经不规律,2~3个月1次,量少。苔薄,脉细滑。

中医诊断:心悸(阴阳两虚,心神不安)。

治法:温肾阳,补肾阴,养心安神。

主方:二仙汤。

方药组成:仙茅12 g,仙灵脾10 g,知母10 g,当归6 g,白芍15 g,茯神30 g,炒白术10 g,炒枣仁30 g,柏子仁12 g,石菖蒲10 g,浮小麦15 g,生龙骨12 g,生牡蛎12 g,砂仁10 g,麦冬10 g,丹参30 g。

用法:4剂,水煎服,每日1剂,分2次温服。

二诊(2011-03-24):心慌明显减轻,气短乏力,发作次数减少,入睡困难,口服舒乐安定,纳可,二便调。苔薄,脉细弦。上方加夜交藤30 g。7剂,水煎服。

三诊(2011-03-31):偶感心慌,睡眠较前改善,未服安定类药物,纳可,二便调。苔薄,脉细弦。继服3剂,水煎服。

按语:心悸的发生以虚证多见,因心气不足,或心阴亏损,或气阴两虚。本证则是由于更年期,肾阴阳失调所致,故用二仙汤调之。该方由仙茅、仙灵脾、知母、黄柏、巴戟天和当归6味中药组成。方中仙茅、仙灵脾温补肾阳,巴戟天辛甘温,既能补肾壮阳,又能补益精血。当归甘温养血,知母、黄柏滋阴清热,以保肾阴。该方辛温与苦寒共用、壮阳与滋阴并举、温补与寒泻同施,尤其以温肾阳、补肾精、泻相火、滋肾阴,使人体阴阳渐趋平衡,切合病机。

从本案提示任何病证都应以辨证方法去分析病机,注意一般规律,又当掌握特殊方面。

验案六:

柏某某,女,49岁。

初诊(2011-03-17)。心慌1个月余。1个月前患者出现心慌,胃脘部疼痛,自述前倾感,无头晕头痛,头部麻木,蚁行感,纳可,睡眠差,大便干,1日一行,小便正常。苔黄略干,脉细滑。冠心病史1年,未用药,颈椎病史3年。心电图检查正常。

中医诊断:①心悸(肝郁化热);②胃脘痛(胃阴亏虚)。

治法:疏肝泄热,养阴和胃。

主方:柴胡疏肝散。

方药组成:柴胡10 g,白芍10 g,炒黄芩10 g,川芎10 g,陈皮10 g,茯苓 30 g,炒枳实 6 g,生甘草 6 g,砂仁 10 g,郁李仁 10 g,玄 参 20 g,石斛 15 g,生山药 10 g,炒远志 12 g,焦三仙各 10 g。

用法:4 剂,水煎服,每日 1 剂,分 2 次温服。

二诊(2011 - 03 - 21):心慌减轻,夜寐差,大便每日 1 次,小便调。苔黄,脉滑。加百合 10 g,炒枣仁 30 g。3 剂,水煎服。

三诊(2011 - 03 - 24):无心慌,睡眠安,大便每日 1 次,小便调。苔黄,脉细滑。上方继服 3 剂,水煎服。

按语:柴胡与黄芩合用,首见于《伤寒》小柴胡汤方中,为和解少阳方剂中最具有代表意义的配伍。柴胡苦凉而气轻清,性主升散,善于疏散少阳之邪,解表而和里;黄芩苦寒,善清气分之热,清泄少阳郁火,炒用缓其寒性,可清热而不伤胃。二药配伍,疏散与清泄并施,则少阳之邪,内外分消,枢机因而和畅。

柴胡和白芍常作为疏肝解郁的常用药对。柴胡轻清升散,主入肝经,为疏肝解郁之佳品。芍药味酸入肝,既可养血和营,又能柔肝平肝。二药配伍,一散一收,相互制约,使疏散得度,敛而不滞;血充则气易和,气舒则血易生,最能体现肝体阴用阳之旨。

验案七:

刘某某,男,40 岁。

初诊(2010 - 03 - 18):心慌时作 1 周。患者 1 周前因生气感心慌,多与劳累及声音嘈杂有关,持续时间短,无胸闷胸痛,有时左胁肋部胀满,左巅顶麻胀,按摩可缓解,纳眠可,二便调。舌质红、苔白,脉弦滑。

中医诊断:心悸(肝郁气滞,心脉痹阻)。

治法:疏肝调气,宁心安神。

主方:逍遥散。

方药组成:醋柴胡 10 g,当归 10 g,白芍 15 g,云苓 20 g,炒白术 10 g,郁金 10 g,佛手 10 g,降香 10 g,陈皮 10 g,橘叶 10 g,北沙参 30 g,制香附

12 g,木香 6 g,大腹皮 10 g,甘草 3 g。

用法:4 剂,水煎服,每日 1 剂,分 2 次温服。

二诊(2010 - 03 - 22):心慌缓解,左颞侧头胀痛,纳可,夜寐安,苔白,脉细滑。上方去木香、大腹皮、甘草,加天麻 12 g,双钩 10 g(后入),炒白蒺藜 15 g,葛根 12 g。3 剂,水煎服。

按语:"心悸"主要病位在心,但与肝、脾、肾密切相关,肾藏精,心藏神,水火既济,心肾相交,精为神之基础,神为精之外在表现,二者相互依存。心藏神,肝藏魂,"魂者,随神往来",脾为后天之本,是脏腑机能之物质基础,所以对心悸的治疗,既可从心,又可从肝、脾、肾调节,关键要辨清病性。

心与肝在生理和病理方面密切相关。心者,主血脉、主神明。肝为刚脏,性喜条达而恶抑郁,主疏泄及藏血。心与肝的关系主要体现在血液运行和精神意志两个方面。心对精神意志的主宰也与肝之疏泄功能密不可分,正如张景岳在《类经·脏象类》中所说的"神藏于心,故心静则神清;魂随乎神,故神昏则魂荡。"从五行关系看,肝属木,心属火;木生火,母病及子,肝与心系母子关系。母病及子时可见由肝火亢盛引起的心火偏亢,肝失疏泄则心脉不畅;肝血虚,心血暗耗可致心血亏虚。子病及母时,心火亢盛可以耗伤肝阴,引起肝火偏亢。

二、胸痹

验案一:

张某某,女,53 岁。

初诊(2009 - 04 - 16):反复发作性胸闷胸痛 8 年。心前区持续性疼痛,下午重,伴胸闷憋气,心中拘急感,头晕,倦怠乏力,纳少。苔白厚,脉弦滑。浅表性胃炎病史 6 年。心电图检查 ST - T 改变。

中医诊断:胸痹(痰浊壅塞)。

治法:豁痰活血,行气止痛。

主方:瓜蒌薤白半夏汤。

方药组成:瓜蒌 15 g,薤白 10 g,枳实 6 g,郁金 10 g,降香 10 g,赤芍 18 g,丹参 30 g,天麻 12 g,双钩 10 g,炒枣仁 30 g,柏子仁 15 g,炒远志 12 g,知母 10 g。

用法:4 剂,水煎服,每日 1 剂,分 2 次温服。

二诊(2009 - 04 - 20):胸痛减轻,午后乏力,头晕头痛,饮食增加。苔黄,脉弦滑。上方加夏枯草 10 g,以清肝泻火。7 剂,水煎服。

三诊(2009 - 04 - 27):胸痛缓解,吐酸,大便有时干,口苦。苔黄中厚,脉细滑。治疗改以化痰通阳,清热和胃。处方如下:瓜蒌 12 g,薤白 10 g,郁金 10 g,黄连 10 g,浙贝母 12 g,炒乌贼骨 12 g,砂仁 10 g(后入),醋元胡 12 g,生甘草 3 g,清半夏 10 g,茯苓 20 g,佩兰 10 g,陈皮 10 g,神曲 10 g。4 剂,水煎服。

按语:气血之间相互依附,气为血之帅,血为气之母,临床由气滞血瘀而致胸痹者较为多见。本案中提出痰浊与瘀血互为因果,是根据津血同源,瘀血阻滞影响津液运行,遂成痰浊,同样津液不布,或津液失于常运,影响及血,血液黏稠,流动迟缓,则属瘀血。痰浊与瘀血互为因果,拓宽了临床治疗的思路。

验案二:

金某某,男,70 岁。

初诊(2009 - 08 - 03):活动后胸闷憋喘 10 年,加重 2 个月。胸闷憋喘,活动后明显,偶咳嗽,痰少色白,纳可,夜寐安,夜尿频,大便干。苔中黄质嫩,脉滑。慢性支气管炎 15 年。心电图显示:ST - T 改变。

中医诊断:胸痹(气阴两虚,瘀血阻滞)。

治法:益气养阴,活血通络。

主方:生脉散。

方药组成:西洋参 10 g(兑入),五味子 6 g,麦冬 10 g,郁金 10 g,降香

10 g,赤芍 18 g,枸杞 30 g,柏子仁 12 g,炒远志 12 g,黄连 10 g,砂仁 10 g,炙甘草 6 g,瓜蒌 20 g,薤白 20 g,清半夏 10 g。

用法:7 剂,水煎服,每日 1 剂,分 2 次温服。

二诊(2009 - 08 - 10):胸闷憋喘明显减轻,时心慌,活动后明显,晨起咳白黏痰,睡眠时好时坏,大便每日 1 次,有时质稀。上方黄连改为 12 g,加炒枣仁 20 g,厚朴 6 g,去砂仁。7 剂,水煎服。

三诊(2009 - 08 - 17):病情好转,无心慌,时晨起咳白黏痰,睡眠安。苔薄白,脉滑。3 剂,水煎服。

按语:从本证可以看出,胸痹多证属本虚标实之证,其本不离气血阴阳,其标在痰浊、血瘀。心之气阴不足为病之本,痰浊、血瘀为病之标。辨证分型的依据除病人主诉的胸闷、胸痛、心悸等症外,还在于舌脉的变化:如舌质淡胖嫩,属气虚;舌边或舌下络脉青紫,脉细涩,证属血瘀,若见舌苔白腻,脉滑,痰浊内蕴;舌质红或鲜红或绛,质嫩,脉细数或促,多为心阴虚,若兼见黄苔者为火旺。

舌诊是中医望诊中重要部分,分为望舌质,看舌苔,一般规律是舌质变化与正气有关,而舌苔变化多与邪有关,本证其本为虚,从舌质反映其变化,而标为实,故舌苔常常为其变化的重要标志。

验案三:

曲某某,男,55 岁。

初诊(2011 - 08 - 29):反复发作性胸闷 20 余天。患者无明显诱因时感胸闷,胸骨后压迫感,有时胸痛,24 小时动态心电图示:房早并短阵房速,窦性心动过缓,ST - T 改变,用药不详。现仍时感胸闷,压迫感,有时胸痛与活动无关。苔白,脉迟缓。

中医诊断:胸痹(阳虚血瘀)。

治法:温阳利水,理气活血。

方药组成:制附子 6 g(先煎),桂枝 10 g,赤芍 18 g,鸡血藤 30 g,炒白术 10 g,茯苓 6 g,西洋参 10 g(兑入),郁金 10 g,降香 10 g,荜茇 10 g,猪苓 12 g,佩兰 10 g,砂仁 10 g,粉甘草 6 g,红花 10 g。

用法:4 剂,水煎服,每日 1 剂,分 2 次温服。

二诊(2011 - 09 - 03):仍时有心前区不适感,无胸闷胸痛。苔白厚微黄,脉缓。按方改制附子 10 g。4 剂,水煎服。

三诊(2011 - 09 - 07):药后心率较前增加,乏力,时有胸部束紧憋闷感。苔白滑,脉缓,心率 70 次/分。前方继服 6 剂。

四诊(2011 - 09 - 13):偶有胸部束缩感,较前减轻,心悸,乏力。苔白,脉缓。加健脾益肾养阴之生山药、麦冬。处方如下:制附子 10 g(先煎),白术 10 g,桂枝 10 g,茯苓 30 g,西洋参 10 g(兑入),麦冬 15 g,薏米 30 g,郁金 10 g,降香 12 g,荜茇 12 g,红花 10 g,鸡血藤 30 g,佩兰 10 g,生山药 12 g,炙甘草 10 g。6 剂,水煎服。

五诊(2011 - 09 - 19):胸闷痛未再发作,仍感乏力。苔白脉缓,原则不变,加强健脾益气。按方加黄芪 30 g。继进 6 剂。

按语:胸痹是本虚标实证,虚则气血阴阳不足,实则寒凝、气滞、痰浊、瘀血,胸痹又是发作性疾病,缓解期以虚为主,发作期则多呈实的特点,所以缓解期治以补气、养血、滋阴、温阳,发作期重在祛邪。

心主血脉,赖阳气温煦而行之,故以血为本,以气为用。心系之病,阳常亏虚,血常不足,气易耗损,三者常相兼并存,只是各有盛衰。阳气失于温煦,痰湿内蕴,鼓动血行无力而血瘀。故本病临床痰瘀互结较多,因此通阳豁痰、活血化瘀为治疗的主要大法。但必须辨别痰浊与血瘀的主次用药。本病以胸阳不足为本,故当温阳益气治其本,多选用真武汤、四君子汤等,尚有胸闷胸痛故加入理气活血之品郁金、降香、荜茇、鸡血藤、红花、赤芍等,标本同治,取得良好疗效。

验案四:

徐某某,女,60 岁。

初诊(2009 - 10 - 23):胸痛反复发作 5 年,加重 5 天。患者常于生气急躁时发作胸痛,胸闷,自行服用宽胸理气中成药可缓解。近期由于天气转冷,加之家庭不睦,患者胸痛复发,隐痛,心慌空惕不适,时发时止,胸脘胀闷,嗳气频繁,嗳气后自觉舒畅,夜寐不宁,多梦易醒,食纳不甘,大便稀溏。舌质暗红,苔薄黄,脉弦。

既往糖尿病史 10 余年;高血压病史 10 余年,间断服用药物。血压:140/75 mmHg,空腹血糖:7.6 mmol/L,心电图:ST - T 改变。

中医诊断:胸痹(气滞血瘀,血行不畅)。

治法:辛温通阳,开郁理气。

方药组成:瓜蒌 12 g,薤白 10 g,郁金 10 g,降香 10 g,川连 10 g,浙贝 12 g,生山药 10 g,醋元胡 12 g,煅瓦楞子 12 g,神曲 10 g,茵陈 10 g,炒谷芽 12 g,炒麦芽 12 g,陈皮 10 g,甘草 3 g,砂仁 10 g。

用法:4 剂,水煎服,每日 1 剂,分 2 次温服。

二诊(2009 - 10 - 27):胸痛好转,胸闷减轻,胃纳觉甘,舌脉同前。效不更方,继服 6 剂。

三诊(2009 - 11 - 04):诸证好转,自觉睡眠不宁,多梦易醒。郁热内扰心神。前方加栀子 10 g,枣仁 30 g,以清热安神。继服 7 剂。

按语:胸痹一证,当注意辨别阴寒、痰浊、血瘀的病理特点。明确胸阳不振是发病的基础。治疗应分清虚实标本。一般多以治标为先,后再培本或标本同治。本例木气郁遏,疏泄失司,横犯脾胃,心脉失畅。更因肝藏血,忧虑生气耗伤肝血,使其枢机不利,心气亏虚,中气困厄。治疗舒肝畅心,宽胸宣痹,佐以理中。标本同治,治标为主,药证相符,方能取得较好的疗效。

本病是一个本虚标实证,本虚即气血阴阳不足,标实则显现寒凝、气滞、痰浊、瘀血,发作期多为实证,缓解期则见虚证,发作时的治疗主要有活血化瘀法和芳香温通法,缓解后的治则为益气活血、滋阴温阳诸法。

本证属发作期治疗,后期应予扶正。

验案五:

刘某某,女,45 岁。

初诊(2009 - 08 - 20):胸胁疼痛反复发作 1 年余,加重 1 周。患者胸胁时感疼痛,与情绪有关。近 1 周因生气后症状加重,胸胁部闷痛,胀感,疼痛呈发作性,劳累后加重,牵及颈腰背痛,嗳气后稍减,口干口苦,汗出,多梦,惊恐,大便干结。苔黄厚,脉弦细。

中医诊断:①胸痹(肝郁证);②胁痛(肝郁气滞)。

治法:疏肝解郁。

方药组成:醋柴胡 12 g,制香附 15 g,川楝子 10 g,玄参 30 g,橘络 10 g,北沙参 30 g,当归 10 g,青皮 15 g,陈皮 10 g,黄连 10 g,槟榔 10 g,砂仁 12 g,佩兰 10 g,花粉 10 g,番泻叶 6 g,黄精 30 g。

用法:4 剂,水煎服,每日 1 剂,分 2 次温服。

二诊(2009 - 08 - 24):胸部满闷胀痛减轻,呈发作性,脘腹胀满,纳可,口干口苦,善惊易恐,夜寐差,多梦,大便每日 2 ~ 3 次,呃逆。苔白,脉弦细。肝经布两胁,体阴而用阳,阴血亏虚,经脉失养。故上方去番泻叶,加白芍 18 g。7 剂,水煎服。

按语:肝郁气滞证是临床常见的症状,多与情志因素有关,以胸胁或少腹胀痛等为主要证候。"胸膈似阻,心下虚痞,胁胀背胀,脘闷不食,气虚攻冲,筋脉不舒等候。"(《临证指南医案》)

方中运用大量柴胡、青皮、陈皮、橘络、香附、川楝子、槟榔等疏肝解郁,行气通络之品;因行气之药多香燥,易耗气伤阴,故配伍北沙参、花粉、当归、黄精、玄参益气滋阴养血。气郁则津液运行不利,痰湿内盛,郁而化热,故加黄连清热燥湿;砂仁行气健脾,以助化湿;佩兰化湿,番泻叶泻热行滞,以通大便。诸药配合,疏肝解郁,滋阴养血,清热燥湿,标本兼治。

验案六：

刘某某,男,47 岁。

初诊(2010 - 02 - 25):胸闷,伴发作性心前区及后背胀感 4 年。患者胸闷,左胸及后背发胀,一过性胸痛,多于睡眠或休息不佳时发作。无心慌,纳可,寐安,二便调。舌质红、苔黄,脉细弦。2004 年曾出现房颤,短期服用胺碘酮;1 个月前曾做心电图示房颤。

中医诊断:胸痹(气阴两虚)。

治法:益气养阴,养血通脉。

主方:炙甘草汤。

方药组成:炙甘草 10 g,西洋参 10 g(兑入),桂枝 6 g,生地 12 g,麦冬 10 g,桔梗 10 g,五味子 6 g,郁金 10 g,降香 10 g,当归 6 g,生龙骨 12 g,枸杞 30 g,生牡蛎 12 g,黄连 12 g,炒白术 10 g,莲子心 6 g,葶苈子 12 g(包)。

用法:7 剂,水煎服,每日 1 剂,分 2 次温服。

二诊(2010 - 03 - 04):服药后第二天心前区发作性疼痛,深呼吸及下蹲时明显,其后未再发作,感胸闷胀,疲乏无力。苔薄白,脉细略滑。上方去黄连,加玉竹 10 g。4 剂,水煎服。

三诊(2010 - 03 - 08):发作性心前区隐痛,持续 2～3 分钟,乏力。苔薄黄,脉结。气虚明显,加重益气通阳,以促血行。处方如下:炙甘草 10 g,台参 15 g,黄芪 20 g,桂枝 10 g,麦冬 12 g,阿胶 10 g(烊化),五味子 6 g,桔梗 10 g,黄连 10 g,枸杞 30 g,生龙牡各 12 g,陈皮 10 g,柏子仁 10 g,赤芍 15 g,当归 6 g。7 剂,水煎服。

四诊(2010 - 03 - 15):未述明显胸闷胸痛,活动后感乏力,纳可,夜寐安,二便调。苔薄微黄,脉细弦。继用上方 3 剂,水煎服。

按语:胸痹一证,多见于中老年人,临床上多反复发作,证属本虚标实,发作时以厥心痛为主,甚则真心痛,属标实(寒凝、气滞、痰浊、瘀血);缓解时突出正虚的特点(气虚、血虚、阴虚、阳虚)。故治疗上,发作期以治标为主,或祛寒,或理气,或涤痰,或活血;缓解期则从治本入手,给予扶正(补气、养血、滋阴或温阳)。

验案七:

谢某,女,46 岁。

初诊(2010 - 07 - 05):胸闷胸痛反复发作半年。患者时感胸闷、胸痛,伴头晕、惊恐感,心中惕惕不安,休息差时易发作,视物模糊,纳可,夜眠不安,入睡困难,易醒,多梦,记忆力下降。苔白,脉细缓无力。高血压病史 10 年,服用寿比山每次 2.5 mg,每日 1 次。动态心电图示:①窦缓(38 次/分);②偶发房早,有时成对;③偶发室早,时呈间位;④一过性轻度 ST - T 改变。

中医诊断:胸痹(气阴两虚,痰瘀痹阻)。

治法:益气养阴,豁痰通络。

主方:瓜蒌薤白白酒汤合炙甘草汤。

方药组成:瓜蒌 12 g,薤白 10 g,郁金 10 g,降香 12 g,赤芍 20 g,炙甘草 10 g,北沙参 30 g,麦冬 10 g,益智仁 30 g,红花 10 g,沙苑子 15 g,阿胶 10 g(烊化),天麻 12 g,柏子仁 15 g。

用法:7 剂,水煎服,每日 1 剂,分 2 次温服。

二诊(2010 - 07 - 12):憋闷减轻,善惊易恐,伴心慌,活动后加重,头痛,左侧为主,入睡困难,易醒,多梦,纳可,二便调。苔微黄,脉细。改以滋阴安神,疏风平肝。处方如下:炒枣仁 30 g,川芎 12 g,当归 10 g,茯神 30 g,知母 12 g,菖蒲 10 g,生龙齿 30 g,龟板 12 g,炒白蒺藜 15 g,天麻 15 g,益智仁 20 g,炒蔓荆子 10 g,郁金 10 g,降香 12 g,砂仁 10 g(后入)。3 剂,水煎服。

三诊(2010 - 07 - 15):胸闷改善,多于劳累及睡眠差时易惊恐发作,头痛,眠差,多梦易醒,记忆力下降,苔黄厚,脉缓滑。加仙茅 15 g,细辛 3 g,白芍 15 g。7 剂,水煎服。

四诊(2010 - 07 - 22):仍睡眠不宁,入睡困难,易醒多梦,头痛,睡眠差时发作,纳可,视力好转,记忆力差,二便正常。舌质红、苔薄黄,脉细缓。阴虚血少,心神失养为主,故治以滋阴养血安神。处方如下:当归10 g,生地15 g,麦冬10 g,炒枣仁30 g,柏子仁12 g,炒远志12 g,丹参30 g,沙参30 g,茯神30 g,五味子6 g,桔梗10 g,莲子心10 g,生龙齿30 g,仙茅15 g,朱珀散1.5 g(冲服),炙甘草6 g。4剂,水煎服。

五诊(2010 - 07 - 26):睡眠改善,健忘,心烦减轻,无头痛,尿频,大便正常,苔白,脉缓。7剂,水煎服。

按语:胸痹证,其病位在心,治疗中始终围绕心做调理,"心者,五脏六腑之大主也。"故可影响全身,导致多脏腑的生理变化,临床时要注意,但症状再复杂,病机演变始终先以心为主,故从心论治最重要。心以心气、心血为要,气不足则血脉运行无力,血虚则心失所养,进而发展到心阳、心阴不足,所以补心气,养心血,滋心阴,温心阳都是治疗中心,痰浊、血瘀是机体阴阳气血津液代谢失调的病理产物,一经形成又作为致病因素导致病机发生转变,往往缠绵难愈,贯穿疾病的始终,且常互相转化。

验案八:

官某某,女,72岁。

初诊(2010 - 11 - 08):心前区不适反复发作20年。20年前出现心前区不适感,无疼痛,做心电图显示:ST - T改变,诊为"冠状动脉粥样硬化性心脏病",口服丹参滴丸、血府逐瘀胶囊等,症状时好时坏。现患者心前区不适,气短乏力,后背拘紧感,小腹及后背凉感,纳食尚可,夜寐安,大便每日1次,偏稀,小便调。舌质紫暗,苔白,脉弦滑。

中医诊断:胸痹(心血瘀阻)。

治法:活血化瘀,通阳宽胸。

主方:失笑散。

方药组成:生蒲黄10 g,五灵脂10 g,沉香6 g,郁金10 g,当归10 g,红花 10 g,赤芍 18 g,薤 白 10 g,仙灵脾 12 g,沙参 30 g,柏子仁 12 g,枸杞 30 g,砂仁 10 g,陈皮 10 g,制香附 15 g。

用法:7 剂,水煎服,每日 1 剂,分 2 次温服。

二诊(2010 - 11 - 15):心前区不适感明显减轻,小腹及后背发凉,排气通畅,苔黄中厚,脉缓滑。湿热明显,故加黄连 6 g,藿香 10 g(后入)。7 剂,水煎服。

三诊(2010 - 11 - 22):未述明显心前区不适,小腹和后背发凉,纳食可,大便每日 1 次,舌质暗红、苔白,脉弦缓。湿热已退,减黄连、藿香、砂仁。继用 3 剂,水煎服。

按语:对胸痹的论治,要抓住这个病的病性特点——本虚标实,结合病程长短、年龄、体质,以及临床症状去辨证,一般在发作期多以标实为主,而缓解期则以正虚为特征,扶正祛邪是基本治则。

胸痹是由于正气亏虚,痰浊、瘀血、气滞、寒凝而引起心脉痹阻不畅,临床以胸骨后或心前区发作性憋闷、疼痛为主要表现的一种病证。引起胸痹的原因主要有:①饮食不当:平素嗜食肥甘厚味,日久损伤脾胃,运化失职,聚湿成痰,痰阻经脉,导致心脉痹阻,发为本病。②情致失调:忧思伤脾,升降受阻,运化呆滞,脾虚生痰;郁怒伤肝,肝郁气滞,郁而化火,灼津生痰,痰浊阻于心脉,导致心脉痹阻发病。③寒邪侵袭:素体阳虚,胸阳不振,阴寒之邪乘虚而入,寒主收引,胸阳不展,血行不畅,导致心脉痹阻。④年老体虚:年老体虚之人,肾气不足,肾阳不能鼓舞五脏之阳,导致心气不足,心阳不振;肾阴亏虚,不能滋养五脏之阴,可引起心阴虚。气虚血行不畅,阴虚经脉失于濡润,导致心血运行不畅,发为胸痹。因此心脉不通为本病的发病机制,所以活血化瘀通脉为胸痹的主要治疗方法。

验案九:

戴某某,女,70 岁。

初诊(2011 - 02 - 21):胸闷憋气半月余。半月前出现胸闷憋气,胸痛、大汗、恶心,遂往省级医院就诊,诊为"①冠心病、急性心梗、心功能1级;②2型糖尿病;③贫血",收住院治疗。给予抗凝、抗血小板聚集、营养心肌、降糖等治疗,好转出院。现患者仍感胸闷憋气,气短,无胸痛、心慌,纳可,夜寐安,大便干,3~4日一行,小便调。舌质红、苔白,脉缓。

中医诊断:胸痹(阴阳两虚,痰瘀阻络)。

治法:通阳益阴,豁痰通络。

主方:瓜蒌薤白半夏汤。

方药组成:瓜蒌15 g,薤白10 g,郁金10 g,降香10 g,陈皮10 g,清半夏10 g,赤芍18 g,鸡血藤30 g,沙参30 g,麦冬10 g,茯苓15 g,炒白术10 g,玄参20 g,槟榔10 g,炙甘草6 g。

用法:3剂,水煎服,每日1剂,分2次温服。

二诊(2011-02-24):胸闷较前减轻,活动后易发作,3天来未排大便,无腹胀痛,纳食一般,乏力。苔黄,脉细弦。阴血亏虚,肠道失润,加入养阴润肠之品。加生地15 g,改瓜蒌20 g。4剂,水煎服。

三诊(2011-02-28):胸闷较前改善,无胸痛,纳食增加,头痛,以双颞侧为主,大便干,数日一行,小便正常,牙龈出血。舌质红、苔白,脉弦缓。阴虚阳亢,上扰清窍,治以通阳泄浊,育阴潜阳。处方如下:瓜蒌20 g,薤白10 g,降香10 g,郁金10 g,生蒲黄10 g(单包),赤芍18 g,当归10 g,丹参30 g,荜茇10 g,白芷10 g,菊花15 g,天麻12 g,沙参30 g,知母12 g,生石膏30 g。7剂,水煎服。

四诊(2011-03-07):无胸闷气短,头痛减轻,纳果,胃脘部痞满,大便量少,2日一行,苔黄厚,脉弦滑。痰浊中阻明显,加入健脾化痰,行气消食的药物。去知母、生石膏、天麻、白芷,加黄连10 g,清半夏10 g,佛手10 g,焦三仙各10 g,生甘草6 g。7剂,水煎服。

按语:"阳微阴弦"是胸痹的主要病机,但临床上心阴不足较为多见。心主血脉、主神志的功能必须依赖心阳的温煦、推动,和心阴的滋润、充盈,阴阳既济、协调平衡,心有所主。若心阴不足、脉失所养,阴虚火旺、灼津生痰,脉失所充、停而为瘀,常可发为胸痹。临床中亦有作为兼证出现者,多因心阳虚日久伤阴,或过用辛燥药物伤及阴血而成。

本病案在辨治过程中,从心而治,滋补心阴,温通心阳,使阴阳协调,配以活血。本病案辨证论治完善,但病人年龄较大,应注意善后调养。

验案十:

石某某,女,75岁。

初诊(2011-04-28):胸闷憋气1年。患者胸闷憋气,伴心慌,平时口服心血康、丹参、速效救心丸等,现患者胸闷憋气,心慌气短,咳嗽,痰少、色白、难咳,纳可,夜寐安,周身乏力,头重脚轻,脑鸣,二便调。舌质紫暗,苔薄白,脉滑缓无力。

中医诊断:胸痹(痰瘀阻络)。

治法:豁痰活血通络,佐以益气养阴。

主方:瓜蒌薤白半夏汤。

方药组成:瓜蒌12 g,薤白10 g,降香10 g,郁金10 g,白蔻10 g,清半夏10 g,荜茇10 g,黄芪30 g,沙参30 g,麦冬12 g,赤芍15 g,鹿衔草10 g,当归10 g,仙灵脾12 g。

用法:7剂,水煎服,每日1剂,分2次温服。

二诊(2011-05-05):胸闷心慌缓解,目前咽干,咳嗽,吐白痰,痰黏不易咳出,疲乏感。舌质紫暗、苔白,脉结。肺阴亏虚,痰浊内蕴,治以养阴益肺,化痰止咳。处方如下:北沙参30 g,麦冬10 g,五味子10 g,葶苈子12 g(包),炙紫菀15 g,前胡10 g,枇杷叶10 g,川贝10 g,橘红10 g,炒牛子10 g,桔梗10 g,桑白皮12 g,花粉10 g,赤芍18 g,炙甘草10 g。3剂,水煎服。

按语:阴阳气血亏虚是胸痹发病基础,而发作则多由寒证、气滞或痰浊、瘀血所诱发,属本虚标实之证。

第三章　脾胃病证

一、泄泻

验案一：

李某某,女,48 岁。

初诊(2008 - 12 - 04)：腹泻 10 天。患者腹泻,纳呆,腹胀,右胁肋部隐痛,口干不欲饮,饮不解渴,咽干,腰酸乏力。舌苔白,脉弦。

中医诊断：泄泻(脾肠不利)。

治法：健脾燥湿,化湿止泻。

方药组成：苍术 12 g,陈皮 10 g,川连 10 g,砂仁 10 g,藿香 10 g,茯苓 30 g,黄芩 10 g,清半夏 10 g,沙参 30 g,车前子 10 g,焦三仙各 10 g,滑石 20 g,生甘草 3 g,草蔻 10 g,炒扁豆 10 g,苡米 30 g。

用法：7 剂,水煎服,每日 1 剂,分 2 次温服。

二诊(2008 - 12 - 11)：腹泻明显减轻,口干不欲饮,纳呆,腰酸乏力。苔黄厚略干,脉弦滑。湿热阻滞中焦,纳运失健,气机阻滞。故以清热燥湿法。处方如下：苍术 15 g,厚朴 10 g,陈皮 10 g,草蔻 10 g,云苓 30 g,砂仁 10 g(后入),佩兰 10 g,青蒿 30 g,黄连 10 g,黄芩 10 g,竹茹 10 g,青黛 6 g,滑石 20 g,枇杷叶 10 g,石斛 15 g,升麻 6 g。7 剂,水煎服。

三诊(2008 - 12 - 18)：大便每日 1 ~ 2 次,质软成形,口干欲饮,右胁肋部隐痛。苔黄略干,脉弦滑。脾胃湿热,熏灼肝经,肝体阴而用阳,肝胆湿热而伤阴。治以养阴清热,健脾化湿。处方如下：青蒿 30 g,黄芩 12 g,竹茹 10 g,云苓 30 g,清半夏 10 g,陈皮 10 g,黄连 12 g,升麻 6 g,川楝子 10 g,醋元胡 12 g,白蔻 10 g,砂仁 10 g(后入),焦楂 15 g,槟榔 10 g,制香附 12 g。4 剂,水煎服。

按语：泄泻证主要病位在脾,"脾虚湿盛"为其发病关键,其中湿是主要病理环节,《难经》有"湿多成五泄"之说。有因湿盛困脾导致脾运化受阻,亦有脾气不足而影响运化者,但两者有本质差别。两者有本质差别。临证时首先要分清虚实,本证因恼怒所致(胁痛),由肝失疏泄而影响及脾,属肝郁泄泻。

急性泄泻(邪为主)不可骤用补涩以免闭留邪气,慢性泄泻(因虚)则不可分利太过,以防耗津,亦不可纯用甘温补益以免助湿,应随证辨之。

验案二:

秦某某,男,60岁。

初诊(2009 - 12 - 07):腹泻伴脐周疼痛1月余。患者每于晨4~6点钟出现脐周疼痛,按揉及排便后症状消失,大便质软成形,纳呆,小便正常。舌红根白厚,脉弦细。上消化道钡餐示:胃炎。

中医诊断:五更泻(脾肾阳虚)。

治法:温补脾肾,固涩止泻。

主方:四神丸合痛泻要方。

方药组成:补骨脂12 g,煨山药15 g,肉豆蔻10g,五味子6 g,炒吴茱萸6 g,白芍20 g,陈皮10 g,防风6 g,炒白术10 g,醋元胡15 g,砂仁10 g,佩兰10 g,炮姜6 g,焦楂15 g,炒谷芽15 g,甘草3 g,炒麦芽15 g。

用法:7剂,水煎服,每日1剂,分2次温服。

二诊(2009 - 12 - 14):仍脐周疼痛,痛即排便,成形,黏黄便,便后疼痛缓解,纳可,进冷食即感脐周疼痛,大便每日1~2次。舌质红、苔黄,根部明显,脉弦缓。脾胃亏虚明显,湿象减轻。上方去佩兰,加生山药15 g,浙贝母10 g。7剂,水煎服。

三诊(2009 - 12 - 21):大便为黄色软便,腹痛减,遇凉则加重,舌红、苔黄,脉弦细。病机仍为脾肾阳虚,脾虚肝旺。处方如下:补骨脂12 g,煨豆蔻15 g(后入),炒吴茱萸6 g,五味子6 g,生山药15 g,炒白术10 g,茯苓30 g,白芍10 g,甘草6 g,醋元胡15 g,焦楂15 g,陈皮10 g,炮姜6 g,覆盆子 30 g,山萸肉 15 g。7 剂,水煎服。

四诊(2009 - 12 - 28):大便基本成形,腹痛减轻,纳可,小便正常。舌质红、苔黄,脉滑。取利小便以实大便的作用,加猪苓 10 g。7 剂,水煎服。

五诊(2010 - 01 - 04):症状缓解,纳增,舌质红嫩且暗,苔黄,脉弦。阴虚内热明显,故加知母 6 g,炒黄柏 12 g。7 剂,水煎服。

按语:五更泻属泄泻范畴,因其泄泻的特征是每日五更时出现泄泻,且呈稀水样,故得其名,其病机要点是肾阳亏虚,肾失固摄,脾阳根于肾阳,所以于泻前多伴腹痛。脏腑虚寒,内失温养,故腹痛。土虚木乘,肝脾不和,加重腹痛腹泻。故四神丸和痛泻要方合用,补脾疏肝、温肾暖脾、固肠止泻,正切其病机,药到病除。

验案三:

张某某,男,17 岁。

初诊(2011 - 05 - 26):腹泻 5 年。患者大便频急,以黏液为主,粪质不多,多与情绪有关,便前腹痛,便后缓解,腹部怕冷,食欲可。苔白,脉弦细滑。大便常规检查正常。

中医诊断:泄泻(肝脾不和)。

治法:疏肝补脾止泻。

主方:痛泻要方。

方药组成:陈皮 10 g,白芍 20 g,防风 6 g,炒白术 10 g,煨豆蔻 12 g(后入),补骨脂 10 g,焦楂 15 g,白蔻 10 g,橘叶 10 g,川楝子 10 g,石斛 15 g,生山药 30 g,制香附 12 g,白花蛇舌草 12 g,粉甘草 6 g,鸡血藤 15 g。

用法:7 剂,水煎服,每日 1 剂,分 2 次温服。

二诊(2011 - 06 - 02):大便次数明显减少,大便成形,纳可,活动及进水多时易大便,小便正常,夜寐安,有时头晕。病机仍以肝脾不和为主,补脾柔肝,温阳止泻。处方如下:陈皮 10 g,白芍 20 g,防风 10 g,炒白术

10 g,炒川楝子 10 g,台参 15 g,茯苓 30 g,黄连 10 g,良姜 10 g,焦楂 15 g,诃子 10 g,煨豆蔻 12 g(后入),佩兰 10 g,生山药 15 g,粉甘草 6 g,砂仁 4.5 g(后入),米壳 6 g。14 剂,水煎服。

三诊(2011 - 06 - 16):进食偏热、冷、多汁时即感脐下偏左疼痛,排便后缓解,平素大便日 2 次,成形,纳食一般,眠可,晨起排便,舌质红,舌根黄厚,脉弦细。腹痛明显,加重柔肝缓急的药量,上方白芍加至 30 g。14 剂,水煎服。

四诊(2011 - 06 - 30):腹略胀,转矢气,大便每日 2 次,仍感不成形,甚至有不消化食物,食欲好,但进食多时大便次数增多,口干,舌质红,苔黄根厚,脉弦略数。上方继服 14 剂,水煎服。

五诊(2011 - 07 - 14):大便每日 1 次,时有左下腹痛,偶腹胀矢气,时有腹中气过水声。苔薄黄,脉弦细。上方加木香 6 g(后入)。7 剂,水煎服。

按语:"泄泻"有较多分型,肝气旺而制土或因肾阳虚衰所致者多见,且难治,本证特点是痛则泻,泻则减且反复发作,其根本是肝疏泄失常,致使肝脾不和。而痛泻之证即由于土虚木乘所致,《医方考》说:"泻责之于脾,痛责之于肝;肝责之实,脾责之虚,脾虚肝实,故令痛泻。"本方以痛泻要方为主,以大剂量白芍柔肝缓急,同时加入固涩剂。由于辨证得当,所以效果显著。

二、痞满

验案一:

姜某某,男,79 岁。

初诊(2010 - 09 - 20):上腹部堵胀感半月余。患者20 天前无明显原因进食后上腹部堵闷发胀,胃纳欠佳,无胃脘疼痛及泛酸呕恶,伴头胀、头晕,如坐舟车,夜寐欠安,一夜入睡 3~4 小时,心烦易怒,大便干结。舌质红、苔黄中厚,脉弦缓。心电图示:窦性心动过缓。血压:165/90 mmHg。

中医诊断:①痞证(湿热中阻);②胸痹痰浊壅塞。

治法:和胃清热,芳香化湿。

方药组成:黄连 10 g,浙贝 12 g,炒乌贼骨 12 g,苍术 10 g,厚朴 10 g,陈皮 10 g,生大黄 4.5 g(后入),砂仁 10 g(后入),香橼 10 g,佩兰 10 g,瓜蒌 24 g,薤白 10 g,郁金 10 g,降香 10 g,生甘草 6 g。

用法:6 剂,水煎服,每日 1 剂,分 2 次温服。

二诊(2010 - 09 - 27):上腹堵胀减轻,胃纳较前改善,头晕减轻,睡眠好转,时有泛酸嗳气,大便每日一行,不干结。脉弦滑,舌质红,舌苔黄。血压:155/75 mmHg。脾湿渐化。前方去苍术,改白术 15 g,加石斛 15 g,北沙参 20 g,枇杷叶 10 g,以养护胃阴,降气和胃。3 剂,水煎服。

三诊(2010 - 09 - 31):胃脘堵胀感减轻,头晕减轻,仍时有泛酸,胃脘烧灼感,嗳气,进食后胃脘饱胀感,食欲尚可,二便调。舌质红嫩、苔略黄,脉缓。血压:140/60 mmHg。舌质红嫩说明胃阴亏虚,治以健脾益气养阴,五味异功散为主方。处方如下:台参 15 g,炒白术 10 g,茯苓 20 g,粉甘草 6 g,陈皮 10 g,姜半夏 10 g,砂仁 10 g(后入),北沙参 30 g,丹参 30 g,浙贝母 15 g,郁金 10 g,石斛 15 g,黄连 6 g,枇杷叶 10 g,郁李仁 6 g。6 剂,水煎服。

按语:痞证的病机是胃气壅塞,故表现痞塞满闷,而非疼痛,若"痛"则属胃气壅塞而不通,临证时要把握好分寸,应注重问诊,从中体现四诊合参的重要性。

患者年事已高,初诊时主诉上腹闷胀,伴有胃纳不佳,进食后上腹饱胀感,眠差,心烦头晕等症状,苔厚,脉缓。一派湿邪蕴阻中州之象,与胸痹轻症难以鉴别。浦老遣方用药中注意兼顾温通心阳,在理气化湿、醒脾清热基础上合用瓜蒌、薤白;待脾湿渐化,黄厚苔渐去,饱胀及食纳减轻,舌质红嫩显现,且症见泛酸、脘痛、烧灼感,说明胃阴不足是其根本,故治疗转以养护胃阴,健脾益气为主而收获良效。

验案二:

孙某某,女,74 岁。

初诊(2011 - 05 - 30):脘腹胀满反复发作 10 余年,加重 7 天。患者进食后脘腹胀满,伴后背胀痛,时有泛酸,食欲可,常服用消食片,反复口腔溃疡,喜食温食,时感心胸部灼热、胀痛,连及背部,伴汗出,甚则胸闷憋气,服用速效救心丸及丹参滴丸后可缓解,大便偏干,1 日一行,平时易生气,情绪急躁,时有头痛头胀,睡眠不宁。舌苔黄、中部厚脉弦缓。

中医诊断:痞证(肝气犯胃)。

治法:疏肝和胃,消痞散结。

方药组成:清半夏 10 g,黄连 10 g,生甘草 6 g,苏梗 6 g,厚朴 10 g,佛手 10 g,苍术 6 g,陈皮 10 g,黄芩 10 g,炒谷芽 15 g,炒麦芽 15 g,橘叶 10 g,石斛 15 g,北沙参 30 g,杷叶 10 g,浙贝 12 g。

用法:3 剂,水煎服,每日 1 剂,分 2 次温服。

二诊(2011 - 06 - 03):纳呆,胃脘胀满,泛酸减轻,心胸部仍感灼热疼痛,连及后背,头痛头昏,夜寐稍有好转,大便 2 日一行,小便短少。舌苔黄,脉弦缓滑。血压:125/75 mmHg。按前方加花粉 10 g,佩兰 10 g,白蔻 10 g。以芳香化浊,化湿和胃。6 剂,水煎服。

三诊(2011 - 06 - 09):药后诸症缓解,仍时有脘中饱胀,胃纳可,大便通畅。苔黄厚,脉弦滑。治以平调阴阳,芳香化浊,理气健运。处方如下:黄芩 10 g,黄连 10 g,陈皮 10 g,清夏 12 g,茯苓 20 g,郁金 10 g,佩兰 10 g,砂仁 10 g(后入),焦三仙各 10 g,藿香 10 g(后入),制香附 15 g,厚朴 10 g,薏米 30 g,生山药 10 g,生甘草 6 g。4 剂,水煎服。

四诊(2011 - 06 - 13):胃脘部时有胀满,左胁腹疼痛,时有恶心、纳呆,后背腰部疼痛,夜眠好转。苔黄厚,脉滑。按上方去生山药、薏米,加苍术 10 g,白蔻 10 g,木香 10 g(后入)。4 剂,水煎服。

五诊(2011 - 06 - 17):药后诸症减轻。苔黄稍厚略干,舌质红,脉缓略弦。按上方改黄连 15 g。6 剂,水煎服。

按语:痞证常是胃痛先期病证,若胃气壅塞转至胃气壅滞,则导致胃痛,故痞多在于气,而痛多在于血。痞证易治,胃痛则较难治,所以对痞证要抓紧治疗。本病缠绵日久,因实致虚,虚实错杂,寒热互见,兼有气滞、寒凝、气陷、停饮等症。治疗当予疏肝理气,寒热平调,清养共用,虚实兼顾。若单予补虚,反致壅气,往往导致胃气更加郁滞。

验案三:

于某某,女,56 岁。

初诊(2011 - 02 - 23):胃脘部痞满半月余。患者自述与家人闹矛盾后出现胃脘部满闷不畅,无胃脘疼痛,无泛酸,胃纳不佳,口淡无味,夜眠不宁,二便调。舌苔黄,脉弦滑。

中医诊断:痞证(肝郁气滞)。

治法:辛开苦降,消痞散结。

方药组成:清半夏 10 g,黄芩 10 g,黄连 10 g,粉甘草 6 g,郁金 10 g,紫苏梗 10 g,陈皮 10 g,厚朴 10 g,茯苓 20 g,焦三仙各 10 g,香橼 6 g,生山药 10 g,枇杷叶 10 g,石斛 15 g,高良姜 6 g。

用法:3 剂,水煎服,每日 1 剂,分 2 次温服。

二诊(2011 - 02 - 26):仍时感胃脘堵闷,但较前减轻,嗳气频仍但感觉舒服,胃纳不甘,夜寐欠佳,今晨感咽喉部不适,偶有咳嗽,无痰,无咽喉疼痛,微感头痛、头昏,大小便调畅。舌苔黄中厚脉弦细滑。因木壅土侮,略有缓解;新感外邪,肺失宣降。宗《内经》:"先病为本,后病为标,标本同治"原则处方用药,以理气除痞、宣肺止咳为原则。处方如下:紫苏梗 10 g,清半夏 10 g,厚朴 10 g,云苓 30 g,砂仁 10 g(后入),桑白皮 10 g,桑叶 10 g,菊花 15 g,桔梗 10 g,连翘 15 g,炒杏仁 10 g,薄荷 10 g(后入),炒枣仁 30 g,柏子仁 12 g,陈皮 10 g。4 剂,水煎服。

按语:痞者,痞塞不通,上下不能交泰之谓。仲景所论心下痞,原指小柴胡汤证误行泻下，损伤中阳，少阳邪热乘虚内陷，以致寒热错杂，导致"但满而不痛"、"呕而肠鸣"之病证。该例患者以情志不调而起病，属肝气犯胃导致中焦脾胃升降功能失司，产生心下痞满，胃纳不甘，嗳气频等症。治疗仍宗仲景半夏泻心汤辛开苦降之旨，以半夏、良姜辛散开结，黄连、黄芩苦寒降逆为主药治疗，中焦虚弱证候不显，故去健脾益气人参、大枣，加用郁金、香橼、厚朴、陈皮理气开郁，并在治疗中注意顾护胃阴，以石斛养阴生津防诸辛燥理气之品伤阴。治疗过程中，患者偶感外邪，肺失宣肃，表现咳嗽、咽痛，宗《内经》："先病为本，后病为标"原则，且先后病病情相当，而取标本同治，辛开消痞与宣肺止咳并用，遣方用药收功。

痞证与胃痛不同，其病机关键是胃气塞与滞的区别，但两者又是相互关联的，可相互转化的。

验案四：

李某某，女，54 岁。

初诊（2009 - 12 - 17）：食后脘胀 20 年，加重 1 个月。患者 20 年前出现进食后胃脘胀满，在医院做钡餐诊为"十二指肠溃疡"，平素口服阿莫西林、奥美拉唑、克拉霉素等药物。近 1 个月进食后脘部堵闷感明显，进冷食后不适尤甚，呃气则舒，伴疼痛、泛酸，纳可，背胀，憋气，夜寐多梦，周身乏力。苔黄厚，脉细滑。

中医诊断：痞满（脾胃气虚，痰阻气滞）。

治法：补气健脾，理气化痰。

主方：香砂六君子汤。

方药组成：台参15 g，白术10 g，茯苓30 g，粉甘草6 g，陈皮10 g，木香10 g，砂仁10 g，姜半夏10 g，良姜6 g，浙贝母12 g，煅瓦楞15 g，炒乌贼骨10 g，醋元胡15 g，制香附15 g，黄连6 g，佩兰10 g。

用法：4 剂，水煎服，每日 1 剂，分 2 次温服。

二诊（2009 - 12 - 21）：胃脘痛略减，背胀，吐酸，乏力。苔白，脉细滑。中焦湿浊显著,加芳香化湿之品,白蔻10 g,藿香10 g(后入)。7剂,水煎服。

三诊(2009 - 12 - 28):胃脘痛及背胀较前缓解,口中酸,纳呆,进食后不适,大便排出不畅。苔白厚,脉细滑。上方去木香、佩兰,加苡米10 g,焦三仙各10 g。7剂,水煎服。

四诊(2010 - 01 - 05):胃脘痛明显改善,吐酸减少,背胀消失,纳可,苔薄黄,脉弦细滑。痰湿已化,故以异功散健脾行气。处方如下:台参15 g,炒白术10 g,茯苓20 g,粉甘草6 g,陈皮10 g,浙贝母12 g,炒乌贼骨12 g,煅瓦楞子15 g,炒吴茱萸6 g,川连10 g,醋元胡10 g,生山药10 g,玉竹12 g,枇杷叶10 g,石斛15 g。4剂,水煎服。

按语:香砂六君子汤由四君子汤配半夏、陈皮、木香、砂仁组成,功在益气健脾,行气化痰,用于脾胃亏虚,痰阻气滞证。

通过本案,临床时要注意的问题是"胃胀"与"胃痛"症状的主次,涉及病机在气在血,"胀"与气相关,"痛"与血相关。

验案五:

张某某,女,69岁。

初诊(2011 - 05 - 19):胃脘部胀满反复发作2个月。患者胃脘部胀满,伴疼痛,无恶心、呕吐、泛酸,纳可,大便不干,小便调。舌质红、苔黄腻,苔弦滑。胆囊结石病史10年。

中医诊断:痞满(湿热内蕴,肝郁气滞)。

治法:清利湿热,疏肝理气。

方药组成:茵陈30 g,金钱草30 g,鸡内金15 g,海金沙10 g,醋元胡12 g,赤芍10 g,白芍10 g,焦楂10 g,佛手10 g,制香附15 g,公英20 g,厚朴10 g,木香10 g,当归10 g,陈皮10 g,甘草3 g。

用法:7剂,水煎服,每日1剂,分2次温服。

二诊(2011 - 05 - 26):胃脘部胀满隐痛,纳呆,大便次数多,不成形,排便不畅,小便正常,夜寐安。舌质红苔厚,脉弦细。上方加泽泻 12 g,藿香 10 g(后入),茯苓 15 g。4 剂,水煎服。

三诊(2011 - 05 - 30):胃脘部胀满改善,纳食增加,二便正常,夜寐安。舌质红苔厚,脉弦细。上方继服 3 剂,水煎服。

按语:《伤寒论》云:"满而不痛者,此为痞。"《景岳全书·痞满》云:"痞者,痞塞不开之谓;满者,胀满不行之谓。"痞满发生主要与脾胃功能失调、气机升降失常有关。脾主运化,运化水湿和水谷精微;胃主受纳,腐熟水谷,共为后天水谷之海。脾又主升清,胃主降浊,二者一升一降,密切配合,才能完成纳食、消化、吸收和转输等一系列生理功能。当脾胃功能受损,湿热内蕴,阻滞气机,升降失常即可发生痞满。肝为气机之枢纽,调节脾胃的升降,肝气郁滞亦可导致脾胃气机阻滞。因此,临床治疗痞满在清化湿热的同时,不要忘记疏肝解郁,调节气机升降。

三、胃痛

验案一:

曹某某,女,62 岁。

初诊(2009 - 11 - 05):右上腹胀痛半月。患者因食用粽子及饮啤酒后感右上腹胀痛,痛势隐隐,上腹部糟杂不适,嗳气频频,胃纳不佳,口干渴喜饮,大便干结,小便调。舌质暗苔黄,脉弦细滑。

既往史:胆囊炎、胃炎、糖尿病史。

中医诊断:①胃脘痛(肝气犯胃);②胆胀(肝郁化火)。

治法:舒肝解郁,健脾和胃。

方药组成:丹皮 15 g,炒栀子 10 g,当归 10 g,杭芍 10 g,醋柴胡 12 g,云苓 20 g,炒白术 10 g,薄荷 6 g,黄连 10 g,浙贝母 15 g,煅瓦楞 12 g,炒乌贼骨 12 g,厚朴 10 g,生大黄 3 g,甘草 3 g。

用法:4 剂,水煎服,每日 1 剂,分 2 次温服。

二诊(2009 - 11 - 09):药后痛胀俱减,知饥思食,舌苔黄,脉弦滑。

气机得运,积郁始化。效不更方,前方继服 4 剂。

按语:肝性喜条达恶抑郁。本患者为老年女性,性情抑郁寡欢,复因酒食内蕴胃肠,遂生湿热,阻遏中州,肝气横逆犯胃而发病。宿根乃肝气郁结使然。故以逍遥散舒肝解郁,健脾养血治本,以煅瓦楞子、炒乌贼骨制酸止痛治标,厚朴、大黄通下导滞,郁结消除,腹气通畅,疾病向愈。

逍遥散、柴胡疏肝散同属理气剂,但两方在应用时病机上有较大差别。肝主疏泄,其病理过程中有疏泄太过与不及之分。一般疏泄太过为肝气,疏泄不及为肝郁。肝气者在治疗时重在疏肝理气调理气机为要,多属实证,用柴胡疏肝散;而疏泄不及之肝郁者,应疏肝解郁,其病性属虚,故用逍遥散。

验案二:

王某某,女,60 岁。

初诊(2010 - 05 - 10):胃脘嘈杂疼痛 2 个月。患者胃脘部嘈杂不适,嗳气泛酸,脘胀痛,进食后明显,喜揉按,口淡无味,胃纳欠佳,大便 3 ~ 4 日 1 行,但不干结,小便调。舌苔白厚微黄,脉细缓。

中医诊断:胃脘痛(脾虚气滞,胃气不和)。

治法:健脾益胃,理气止痛。

方药组成:台参 20 g,炒白术 10 g,茯苓 15 g,木香 10 g,砂仁 10 g,陈皮 10 g,姜半夏 10 g,神曲 10 g,炒麦芽 15 g,炒谷芽 15 g,焦楂 12 g,白豆蔻 10 g(后入),黄连 6 g,浙贝 12 g,石斛 15 g,粉甘草 6 g。

用法:3 剂,水煎服,每日 1 剂,分 2 次温服。

二诊(2010 - 05 - 13):药后胃脘嘈杂、胀痛较前改善,大便尚通畅。舌苔薄黄,脉细滑。药证相符,始有疗效,但胃热仍重,宗前法改黄连 10 g,加杷叶 10 g,助胃气通降。4 剂,水煎服。

三诊(2010 - 05 - 17):症状明显改善,进食后嗳气,无胃脘胀痛,纳食增加,大便正常,小便调,夜寐欠安。舌苔黄腻,脉细滑。脾虚痰湿内蕴与胃热交结成痰热,因虑辛温香燥、补气理气之品易助热而稍作调整。以芩连二陈汤化裁。处方如下:黄芩 12 g,黄连 10 g,陈皮 10 g,清半夏 10 g,茯苓 30 g,砂仁 10 g(后入),佩兰 10 g,焦楂 10 g,炒谷麦芽各 15 g,浙贝 10 g,厚朴 10 g,苏梗 12 g,橘叶 10 g,白豆蔻 10 g(后入),甘草 6 g,水煎服。宗前法加减服药 10 余剂,获全效。

按语:胃属六腑,其特点是"胃气以降为顺"。其病机主要是胃气壅滞。故调和胃气是根本治疗大法。胃本性属阳,喜润而恶燥,故在治疗中理气药的应用不能太过,适可而止,同时应适当配伍滋养胃阴之品很重要,对久病者适当配合活血药物能提高疗效。

经云:"壮者气行则愈,怯者著而为病。"意为身体强壮之人气行通畅则健康,身体虚弱之人气不流通则生病,人生活在气的交互感应之中,而气的生成总因脾胃之气为根本。脾胃为后天之本,脾胃不和可变生诸多病证。胃主受纳,以降为顺,胃阴多虚,与胃主受纳、喜润恶燥相关,虚则饮食难进,脘胀呃逆;脾主运化,脾气不足则不能为胃升清降浊,痰湿水饮停聚,气血无以化生。四君子汤为治气之总方,然补气必辅以行气理气,方能使补品不至泥而不行。临诊中尚应注意清退郁热,顾护胃阴,主次分明,各方兼顾,方能获效。

验案三:

张某某,女,69 岁。

初诊(2011 - 05 - 19):上腹部胀痛 10 余天。患者无明显原因感上腹部胀痛,呈阵发性,伴两胁部发胀,呃逆,无恶心、呕吐,转矢气觉舒,口气重秽,胃纳欠佳,夜眠一般,二便调。舌质红、舌苔黄,脉弦细滑。

既往类风湿性关节炎病史 30 余年;慢性胃炎病史 30 余年。心电图检查无异常。

中医诊断:胃脘痛(胃气壅滞,腐熟失司)。

治法:健脾益胃,消痞散结。

方药组成:台参20 g,炒白术10 g,茯苓20 g,粉甘草6 g,陈皮10 g,茵陈30 g,姜半夏10 g,醋元胡12 g,生山药10 g,浙贝母12 g,高良姜6 g,川连10 g,佛手10 g,煅瓦楞子15 g,石斛10 g。

用法:4剂,水煎服,每日1剂,分2次温服。

二诊(2011 - 05 - 23):仍感上腹部疼痛,满闷痞塞感,嗳气觉舒,纳呆,大便2日一行,粪质不干,周身乏力,偶有心慌。舌质红嫩,舌苔薄黄,脉弦滑。病久伤及胃阴,按方去台参、高良姜,以去其中满及减轻温热伤阴之弊端,加沙参30 g、玉竹10 g滋养胃阴,降香10 g助胃气通降。6剂,煎服同前。

三诊(2011 - 05 - 30):胃脘胀满伴疼痛,胃纳略有好转,大便不干,2日一行,寐安,小便调。血压:100/75 mmHg,舌质红、舌苔中黄,脉弦细。腹部彩超:胆囊多发结石。因腑气不畅,湿热蕴结,中焦气机不利,肝胆疏泄失司,浊质沉积,凝聚为石,故治以疏肝利胆化石,清利湿热和中。处方如下:茵陈30 g,金钱草30 g,鸡内金15 g,海金砂10 g,醋元胡12 g,赤白芍各12 g,焦山楂10 g,佛手10 g,制香附15 g,公英20 g,厚朴10 g,木香10 g(后入),当归12 g,陈皮10 g,甘草6 g。3剂,水煎服。

四诊(2011 - 06 - 03):脘腹胀满减轻,偶有疼痛,体力增加,时有嗳气,矢气频转,其气臭秽,胃纳一般,大便每日2次,溏便,偶有胸闷心悸。血压:125/60 mmHg。舌红嫩、苔薄黄,脉弦滑。效不更方。宗前方加减迭进10余剂,诸症明显好转。

按语:该患者有慢性胃窦炎史,治疗初期以健脾益胃,滋养胃阴入手治疗,效果欠佳,后结合彩超检查,以疏肝利胆,清热利湿,化石和中治疗,取得较好疗效。六腑以通为用,不通则病,临床处处表现一个"滞"字。浦老以茵陈、金钱草、鸡内金、海金砂清利湿热化石,疏肝利胆排石;白芍柔肝缓急止痛,元胡、陈皮、香附、佛手、厚朴理气止痛,破积化浊,赤芍、当归养血活血以祛瘀;公英清热解毒。诸药协同,相得益彰。

本案中根据胃腑以"通"为用的特点,抓住"不通则痛"的病机要害,取得了较好的效果。临床医师要提高治疗水平,关键是理论的学习,把握辨证论治,才能达到目的。

验案四:

张某某,女,50岁。

初诊(2011-05-16):胃脘痛7天。因进食不洁食物出现发热,体温达38℃以上,恶寒,周身酸痛,胃脘隐隐作痛,自行服用布洛芬及磺胺药后发热退。但仍遗有胃脘部隐痛,进食后可以缓解,午后脘腹胀满,纳谷不甘,口内发热感,但不喜饮水,乏力头晕,夜寐安,二便调。舌中后部黄,脉弦滑。

既往胃窦炎、糖尿病病史20余年。

中医诊断:胃脘痛(胃气不振,阴虚挟湿)。

治法:益气健脾,养阴清热。

方药组成:党参15g,炒白术10g,云苓30g,粉甘草6g,石斛15g,黄连6g,北沙参30g,浙贝12g,炒乌贼骨12g,紫苏梗10g,香橼10g,砂仁10g(后入),醋元胡12g,川楝子10g,枇杷叶12g。

用法:3剂,水煎服,每日1剂,分2次温服。

二诊(2011-05-19):药后诸症有较明显的缓解,舌脉同前。效不更方,嘱其遵前方继用7剂。

三诊(2011-05-26):头晕乏力明显好转,胃纳转甘,唯感进食后胃脘痞塞感。舌苔黄,脉沉滑。脾胃不和,脾不升清,胃不降浊,脾胃气机升降失和而发为胃痞。处方如下:半夏12g,黄芩10g,黄连6g,高良姜6g,香附12g,荜茇10g,枇杷叶15g,菖蒲12g,炒谷麦芽各15g。5剂,水煎服。

按语:李东垣说:"内伤脾胃,百病由生。"该病缘于饮食失度,寒温失宜,脾气亏虚,胃阴不足,郁热反作,胃肠运动减缓,诸症由生。以四君子甘温益气;以沙参、石斛益养胃阴;以黄连清胃热;以金铃子散、香橼、砂仁等理气止痛。浦老每于脾胃病方剂中加入浙贝母,用其清热化痰,软坚散结之功。脾胃病者,由于运化失司,肠胃蠕动减缓,以致痰瘀互结而脘腹胀满、隐隐作痛是其常见症状,浙贝母具清热软坚散结之效。现代药理研究,浙贝母具有制酸之效,常与炒乌贼骨联用以制酸止痛。另外,针对胃纳不甘之症,浦老临诊,常于应证方剂中加入一味石菖蒲以化痰开窍,芳香醒脾,每每获取良效。

"胃痛"属临床多见,男女老幼皆可发病。临证时注意两点:①辨证论治,药物调节。②生活起居、饮食、情志调节,这样才能达到治疗目的。

"胃痛"虚实证皆有。病程短,新发者多实证;久病反复者病程长,则伤及胃阴,胃腑"喜润恶燥",胃阴亏虚较多见,调治时应注意这一特点,滋润护阴不可少。

验案五:

许某某,男,46岁。

初诊(2010-06-07):胃脘部隐痛半月。胃脘部隐痛,泛酸,与进食辛辣有关,饮食无规律,纳可,夜寐安,二便调。苔黄,脉弦细。十二指肠溃疡病史10年。

中医诊断:胃痛(脾胃亏虚)。

治则治法:益气健脾,和胃止痛。

方药组成:台参15 g,炒白术10 g,云苓10 g,粉甘草6 g,浙贝12 g,煅海螵蛸15 g,煅瓦楞12 g,醋元胡15 g,良姜6 g,玉竹12 g,枇杷叶10 g,砂仁10 g,白蔻10 g,川连10 g,熟军6 g。

用法:4剂,水煎服,每日1剂,分2次温服。

二诊(2010-06-11):胃脘痛,不吐酸,空腹时明显,苔中黄略厚,脉缓。中气不足,兼痰湿明显,改为香砂六君子汤益气健脾,行气化痰。处方如下:台参15 g,炒白术10 g,茯苓20 g,粉甘草6 g,砂仁10 g(后入),

木香 6 g(后入),陈皮 10 g,姜半夏 10 g,川连 10 g,良姜 6 g,浙贝母 12 g,炒乌贼骨 15 g,醋柴胡 15 g,玉竹 12 g,生山药 10 g。7 剂,水煎服。

三诊(2010 – 06 – 18):偶有胃脘隐痛,纳可,夜寐安,二便调。苔黄质嫩,脉弦滑。因郁热伤阴,胃阴亏虚,失其和降,故改良姜 10 g,加石斛 15 g。7 剂,水煎服。

按语:脾以健运为常,胃以通为贵,尤喜通利而恶壅滞,不通则滞,是其生理特性。因此,调治本证,当顺应脾胃之性,不可大剂峻补、壅补。在补药之中,酌加理气醒脾之品,以通为用,如陈皮、砂仁、木香之类,以调畅气机,达到补不滞邪,通不伤正。正如蒲辅周所云:"中气虚馁,纯进甘温峻补,则壅滞气机,反而增加脾胃负担,使胃腑更难通降。"而且,脾胃气虚,每易形成气滞、痰湿、食积、瘀血等诸邪,大剂壅补,邪不易祛除。因此,在益气健脾方中,加入行气之品,补中寓行。

验案六:

马某某,男,48 岁。

初诊(2011 – 06 – 09):胃脘部胀痛不适 1 个月。胃脘部胀痛不适,怕冷,食后明显,泛酸嗳气,无恶心、呕吐,纳差,眠安,大便每日 1～2 次,不成形,有时水样便,口渴,尿频。苔白厚,脉弦缓。

中医诊断:胃痛(湿滞脾胃)。

治法:燥湿健脾,行气和胃,缓急止痛。

主方:平胃散合当归芍药散。

方药组成:苍术 12 g,厚朴 10 g,陈皮 10 g,粉甘草 6 g,茯苓 30 g,浙贝母 12 g,炒乌贼骨 12 g,生山药 15 g,石斛 10 g,川连 10 g,炒白扁豆 12 g,白芍 18 g,当归 10 g,炒白术 10 g。

用法:7 剂,水煎服,每日 1 剂,分 2 次温服。

二诊(2011 – 06 – 16):胃脘部胀痛不适,食后明显,大便不成形,1～2 日一行,双下肢凉。苔白厚,脉弦缓。湿滞为主,热象不明显,加入行气化湿之品。去生山药、黄连，加苡米 30 g，佛手 10 g，砂仁 10 g（后入）。4剂，水煎服。

三诊（2011 - 06 - 30）：胃脘部胀痛明显减轻，仅进食后稍感疼痛，大便成形，1 ~ 2 日一行，小便正常。苔白厚，脉缓滑。上方继服 3 剂，水煎服。

按语：对"胃脘痛"一证，要做到分清病性的虚实，病位的在气在血。结合寒热变化，抓住病因病机特征而施治是基本的调治原则。

平胃散作为治脾胃圣剂，以苍术为君，其味辛苦性温而燥，燥湿健脾，湿祛则脾运强健，脾胃有权则湿邪得化，故其还有健脾强胃之用。脾气之转输，湿邪之运化，皆赖于气之运行，气行则湿化，因而以厚朴为臣。厚朴行气消满，且有苦燥芳化之性，行气、祛湿两者兼顾。与苍术相伍，燥湿以健脾，行气以化湿，湿化气行则脾气健运。佐以陈皮理气和胃，芳香醒脾，助苍术健脾，协厚朴行气。甘先入脾，甘草能补能和，益气健脾和中，使湿祛而土不伤，致于平和也。加入生姜、大枣，调和脾胃，以助健脾。全方合用，燥湿与行气并用，以燥湿为主。

四、便秘

验案一：

张某，男，72 岁。

初诊（2010 - 01 - 28）：便秘 20 余天。患者 20 余天前行直肠腺瘤手术，术后排便困难，需服番泻叶方能排便，便后乏力，平素无腹胀腹痛，服番泻叶后排便次数增多，约 10 余次，伴腹痛约半天后方能缓解，纳可，夜寐安，小便频。舌淡苔白，脉弱。

中医诊断：便秘（气虚）。

治法：益气润肠。

主方：黄芪汤。

方药组成：黄芪 45 g，西洋参 10 g（兑入），肉苁蓉 20 g，黄精 30 g，炒白术 10 g,砂仁 10 g,炙甘草 10 g,陈皮 10 g,麻子仁 12 g,炒柴胡 6 g,升麻 6 g,当归 10 g,制香附 15 g,木香 10 g,桔梗 10 g,炒杏仁 6 g,清半夏 10 g,炒麦芽 15 g,炒谷芽 15 g。

用法:3 剂,水煎服,每日 1 剂,分 2 次温服。

二诊(2010-02-01):患者 4 日未大便,腹略胀,苔薄黄,脉弦缓。腑气不通,故去升麻,加生大黄 6 g(后入),瓜蒌 15 g。4 剂,水煎服。

三诊(2010-02-04):大便已通,腹胀轻,苔白,脉弦细。药证相符,继用 3 剂,水煎服。

四诊(2010-02-08):大便每日 1 次,不干,无腹胀,纳可,苔薄白,脉弦细。腑气已通,故去大黄,以善其后。继服 3 剂,水煎服。

按语:"便秘"从其性质上看有虚证亦有实证,临床时要细辨,本案即属虚证。因手术后正气未复,气虚阳弱,气虚则大肠传导无力,阳虚则肠道失于温煦,阴寒内结,导致便下无力,大便艰涩。《景岳全书·秘结》谓:"凡下焦阳虚,则阳气不行,阳气不行,则不能传送,而阴凝于下,此阳虚而阴结也。"对于气虚型便秘应以益气健脾为主,同时润肠通便。

方中重用黄芪补脾肺之气;西洋参益气养阴;肉苁蓉温肾助阳;黄精助黄芪、西洋参补气益精;白术健中运脾,宽肠利气;火麻仁润肠通便;陈皮、柴胡、木香、香附理气;当归补血润肠通便;肺与大肠相表里,故佐以桔梗、杏仁、升麻开宣肺气,"开上窍以通下窍",具有"提壶揭盖"之功;清半夏、炒谷麦芽健脾消食。全方标本兼治,益气温阳,行气健脾,佐以开宣肺气。

验案二:

石某某,男,59 岁。

初诊(2009-05-07):大便干伴左上腹胀满、隐痛半月。半月前患者弯腰系鞋带时感左上腹拘急感,隐痛,约数分钟缓解,其后,左上腹胀满、隐痛反复发作,排便后缓解,大便略干,2~3 日一行,纳食可,夜尿频,无尿急、尿痛,睡眠佳。苔微黄而厚,脉弦滑。

中医诊断:便秘(大肠腑气壅滞)。

治法:清热润肠,行气健脾。

主方:麻子仁丸。

方药组成:火麻仁12 g,白芍20 g,炒杏仁20 g,枳实10 g,厚朴6 g,醋元胡15 g,川黄连10 g,生地12 g,制香附15 g,木香10 g,陈皮10 g,砂仁10 g,浙贝母12 g,佩兰10 g,生甘草3 g。

用法:4剂,水煎服,每日1剂,分2次温服。

二诊(2009 - 05 - 11):腹胀减轻,食后腹胀,泛酸,无恶心、呕吐,大便质软成形。苔微黄,脉弦细。上方去生地、生甘草,加煅瓦楞12 g,炒乌贼骨20 g。3剂,水煎服。

三诊(2009 - 05 - 14):食后腹胀明显减轻,偶有泛酸,纳可,大便偏稀成形,每日1次。苔黄略厚,脉弦滑。湿邪阻滞于脾胃,则脾运不健,气机受阻,治以燥湿运脾,行气和胃,平胃散加减。处方如下:苍术12 g,厚朴10 g,陈皮10 g,甘草3 g,黄连10 g,浙贝母12 g,炒乌贼骨10 g,煅瓦楞15 g,醋元胡12 g,砂仁10 g(后入),藿香10 g(后入),制香附15 g,木香10 g(后入),生山药10 g,白蔻10 g。7剂,水煎服。

四诊(2009 - 05 - 25):无腹胀,偶泛酸,大便正常。苔薄黄、略厚,脉弦滑。湿滞中焦,脾胃健运失司。治以益气健脾,抑酸。处方如下:台参12 g,炒白术10 g,云苓20 g,粉甘草6 g,陈皮10 g,姜半夏10 g,浙贝母12 g,炒乌贼骨12 g,煅瓦楞子15 g,川连10 g,佛手10 g,石斛15 g,醋元胡12 g,沙参30 g,茵陈12 g。3剂,水煎服。

按语:年老者常因气机不足而致气滞发生,弯腰时其气更有不通,其后又有便秘出现,故常左腹胀痛,排便后气机畅通而痛缓,抓住了其中病证发生的根结,所以辨治就恰当。

治疗便秘,并不是通泻一法,应辨证,因病性有虚实之分,或邪实,或正虚。不论虚实,润肠通便都可以配合,达到标本兼治。麻子仁丸出自

《伤寒论·辨阳明病脉证并治》:"趺阳脉浮而涩,浮则胃气强,涩由小便数,浮涩相搏,大便则硬,其脾为约,麻子仁丸主之。"本方具有润肠泄热,行气通便之功。主治肠胃燥热,津液不足,症见大便干结,小便频数。本方即小承气汤加火麻仁、杏仁、白芍、蜂蜜组成,虽亦用小承气汤泻肠胃之燥热积滞,但实际服用量较小,更取质润多脂之火麻仁、杏仁、白芍、蜜蜂,一则益阴增液以润肠通便,腑气通,津液行;二则甘润可减缓小承气汤攻伐之力,使下而不伤正,属缓下之剂。

五、嘈杂

验案:

王某某,女,60 岁。

初诊(2010 - 05 - 10):胃脘部嘈杂不适 2 个月。胃脘部嘈杂不适,呃气,泛酸,胀满疼痛,喜揉喜按,进食后症状明显,纳呆,口淡无味,大便不干,3 ~ 4 日一行。舌苔白厚略黄,脉弦缓。胃窦炎病史 3 年;结肠炎病史 10 年;因胆囊炎行胆囊切除术后 20 天。

中医诊断:嘈杂(脾胃亏虚)。

治法:益气健脾,行气化湿。

主方:香砂六君子汤。

方药组成:木香 10 g,砂仁 10 g,台参 20 g,炒白术 10 g,云苓 15 g,陈皮 10 g,姜半夏 10 g,粉甘草 6 g,神曲 10 g,炒谷芽 15 g,焦楂 12 g,白蔻 10 g,炒麦芽 15 g,川连 6 g,浙贝 12 g,石斛 15 g。

用法:3 剂,水煎服,每日 1 剂,分 2 次温服。

二诊(2010 - 05 - 13):嘈杂改善,胃脘痛较前减轻,大便正常。苔薄黄,脉细滑。上方改黄连 10 g,加杷叶 10 g。4 剂,水煎服。

三诊(2010 - 05 - 17):症状明显改善,进食后 1 小时呃气,纳食增加,二便正常,夜寐欠佳。苔黄腻,脉细滑。湿热中阻明显,治以清热化湿,健脾和胃。处方如下:黄芩 10 g,川连 10 g,陈皮 10 g,清半夏 10 g,云苓 30 g,

川朴 10 g,砂仁 10 g(后入),佩兰 10 g,焦楂 12 g,炒麦谷芽各 15 g,浙贝 10 g,苏梗 10 g,橘叶 10 g,白蔻 10 g,甘草 6 g。3 剂,水煎服。

按语:"嘈杂"证名始见于《丹溪心法·嘈杂》,临床上以"似饥非饥"、"似辣非辣"、"似痛非痛"、"时作时止"的表现为特征。多在诸多脾胃肠病证中出现,属多见的病证。病位在胃,以胃热、胃虚为病因病机特点,所以论治时要抓住"胃"这个病位。

嘈杂病位虽在胃,其发病与脾、肝关系密切。脾主运化,胃主受纳,脾为胃行其津液,运化水谷精微,脾升则健,胃降则和,而脾胃的健运又赖肝木的正常疏泄。若脾胃亏虚,运化失司,或土虚木乘,横逆犯胃,胃失和降,发为嘈杂。因此,本病以脾胃亏虚为本,气郁、痰湿、食积、胃热等为标,故治疗以益气健脾为基本原则,佐以行气化痰、消积、清热,使邪去正安,疾病向愈。

胃气以降为顺,且喜润恶燥,嘈杂的形成与"热"相关,所以胃阴受损常见其最终结果,故治疗时"保护胃阴"很是重要。

六、腹痛

验案:

秦某某,男,60 岁。

初诊(2010 - 03 - 18):脐周痛 2 天。近 2 日晨起 6 时许及夜间 7 时许发作脐周阵发性疼痛,痛势较剧,持续数分钟,自行按摩脐腹及转矢气后或排便后均可缓解,晨起排便,成形不干,无恶心、呕吐,口干渴喜饮,夜眠多梦。舌苔黄尤以舌根部突出,舌质红,脉弦缓略滑。

化验:血常规、大便常规均正常。

中医诊断:腹痛(肝郁脾虚)。

治法:扶脾抑肝,祛湿止痛。

方药组成:台参 20 g,炒白术 10 g,炒吴茱萸 6 g,醋元胡 12 g,甘草 3 g,煨肉豆蔻 12 g(后入),炒谷芽 15 g,炒麦芽 15 g,生山药 15 g,莲子

10 g,陈皮 10 g,炒白扁豆 12 g,苡米 30 g,白豆蔻 10 g(后入),草豆蔻 10 g(后入),石斛 15 g。

用法:4 剂,水煎服,每日 1 剂,分 2 次温服。

二诊(2010 - 03 - 22):脐周阵痛程度明显减轻,但仍有发作,矢气及排便后缓解,胃纳可,大便 1 日一行,夜寐安。舌质红苔黄,脉弦缓。效不更方,加杭芍 20 g,柔肝缓急止痛。6 剂,水煎服。

三诊(2010 - 03 - 28):仍时有晨起脐周痛作,但痛势明显减轻,晨起排便,便后痛减,软便成形,每日 1 次。舌质嫩红、舌苔黄,脉弦细。治以补脾柔肝,理气止痛,痛泻要方化裁。处方如下:陈皮 10 g,白芍 20 g,防风 10 g,炒白术 10 g,制香附 15 g,醋元胡 15 g,生山药 20 g,莲子 12 g,焦楂 15 g,良姜 10 g,黄连 6 g,石榴皮 10 g,浙贝母 12 g,粉甘草 6 g,玉竹 10 g。6 剂,水煎服。

按语:"腹痛"为临床常见病证,四季皆可发生。多种原因导致脏腑气机不利,或经脉气血阻滞,或脏腑经络失养均可引发。《金匮要略》中对腹痛有专篇论述。"腹痛"与"腹泻"不同,腹痛可以是腹泻的主要兼症,两者之间在病机中有原则区别。

肝病也有晨起而泄者,因寅卯属木,木气旺时,辄乘土位也。肾泄又名晨泄、五更泄,两者如何区别?盖肾泄系命火衰微,而无抑郁之气,故暴注而不痛。肝病而木旺克土,则木气抑郁,多痛而不暴注。《医方考》曰:"泻责之脾,痛责之肝,肝责之实,脾责之虚,脾虚肝实,故令痛泻。"其特点是泄必腹痛,但痛不一定兼泄。治疗以补脾柔肝,理气止痛,泄重者加重燥湿止泄之力,痛泻要方是主方。

七、腹胀

验案:

许某某,女,53 岁。

初诊(2010 - 09 - 02):腹胀 2 个月。患者进饮食后即感明显腹胀,有时胃脘部隐隐作痛,进凉食物尤其加重,时感齿龈肿痛,胃纳尚可,尿频、尿量偏少,尿热感,大便1日一行。颜面轻度浮肿。舌苔略厚,脉弦滑。

中医诊断:腹胀(肝脾不和)。

治法:健脾疏肝,理气通腑。

方药组成:炒枳壳10 g,台参15 g,炒白术10 g,云苓30 g,炒麦芽12 g,清半夏10 g,神曲12 g,川朴10 g,良姜10 g,川连12 g,制香附15 g,木香10 g,草蔻10 g,大腹皮10 g,生甘草6 g。

用法:6剂,水煎服,每日1剂,分2次温服。

二诊(2010-09-08):腹胀明显减轻,进热食感觉舒适,有时腹部串痛隐隐,颜面肿减轻,时有齿龈肿痛,腰部微痛。苔薄黄,脉弦。腹气不畅,食郁化热。按方去草蔻、良姜以减其温燥,加生山药10 g、川楝子10 g、白芍20 g。健脾化湿、理气、柔筋缓急止痛。6剂,水煎服。

按语:中年女性,肝气不畅,肝气横逆,首犯脾胃,导致肝脾不和,肝肠不和。木气横逆,中土不和,气机壅滞而致腹胀腹痛,气郁合食郁积久化热,循经上蒸而齿龈肿痛,脾湿外溢肌肤而有颜面虚浮。立方源于枳实消痞散加减,理气健脾,化湿除满,辛开苦降,寒热平调,相得益彰。

"腹胀"的症状多见于脾胃肠病证,与肝相关,所以施治时,健脾、和胃、理肠、疏肝都是常用方法,在具体施治时又应掌握脾喜燥恶湿、胃喜润恶燥、肠喜通降、肝喜条达的特点,顺其病理的病位所在给予相应调理,避免一味通导,不仅达不到治疗效果,反伤及相关脏腑。

第四章　肝胆病证

一、胁痛

验案:

李某某,女,75岁。

初诊(2011 - 07 - 21):右胁肋坠痛 4 个月。4 个月前因家务琐事,患者与家人发生口角后,出现右胁肋坠痛,饭后明显加重,不敢食寒凉食物,胃中嘈杂不适,时有恶心,夜间咽干,大便不成形。苔薄黄,脉滑。浅表性胃炎病史 10 年;胆囊结石病史 15 年。

中医诊断:胁痛(肝气郁结)。

治法:疏肝解郁,滋阴通络。

方药组成:白芍 30 g,甘草 6 g,川楝子 10 g,黄连 10 g,橘叶 10 g,焦楂 15 g,香橼 10 g,醋元胡 12 g,神曲 10 g,生山药 12 g,制香附 15 g,木香 10 g,大腹皮 10 g,茵陈 30 g,鸡内金 15 g。

用法:7 剂,水煎服,每日 1 剂,分 2 次温服。

二诊(2011 - 07 - 28):右胁肋坠痛,胃脘部胀满减轻,偶恶心,进食油腻、凉食明显,咽干,腰痛,大便不成形。苔白厚,脉弦。肝郁乘脾,脾失健运,治以化湿健脾。加炒谷麦芽各 12 g,砂仁 10 g(后入),佩兰 10 g。7 剂,水煎服。

三诊(2011 - 08 - 03):诸症减轻,时有嘈杂,反胃,口苦,纳眠可,二便调。舌质红、苔薄白,脉弦细。胃阴亏虚,胃失和降,上方去川楝子,加佛手 10 g,石斛 15 g。7 剂,水煎服。

按语:疼痛病机主要包括"不通则痛"和"不荣则痛"。"不通"是痛证发生的主要病机,因为各种原因引起的机能失调或障碍,气血运行不通畅或阻塞而生病痛。"不荣"即缺乏或失去营养、濡润功能,也是引致疼痛的原因。本方在辨证论治的基础上,加用止痛中药,达到标本兼治的目的。如木香、香橼、元胡活血祛瘀止痛;川楝子行气止痛;白芍养阴柔筋止痛。

二、胆胀

验案一:

魏某,女,15 岁。

初诊(2009 - 07 - 15):右胁肋胀满疼痛 10 天。患者感右胁肋胀满疼痛,口苦,纳呆,大便不干。苔薄黄,脉弦细。检查腹部 B 超示:胆囊多发结石并胆囊炎。血常规:白细胞 $14.6 \times 10^9/L$。

中医诊断:胆胀(湿热内蕴)。

治法:清热燥湿,活血止痛。

方药组成:茵陈 18 g,金钱草 30 g,海金沙 10 g,鸡内金 15 g,黄连 10 g,青蒿 30 g,竹茹 10 g,大青叶 20 g,赤芍 18 g,焦楂 15 g,双花 30 g,蚤休 15 g,醋元胡 12 g,陈皮 10 g,制香附 15 g。

用法:4 剂,水煎服,每日 1 剂,分 2 次温服。

二诊(2009 - 07 - 20):胀满、胁痛消失,口苦。苔中黄略厚,脉细滑。上方加虎杖 15 g。7 剂,水煎服。

三诊(2009 - 07 - 27):未再疼痛,纳可,大便干,2 ~ 3 日一行,尿少色黄。苔中黄,脉滑。湿热内郁,灼伤津液,阴液亏虚。治以清热燥湿,行气活血,润肠通便。处方如下:茵陈 30 g,生大黄 4.5 g,炒栀子 10 g,金钱草 30 g,鸡内金 15 g,制香附 15 g,醋元胡 15 g,焦楂 12 g,赤芍 18 g,当归 10 g,槟榔 10 g,郁李仁 10 g,玄参 30 g,麦冬 10 g,生甘草 3 g。4 剂,水煎服。

四诊(2009 - 07 - 31):未再疼痛,大便 2 日一行,不干,尿少色黄。苔黄厚,脉细滑。B 超示:未见结石。上方减金钱草,加浙贝母 10 g,石斛 12 g。继用 3 剂,水煎服。

按语:中医有"胆胀"病名,《内经·胀论》谓:"胆胀者,胁下痛胀,口中苦,善太息。"《临证指南医案》首先记录了胆胀医案。而张仲景《伤寒论》提出大柴胡汤、大陷胸汤、茵陈蒿汤等是治疗本病的有效方剂。

胆石症的主要病因是湿热,其病位在肝胆、脾胃。多因湿热之邪侵袭人体,影响脾胃肝胆,或饮食不节,嗜食膏粱厚味,或酗酒过度,或喜食辛热之物,致脾胃损伤,湿热内生,影响肝胆疏泄功能,或因情志不遂,郁怒伤肝,使肝失疏泄,横逆犯胃,致脾胃升降失调,运化不健,湿热由是而生,反过来又阻碍肝胆疏泄功能,胁痛、黄疸诸症乃作,又因湿热煎熬胆汁,结成砂石,阻滞胆道,而成胆石症。在治疗上常以疏肝利胆、清化湿热为主要治法。

验案二:

李某某,男,48岁。

初诊(2011-04-14):右胁隐痛3天。患者3天前无明显诱因,出现右侧胁肋部隐隐作痛,头晕、头昏,背胀,全身乏力,困倦思寐,纳食可,二便正常。舌苔黄厚,脉细。

既往高血压病史。

中医诊断:胆胀(湿热中阻)。

治法:清热利湿,疏肝利胆。

方药组成:青蒿30 g,黄芩10 g,竹茹10 g,云苓30 g,清半夏10 g,陈皮10 g,砂仁10 g,藿香10 g,佩兰10 g,醋元胡12 g,天麻12 g,双钩10 g(后入),茵陈30 g,沙参30 g,黄精30 g。

用法:6剂,水煎服,每日1剂,分2次温服。

二诊(2011-04-20):两侧胁肋撑胀感较前减轻,以右侧稍重,有时感疼痛,时有头晕,疲乏无力,纳食睡眠可,二便正常。苔黄厚,脉弦滑。证属肝胆疏泄不畅,克犯脾土,故应加强舒肝柔肝理气之力。前方去天麻、双钩,加制香附15 g,炒川楝子10 g,白芍15 g。6剂,水煎服。

按语:胆胀之名始见于《内经》。《灵枢·胀论》曰:"胆胀者,胁下痛胀,口干苦,善太息。"既提出了胆胀之名称,又对其主症进行了描述,现代多指以右胁痛胀为主症的胆囊炎、胆结石。该病主要病机为胆腑气机不畅,土壅木侮,多涉及肝、脾、胃,症见脘胁痛胀、胃纳不佳、泛恶欲吐、口干苦等,以疏肝利胆,清热化湿,养阴活血,理气止痛等立论施治。胆属奇恒之腑,通降亦是其主要生理特性,胆附于肝,肝之疏泄有利于胆腑通降,故治时既疏肝又要利胆,则通而不痛。

该患者以右胁隐痛,头晕,疲乏无力,苔黄厚为主症,湿热表现突出,治以清肝利胆,芳香化湿醒脾为主,兼顾养阴柔肝,主次分明,效果良好。

第五章 肺系病证

一、咳嗽

验案一:

张某某,女,58岁。

初诊(2011-03-14):咳嗽1个月余。患者咳嗽无痰,咽干,胸部烧灼感,泛酸,在社区医院静滴阿奇霉素、病毒唑等药物,效果不明显。现在患者干咳,咽痒,口干苦,胸咽部烧灼感,轻微胸闷,纳眠可,二便调。舌质红苔薄,脉滑。胃息肉手术切除病史5年;高血压病史10年,口服安博诺、兰迪。

中医诊断:咳嗽(风热犯肺)。

治法:疏风清热,利咽宣肺止咳。

方药组成:桔梗10 g,生甘草6 g,炒牛子10 g,板蓝根12 g,僵蚕10 g,玄参15 g,炙紫菀15 g,前胡10 g,枇杷叶10 g,桑皮12 g,公英30 g,浙贝母12 g,薄荷10 g,清半夏10 g,川连10 g。

用法:3剂,水煎服,每日1剂,分2次温服。

二诊(2011-03-17):咳嗽明显减轻,偶咽痒,纳可,口干口苦,苔白,脉弦滑。热灼津液,痰浊内蕴,郁而化热,血行不畅。治以清热化痰,活血凉血。上方加竹茹10 g,红花10 g,赤芍15 g。4剂,水煎服。

按语:外感咳嗽中产生的火郁病证,是由于肺主皮毛,外邪侵犯人体时,影响肺的宣发肃降功能,肺的生理功能出现异常(肺失宣降),导致气的升降出入异常,气不能发散而出现气郁证。在外感咳嗽中,最常见的是肺气郁滞后化热化火。因此在治疗上以"火郁发之"之法来宣发肺气,给邪气以出路,恢复肺的生理功能,使郁热得解。"火郁发之"的代表药有辛温的麻黄、荆芥、紫苏,以及辛凉的银花、连翘、薄荷、柴胡、淡豆豉等。

验案二:

满某某,女,56 岁。

初诊(2009 - 10 - 12):反复咳嗽 4 个月。患者多于情绪急躁时或夜间发作咽痒咳嗽,咳吐少量白色黏痰,活动后感胸闷气喘,咽中如有异物梗阻,疲倦乏力,纳食可,夜寐欠安,二便正常,右侧腰腿痛。舌质淡红、舌苔黄厚,脉弦滑。有糖尿病病史。

中医诊断:咳嗽(肝木伐金,肺失宣降)。

治法:清肺平肝,滋阴降火。

方药组成:桑白皮 12 g,地骨皮 12 g,桔梗 10 g,炒牛子 10 g,玄参 20 g,木蝴蝶 10 g,虎杖 15 g,前胡 10 g,杷叶 10 g,夏枯草 10 g,双花 30 g,蚤休 12 g,红花 10 g,薄荷 10 g,甘草 3 g。

用法:6 剂,水煎服,每日 1 剂,分 2 次温服。

二诊(2009 - 10 - 18):咳嗽减轻,咽部清利,仍有胸闷感。病机同前,加橘络 10 g,以化痰疏肝通络,继服 6 剂。

三诊(2009 - 10 - 24):仍有咽痒干咳,夜间尤重。病程日久,肺津不足,去苦寒清热之木蝴蝶、虎杖、双花,加滋阴养肺之沙参 15 g,麦冬 15 g。6 剂,水煎服。

按语:咳嗽反复发作,迁延不已,属正虚邪恋的内伤咳嗽。该患中年女性,情志易激,肝木偏亢,肝火克伐肺金,肺失宣降而咳嗽久延不愈,肝木久郁,气火灼伤肺金,肺阴亏虚,治疗须始终注意顾护肺阴,方能获得全效。

该患有消渴证史,消渴证病机属阴虚燥热,分上、中、下三消,"三消之证,皆燥热结聚也"(《医学心悟》),属本虚标实之证。当风燥邪气侵袭,更会进一步灼伤肺阴,肺气宣发肃降不利而咳嗽,病程较长,经久难愈,因此在治疗中既要驱逐燥邪,又当滋润肺阴,所以开始用泻肺散加减,终则可用清燥救肺汤收功。

验案三:

尚某某,女,64岁。

初诊(2010-06-17):咳嗽反复发作3个月。患者3个月前因受凉后出现咳嗽,经治疗后好转(具体用药不详),但经常发作咳嗽,天冷时,或季节交替时明显,吐白痰,易咳出,量不多,胸闷脘痞,有时喉中鸣响,纳呆,口干,体倦,夜寐安。苔黄厚,脉弦滑。

中医诊断:咳嗽(痰湿蕴肺)。

治法:健脾燥湿,化痰止咳。

代表方剂:三子养亲汤。

方药组成:炒苏子10 g,炒莱菔子10 g,炒白芥子10 g,炙麻黄10 g,生石膏30 g,橘红10 g,前胡10 g,瓜蒌15 g,双花30 g,连翘15 g,射干10 g,葶苈子12 g(包),砂仁10 g,佩兰10 g,白蔻10 g,苍术12 g,厚朴10 g,黄芩12 g,降香10 g。

用法:7剂,水煎服,每日1剂,分2次温服。

二诊(2010-06-24):药后症缓,咽中不利,有时睡眠差,或入睡困难,二便正常。苔黄厚,脉弦滑。肺热明显,故去降香,加桔梗10 g,赤芍15 g。7剂,水煎服。

三诊(2010-07-01):未再咳嗽,痰少色白,睡眠较前改善,纳可,二便正常。苔黄厚中黑略干,脉弦缓。脾胃亏虚改善,痰热蕴肺明显,故治以清热化痰,宣肺止咳。处方如下:陈皮10 g,清半夏10 g,茯苓30 g,黄芩12 g,川连10 g,炒远志12 g,藿香10 g(后入),桔梗10 g,天竺黄10 g,苍术12 g,厚朴6 g,前胡10 g,炙冬花15 g,胆南星10 g,甘草6 g。3剂,水煎服。

按语:咳嗽责之于肺,肺失宣肃,气逆而致咳嗽,但引起肺失宣肃原因,有外因,亦有内因,临证时要细辨。脾乃肺之母,土旺则金旺,土衰则金衰;同时,脾为生痰之源,脾胃亏虚,津液失其运化,聚湿生痰,痰浊上干于肺,肺失清肃,上逆而为咳嗽。《医碥·杂症·咳嗽》谓:"脾胃先虚,不能制水,水泛为痰,乘肺而嗽。"清·沈金鳌《杂病源流犀烛·咳嗽哮喘源流》在论述咳嗽的病理时说:"盖肺不伤不咳,脾不伤不久咳,肾不伤火不炽,咳不甚,其大较也。"因此,临床上常用"培土生金"法治疗咳嗽,故痰湿久咳应注重健脾胃,燥湿土,令津液畅行,则痰无由生。《丹溪治法心要》亦指出:"实脾土,燥脾湿,是治痰之本法也。"如《叶天士医案大全》谓:"从来久病,后天脾胃为要。咳嗽久非客症,治脾胃者,土旺以生金,不必穷纠其嗽。"

验案四:

王某某,女,46岁。

初诊(2009 - 11 - 05):咳嗽2个月。2个月前,患者受寒后出现鼻塞流涕,咽痛咽痒,咳嗽,咳少量白色黏痰,无发热、恶寒,经服用感冒药及消炎药后诸证减轻,仍有咽痒不适,干咳,夜间较重,有时咳甚致涕泪交流,时有胸闷气喘,纳寐尚可,二便调。舌苔薄黄、舌质暗红,脉细滑。

既往糖尿病史,血糖7 ~ 12 mmol/L。

中医诊断:风燥证(风热犯肺)。

治法:宣肺止咳,养阴润燥。

方药组成:桑叶10 g,桑皮10 g,炒杏仁10 g,沙参30 g,麦冬10 g,木蝴蝶10 g,赤芍18 g,前胡10 g,枇杷叶10 g,炙冬花15 g,虎杖12 g,桔梗10 g,炒牛子10 g,蚤休10 g,豆豉6 g,生甘草3 g。

用法:5剂,水煎服,每日1剂,分2次温服。

二诊(2009 - 11 - 10):咽痒咳嗽减轻,仍感咽干不适,胸闷次数减少。舌脉同前。继守前法7剂。

三诊(2009 - 11 - 17):偶有咽痒不适,干咳,舌红、苔薄白,脉弦。治疗以甘寒清热养阴善其后。予胖大海 30 g,双花 50 g,麦冬 20 g,桔梗 15 g,生甘草 10 g,2 剂。各药适量,沸水浸泡 10 分钟,分次代茶频饮。

按语:风燥证多发生于春秋季节,外感后余邪稽留,耗伤肺金,以致久病不愈。治疗应分清凉燥或温燥,凉燥多见于深秋时节,用杏苏散加减;温燥多见于春季及初秋时节,用桑杏汤或清燥救肺汤加减。治疗既要注意滋阴,又要去除余邪,方能获得全效。

咳嗽分外感咳嗽和内伤咳嗽两大类,其病在肺,肺为娇脏。吴鞠通谓"肺为娇脏,不耐寒热,且肺恶燥,燥则肺气上逆而咳喘,甘润可使肺气自降,清肃之令自行。"临证时不宜一味宣降,而应配合润肺,一宣一润,顺其肺气开阖,从而达到治愈目的。选用桑杏汤和清燥救肺汤正中病机,故而获得全效。

二、外感

验案:

蒋某某,女,67 岁。

初诊(2010 - 09 - 02):发热 10 天。患者 10 天前受寒后出现发热,体温高达 39℃,自服感冒冲剂及消炎药,午后仍有低热,体温波动在 37.3 ~ 38℃之间,伴头痛、咽痛、身重疼痛、疲乏无力,纳谷不甘,眠可,二便调。舌质红、苔薄少,脉细数。

中医诊断:低热(暑湿证)。

治法:清热利湿,宣肺利咽,养阴生津。

方药组成:青蒿 30 g,黄芩 10 g,秦艽 10 g,炒柴胡 10 g,忍冬藤 30 g,沙参 30 g,玉竹 15 g,桔梗 10 g,炒牛子 10 g,炒蔓荆子 10 g,炒杏仁 10 g,菊花 15 g,芦根 12 g,杷叶 10 g,甘草 6 g,石菖蒲 10 g。

用法:3 剂,水煎服,每日 1 剂,分 2 次温服。

二诊(2010 - 09 - 05):身热已退,唯觉乏力,口干,纳果。舌红苔少,脉细。热病后期,气阴两伤,以甘寒生津善其后。予青蒿 15 g,黄芩 10 g,沙参 30 g,麦冬 12 g,甘草 10 g。5 剂,水煎服。

按语:治暑之法,张凤逵《临证指南医案》说:"暑病首用辛凉,继用甘寒,终用甘酸敛津,不必用下。"王世雄指出:"暑伤气阴,以清暑热而益元气,无不应手取效。"暑为火热之邪,清暑泻热是基本治法,但由于暑病多见表寒、湿邪及气阴损伤,故治疗又应随证而变。本病表寒、湿邪及气阴损伤互见,故治疗兼顾解表、化湿,同时顾护阴津。以青蒿、黄芩、双花、秦艽、石菖蒲、柴胡清热解表化湿为主,以麦冬、玉竹、芦根顾护阴津,通利小便,使祛暑而不伤阴,同时宣肺解表利咽,标本同治,内外同治而获效。暑必兼湿,故祛暑必伍化湿之品,是为常法,但须注意轻重主次,去湿之品过于温燥,易于耗伤气阴,甘寒之品过用又恐阴柔碍湿。

通过本病案,强化对暑邪的理解和认识,"暑邪"为阳邪,在致病过程中,耗气伤津,故病人多见发热、口干、出汗、疲倦乏力,"暑邪"多见于夏季,季节性强,夏季多湿,而暑湿相兼袭人,导致病程长,治疗起来见效慢,因此清(祛)暑必配合化湿利湿,同时护阴。

三、喘证

验案:

刘某某,男,69 岁。

初诊(2011 - 06 - 09):咳嗽憋喘反复发作 9 年,加重 7 天。患者常于受凉后出现咳嗽、咳痰,近年逐渐加重,出现胸闷憋喘,活动后尤甚。近 1 周由于受凉而宿疾复发,咳嗽,有痰不易咳吐,憋喘,动则尤甚,乏力,睡眠不宁,纳可,二便调。舌质红、舌苔黄,脉弦滑。查:双肺呼吸音粗,肺底闻及水泡音,心音低,心率 80 次/分,下肢不肿。

血常规:WBC:10.2×10^9/L,N:66.3%。

胸透:支气管炎并肺气肿。

心电图:肺型 P 波,胸导 QRS 低电压。

中医诊断:喘证(痰热蕴肺)。

治法:清热化痰,宣肺平喘。

方药组成:葶苈子 12 g(包),桑白皮 15 g,桔梗 10 g,五味子 6 g,炙冬花 15 g,双花 30 g,蚤休 15 g,天竺黄 10 g,橘红 10 g,清半夏 10 g,台参 20 g,炒白术 10 g,茯苓 30 g,川贝 10 g,前胡 10 g,北沙参 30 g。

用法:3 剂,水煎服,每日 1 剂,分 2 次温服。

二诊(2011 - 06 - 12):胸闷憋喘较前减轻,夜可平卧,咳嗽减轻,咳吐少量白色黏痰,纳呆,乏力,二便调。病机同前,宗前法,上方改葶苈子 15 g(包),加胆星 10 g,炒苏子 10 g,细辛 3 g,麦冬 10 g。水煎服,6 剂。鲜竹沥水 20 ml,每日 3 次。

按语:外感风寒,引动宿疾发作,寒邪入里化热,壅于肺胃,肺气失宣,脾失运化故咳嗽,痰黏难咳,胸闷憋喘。治以二陈汤温化痰饮,四君子汤健脾助运化,以治其源;另以清热解毒,泻肺平喘药物共同治疗,标本兼顾,取得较好疗效。

喘证关键是由于宿(顽)痰内伏,多因诱因引发,宿痰是否能去除是治疗的症结所在,过去有人讲"名医不治喘,治喘弄丢脸",说明此证难治,预防和早治是关键。

第六章　五官诸窍病证

一、齿龈炎

验案:

王某某,女,48 岁。

初诊(2009 - 07 - 09):右侧齿龈伴头面疼痛反复发作近 10 年。患者右侧齿龈肿痛,连及头面部疼痛,口苦,纳可,夜寐安,大便正常。苔黄略厚,脉弦滑。

中医诊断:齿龈炎(肝胃郁热)。

治法:清泻胃火,疏肝清热。

方药组成:黄芩10 g,川连10 g,陈皮10 g,胆草6 g,炒栀子10 g,柴胡6 g,泽泻15 g,玄参20 g,佩兰10 g,车前子10 g(包),防己10 g,菊花15 g,炒蔓荆子10 g,当归10 g,生甘草3 g。

用法:4剂,水煎服,每日1剂,分2次温服。

二诊(2009 - 07 - 13):头痛减轻,右侧牙龈肿痛减轻,口苦,口干欲饮。苔黄,脉缓滑。肝胃郁热,循经上攻,热灼津液,阴血亏虚,故治以清热泻火,养阴生津。处方如下:生石膏30 g,全虫10 g,地骨皮15 g,川连10 g,砂仁10 g(后入),大黄3 g,醋柴胡10 g,炒枳实10 g,竹叶10 g,陈皮10 g,石斛15 g,玄参20 g,佩兰10 g,赤芍18 g,制香附15 g。7剂,水煎服。

三诊(2009 - 07 - 20):头痛消失,仅右侧上牙龈胀感,痛势减轻,大便不稀,口苦。苔中黄,脉弦缓。肝火上炎,则口苦明显,故上方去生大黄,加夏枯草10 g。3剂,水煎服。

四诊(2009 - 07 - 23):右侧齿龈肿痛改善明显,纳可,夜寐安,二便调。苔中黄略厚,脉细滑。仍治以清热泻火,养阴凉血。处方如下:生石膏45 g,知母12 g,地骨皮15 g,全虫10 g,黄连10 g,陈皮10 g,砂仁10 g(后下),夏枯草10 g,当归10 g,赤芍15 g,防风10 g,玄参30 g,佩兰10 g,草蔻10 g,甘草3 g。4剂,水煎服。

按语:肝胃经络相互贯通,《灵枢·经脉篇》云:"肝足厥阴之脉,……挟胃属肝……。"一旦肝经受邪,邪气每易循经侵犯及胃,而致肝胃同病。五行学说认为,肝在五行属木,胃在五行属(阳)土。在正常情况下,肝木对胃的功能具有制约和促进作用,胃土对肝木具有滋润、荣养作用,两者相反相成。在病理情况下,肝病易及胃,胃病亦易及肝。

上下齿龈属阴阳经脉循行所过,临床上该部位病证多属实热证。该病人平素体健,发病属实热,胃火炽盛,循经上致齿龈,导致肿胀疼痛。

生石膏清泻胃火,全虫可以解痉止痛,二药实属良好配对应用,全虫的辛热以对抗生石膏的甘寒,从而达到平衡,而集中发挥清胃火、止牙痛的功效。

二、耳鸣

验案一:

丁某某,女,63岁。

初诊(2011-05-26):耳鸣10余天。患者无明显原因出现双侧耳鸣,耳痒,头昏胀,咳嗽,吐痰量少质稀,纳可,寐安,二便调。苔微黄,脉弦滑。

中医诊断:耳鸣(肝火内旺)。

治法:清肝泻火,益阴安神。

方药组成:泽泻20 g,白术10 g,菊花15 g,灵磁石30 g,炒黄柏10 g,知母12 g,夏枯草10 g,密蒙花12 g,山萸肉15 g,粉丹皮10 g,炒枣仁30 g,石菖蒲10 g,覆盆子30 g,竹叶6 g,生甘草6 g。

用法:4剂,水煎服,每日1剂,分2次温服。

二诊(2011-05-30):双耳堵痒感减轻,耳鸣声响减小,仍感头沉,头颈颞部胀痛,偶有干咳,鼻内起一小疮疖,手足心有时汗出,纳眠可,二便调。苔黄厚,脉弦细。治以清利头目,平肝潜阳,通络养阴。按方加炒蔓荆子10 g,天麻10 g,葛根10 g。3剂,水煎服。

三诊(2011-06-02):耳鸣、耳痒均减轻,头枕部胀痛,时有头晕,双下肢乏力,手足心易汗出。苔薄黄,脉弦滑。以平肝潜阳,安神开窍为治。天麻钩藤饮加减。处方如下:羚羊粉1 g(冲服),天麻12 g,钩藤10 g(后入),菊花15 g,泽泻20 g,炒蔓荆子10 g,石菖蒲10 g,炒枣仁30 g,郁金10 g,远志12 g,夏枯草10 g,炒白蒺藜15 g,黄芩10 g,知母12 g,生甘草6 g。6剂,水煎服。

四诊(2011 - 06 - 08):耳鸣十去六七,晨起易于发作,时有头晕,颈枕部发胀,下肢较前有力,手足心多汗。脉弦苔白。按上方加炒白术10 g,健脾利湿。6 剂,水煎服。

按语:耳鸣属听觉异常的病证。辨证当分虚实,临床所见虚多实少。一般暴发属实,多因风阳痰火上干所致,治疗清肝泻热、熄风化痰;渐起多虚,多属精气亏虚,清窍失养,治疗补肾益精,或健脾升清;虚实互见者应虚实兼顾。本病患者发病突然,病程尚短,当属实证为主,结合其年龄又属老年肾亏,故在清肝泻火基础上酌加益肾宁心之品,以泻火为主,益肾养阴为辅,标本兼顾,泻火而不致伤阴。

验案二:

藤某某,女,57 岁。

初诊(2010 - 04 - 01):耳鸣2 个月。患者2 个月前出现耳鸣,头胀,头沉,双耳听力下降,口苦,纳可,夜寐不安,大便秘结。苔黄略厚,脉弦滑。高血压病史2 年,口服左旋氨氯地平。

中医诊断:耳鸣(肝火炽盛)。

治法:清肝泻火。

主方:龙胆泻肝汤。

方药组成:龙胆草10 g,炒栀子10 g,黄芩10 g,醋柴胡10 g,车前草10 g,泽泻10 g,天麻15 g,双钩10 g,炒白蒺藜15 g,菊花18 g,磁石30 g,炒枣仁30 g,菖蒲10 g,炒远志12 g,砂仁10 g。

用法:7 剂,水煎服,每日1 剂,分2 次温服。

二诊(2010 - 04 - 07):耳鸣、头胀痛减轻,有时睡眠差,口微苦,大便稀,心烦。苔薄黄,脉弦细滑。肝火扰心,心火亢盛,心神不安,治以清肝泻火,清心安神。处方如下:炒栀子10 g,豆豉10 g,夏枯草10 g,菊花15 g,磁石30 g,天麻12 g,双钩12 g(后入),炒枣仁30 g,炒远志12 g,生龙齿30 g,泽泻15 g,菖蒲10 g,黄芩10 g,炒蔓荆子10 g,密蒙花12 g。

7剂,水煎服。

三诊(2010 - 04 - 14):耳鸣明显改善,头胀痛减轻,大便偏干,偶心烦。苔薄白,脉细滑。心火减轻,肝火化风,治以平肝潜阳,滋阴补肾。处方如下:磁石30 g,生地15 g,元参30 g,山萸肉12 g,泽泻20 g,白术10 g,天麻15 g,黄柏10 g,知母12 g,菊花15 g,炒白蒺藜15 g,夏枯草10 g,草决明10 g,竹叶6 g,生甘草3 g。7剂,水煎服。

按语:耳鸣常常作为一个症状在诸多疾病中出现,但有虚实不同,辨清病性是治疗关键,所以临证时,对耳鸣病人,一是要问清病人鸣响声音大小,二是要辨其鸣响是持续性还是短暂性发作的,三是弄清病程长短,四要参考兼证。实则清肝泻火,虚则滋肾养肝,是其治疗大法。

龙胆泻肝汤最早见于《兰室秘藏》,具有清肝胆实火,泻下焦湿热的作用,《医宗金鉴·删补名医方论》云:"胁痛口苦,耳聋耳肿,乃胆经之病也。……乃肝经之病也。故用龙胆草泻肝胆之火,以柴胡为肝使,以甘草缓肝急,佐以芩、栀、通、泽、车前辈大利前阴,使诸湿热有所出也。然皆泻肝之品,若使病尽去,恐肝亦伤矣,故又加当归、生地补血以养肝。"由此可见,临床出现耳鸣、口苦,夜寐不安,大便秘结,苔黄,脉弦等肝火亢盛的患者,应治以清肝泻火,均可用龙胆泻肝汤治疗。

验案三:

张某某,男,55岁。

初诊(2009 - 10 - 26):耳鸣10余年,加重1个月。患者耳鸣如蝉,右耳较重,时轻时重,未曾诊治。近1个月感耳鸣较前加重,颅内轰鸣感,入夜更甚,夜不能寐,烦躁,白天头晕沉,食纳可,二便调。舌质略红、舌苔黄,脉弦。

血压:165/105 mmHg。颅脑CT无异常。

中医诊断:耳鸣(肝肾阴虚,肝阳上亢)。

治法:滋肾平肝,清热降火。

方药组成:灵磁石 30 g,泽泻 20 g,夏枯草 12 g,菊花 15 g,山萸肉 18 g,丹皮 18 g,天麻 12 g,炒白蒺藜 15 g,双钩 15 g,草决明 10 g,菖蒲 6 g,炒枣仁 30 g,生龙齿 30 g,夜交藤 30 g,砂仁 10 g。

用法:7 剂,水煎服,每日 1 剂,分 2 次温服。

二诊(2009 - 11 - 11):连续服药 10 余剂,脑内轰鸣感减轻,夜间可入睡约 6 小时,头胀心烦减轻,纳可,二便调。舌脉同前。血压:150/90 mmHg。效不更方,嘱原方继服。

按语:《内经》有"髓海不足,则脑转耳鸣,胫酸眩冒,目无所见,懈怠安卧"的记载。年过半百,阴气亏于下,阳气亢于上,脑失所养,心神失潜,治以补下清上,以清上为主。

耳鸣有虚实之分,耳鸣声响大小,结合兼证来鉴别,声响较大如雷鸣为实证,多见于肝阳上亢或肝火上炎,当以镇(平)肝潜阳或清泻肝火为要,虚则耳鸣声响小如蝉鸣且夜重,当投以滋阴潜阳法。

验案四:

赵某某,女,58 岁。

初诊(2010 - 05 - 13):耳鸣 1 个月余。患者无明显原因双耳鸣响如蝉,时轻时重,头沉,有时头晕,伴恶心,有时头痛,持续时间短暂,夜眠不宁,多梦,纳食可,二便调。舌苔黄,脉弦细。血压:165/100 mmHg。

中医诊断:耳鸣(肾阴亏虚,阴虚阳亢)。

治法:平肝熄风,清热通窍。

方药组成:天麻 12 g,双钩 15 g,生石决明 30 g,菊花 18 g,黄芩 12 g,夏枯草 10 g,密蒙花 12 g,炒蒺藜 15 g,炒枣仁 30 g,柏子仁 12 g,石菖蒲 10 g,生龙齿 30 g,川牛膝 15 g,葛根 10 g,木瓜 12 g,甘草 3 g。

用法:6 剂,水煎服,每日 1 剂,分 2 次温服。

二诊(2010 - 05 - 20):耳鸣较前减轻,仍感左侧头痛,头晕。舌质红,舌苔薄,脉弦滑。前方加丹皮 15 g,地骨皮 12 g,炒蔓荆子 12 g,凉血通络,泻血中伏火,清利头目。4剂,水煎服。

三诊(2010 - 05 - 24):耳鸣明显减轻,仍感头昏头沉,时有头痛,但程度及持续时间均有减轻,夜眠不宁,多梦易醒。舌苔中黄,脉弦细。承前法小改。去甘草,加决明子10 g,清肝胆郁热,热去则络通,肾精上承于耳则耳鸣可缓。6剂,水煎服。

四诊(2010 - 05 - 31):耳鸣减轻,头痛头晕减轻,仍有夜寐不宁,多梦,纳可,二便调。苔薄黄,脉细弦。血压:140/90 mmHg。以平肝熄风,清热泻火,滋补肝肾为治。处方如下:天麻12 g,钩藤12 g(后入),杜仲10 g,川牛膝15 g,菊花15 g,炒枣仁30 g,生龙齿30 g,炒远志10 g,川连10 g,竹叶6 g,青葙子10 g,夏枯草10 g,炒白蒺藜15 g,黄芩10 g,玄参20 g,灵磁石30 g。6剂,水煎服。

按语:足少阳胆经别络入于耳中,肝胆相表里,肝脉附于耳,肾脉开窍于耳,肝肾阴虚,肝阳偏亢,虚则生火,亢则生风,风火上扰于络,耳为之鸣,失司聪灵。故耳鸣多见于肝肾阴虚,肝阳上亢,属本虚标实之证。本例患者系标实为主,治以天麻钩藤饮加减化裁。其后渐转向滋养肝肾治本为要,有利于临床症状缓解且效果巩固。本病疗程较长,需要耐心调治。

耳鸣属常见的临床症状,在临证时应重点抓住病性的虚实这一基本原则,治疗才有依据,疗效才肯定。

虚者主要在于肾阴亏虚,肾虚则脑髓空虚,表现为脑转耳鸣;其次在于心脾两虚,中气不足,健运失司,生化之源不足,气血亏乏则脑失其养;实证多因肝火或肝胆火盛上扰清窍所致。

三、口疮

验案一:

张某,女,47岁。

初诊(2011 - 06 - 20):口腔溃疡1周。患者下唇内口腔溃疡,疼痛,口干口渴,右侧齿龈肿痛,连及右耳跳痛,右颞侧胀痛,纳可,眠安,食后脘胀,嗳气频繁,周身乏力,入睡四肢"木乱",入睡困难,易醒,大便稍干。舌尖偏红而干、苔薄黄,脉弦细。甲亢病史 10 年。

中医诊断:口疮(心脾积热)。

治法:清热泻火敛疮。

方药组成:竹叶 6 g,生地 30 g,生甘草 6 g,生石膏 45 g,知母 12 g,川牛膝 15 g,麦冬 12 g,上肉桂 6 g,北沙参 30 g,川连 10 g,玄参 30 g,砂仁 10 g,陈皮 10 g,通草 3 g,佩兰 10 g。

用法:3 剂,水煎服,每日 1 剂,分 2 次温服。

二诊(2011 – 06 – 23):口疮溃疡缓解,口干欲饮,纳呆,入睡困难,易醒,月经前明显,四肢木乱,排气不畅。苔薄质嫩,脉缓。脾胃积热,扰乱心神,治以养心安神,健胃消食。上方去佩兰、通草、上肉桂,加木瓜 15 g,炒枣仁 30 g,焦三仙各 10 g。3 剂,水煎服。

按语:口疮之名首见于《素问·气交变大论》:"岁金不及,炎火乃行,……民病口疮。"晋代王叔和在《脉诀·诊法》中说:"右关沉实,脾热口甘,洪数则口疮。"提出了口疮与脾热的关系。中医对本病病因病机的探讨,主要包括:①心脾积热:舌为心之苗窍,脾开窍于口,脾脉挟舌本,散舌下,故口疮与心脾关系密切;暴饮暴食,过食甘肥辛辣等损伤脾胃,内蕴化热,或忧思过度化火,致心脾积热。②阴虚火旺:素体阴虚,热病伤阴,或劳倦过度耗伤真阴,致阴液不足,而生内热,热熏口腔发为口疮。③脾肾阳虚:身体虚弱而过食寒凉,或脾肾阳虚,清阳不升,浊阴不降,阴寒内盛,寒湿聚于口腔,溃烂成疮。

本患者因心脾积热,热毒壅滞,损伤津液,热毒不得发散,攻冲于上,蒸灼口舌导致口疮形成。方中生石膏、知母、生地黄、玄参等清热泻火,养阴生津,导热下行,并少佐少量肉桂引火归元。

验案二：

马某某,女,62 岁。

初诊(2011 - 05 - 30)：舌体有裂纹疼痛半月。患者无明显原因舌体中央出现裂纹,疼痛较甚,时有头晕,头沉,心烦,视物模糊,眼眵较多,颈项紧皱不适,胃纳可,夜寐欠安宁,二便正常。舌质红有裂纹,舌苔薄,脉细弦。

中医诊断：口疮(心肝火热,阴津亏虚)。

治法：清心泻肝养阴。

方药组成：阿胶 10 g(烊化),麦冬 10 g,天冬 10 g,竹叶 6 g,莲子心 6 g,生地 15 g,生甘草 6 g,菊花 15 g,当归 10 g,炒栀子 10 g,豆豉 6 g,石斛 15 g,密蒙花 12 g,青葙子 10 g,通草 3 g。

用法：4 剂,水煎服,每日 1 剂,分 2 次温服。

二诊(2011 - 06 - 04)：舌体裂纹仍有,但疼痛较前减轻,咽痒不痛,心烦较前减轻,视物模糊,胃纳可,二便调。舌质嫩、舌苔白,脉细弦滑。病机同前。按方加花粉 10 g,清热泻火,生津止渴,消肿敛疮。6 剂,水煎服。

三诊(2011 - 06 - 10)：舌体裂纹较前减轻,无舌体疼痛,视物模糊减轻,近日感头重脚轻,疲乏无力,口干,纳可,寐安,二便调。苔白厚,根部微黄,脉弦细滑。仍心胃火旺,宗玉女煎法,清心胃火热,养阴生津。处方如下：生石膏 30 g,知母 12 g,川牛膝 15 g,麦冬 10 g,藿香 10 g(后入),竹叶 6 g,黄连 10 g,砂仁 10 g(后入),草豆蔻 10 g(后入),生甘草 6 g,茯苓 30 g,花粉 12 g,薄荷 10 g(后入),芦根 15 g,神曲 12 g。4 剂,水煎服。

四诊(2011 - 06 - 14)：舌体裂纹已愈。近日感头胀,以枕部较明显,纳寐可,二便调。脉弦细,苔黄。火热已退,加强健脾生津之力。按方改黄连 6 g,去花粉、薄荷,加黄精 30 g,沙参 30 g。3 剂,水煎服。

按语：本证属心肝火旺,循经上炎,劫灼阴精,而变生诸症。火热上炎而又阴津不足,故治法不宜苦寒直折,而宜泻火与养阴并重。方中通草、竹叶利水导热下行,牛膝引血热下行,且兼具滋补肝肾之功,花粉养阴生津、敛疮生肌,综合治疗,体现了清热利水养阴敛疮的治法,获得较好的疗效。

本病案辨证抓住了病机要害,"火曰炎上",故见上部症状较突出,"火"是因心肝阴虚所引发,故治疗中应以滋阴为辅,佐以甘寒清火,玉女煎、导赤散属首选方剂。

验案三:

宋某某,女,81 岁。

初诊(2010 - 04 - 19):舌体疼痛反复发作 1 年。患者舌体疼痛,散在小溃疡,心烦口干,夜寐欠佳,胃纳不甘,大便干结。舌质红,舌苔黄有剥脱,脉弦滑。

中医诊断:口腔溃疡(心胃火盛)。

治法:清胃滋阴,清心安神。

方药组成:竹叶 10 g,生甘草 3 g,川牛膝 15 g,生石膏 30 g,知母 12 g,麦冬 10 g,川黄连 10 g,炒栀子 10 g,淡豆豉 10 g,炒枣仁 30 g,炒远志 12 g,当归 12 g,茯神 30 g,郁金 10 g,砂仁 10 g(后入)。

用法:3 剂,水煎 400 ml,每次约 100 ml,分次频饮。

二诊(2010 - 04 - 22):仍感舌体疼痛,心烦口干,咽部不利,胸闷,眠差。舌苔黄厚而有剥脱,脉细。仍宗前法,清心胃上炎之火,滋阴健脾,行滞醒脾。处方如下:川牛膝 15 g,生石膏 30 g,知母 10 g,生地 12 g,麦冬 10 g,竹叶 10 g,川黄连 10 g,石斛 15 g,浙贝母 12 g,玉竹 10 g,炒乌贼骨 12 g,炒谷麦芽各 15 g,神曲 10 g,砂仁 10 g(后入),生甘草 6 g。6 剂,水煎服。

三诊(2010 - 04 - 28):舌体疼痛较前减轻,胃纳转佳,口干心烦减轻,夜眠一般,二便调。舌质红、苔黄中有剥脱,脉细滑。宗前方加减,服用10余剂,诸症明显减轻,舌体溃疡消失。

按语:口疮一证中医辨证多属热象,初起多为实热,病久则火热伤阴。治疗以清热为主,实者分心火、胃火而清之;虚者宜滋阴降火。临诊中又当辨别阴虚与火旺的偏盛;心肾不交,虚火上浮者,又当引火归元。该病初起属实火者治疗较易,若反复发作,阴虚火旺,虚实夹杂者往往迁延难治。生活中应遵循中医整体观念,饮食宜清淡,忌辛辣烟酒、动火刺激品,保持心情舒畅,睡眠充足,综合调治,方能收获良效。

本证因心火旺所致,属实证,并且因虚火上炎也可发生。玉女煎虚火、实火皆适用,临床可根据辨证而加减。

第七章 外科病证

一、蛇串疮

验案:

吕某某,女,57岁。

初诊(2010-05-17):左腹部水疱疼痛1天。左腹部水疱疼痛,不敢触及,患部灼热感,在家自服犀羚解毒片,症状未缓解,纳可,夜寐安,二便正常。苔黄,脉细滑。类风湿关节炎病史1年。

中医诊断:蛇串疮(肝胆湿热)。

治法:清热利湿解毒。

主方:龙胆泻肝汤。

方药组成:龙胆草10 g,炒栀子10 g,黄芩10 g,炒柴胡10 g,车前子10 g,泽泻15 g,大青叶30 g,公英30 g,当归10 g,玄参15 g,竹叶6 g,蚤休12 g,僵蚕10 g,生甘草6 g,防风10 g。

用法:3剂,水煎服,每日1剂,分2次温服。

二诊(2010-05-20):左侧腹部簇状疱疹,痛甚,皮肤不能触及,腹胀,大便日2次,溏便量多,尿味重,有时烘热汗多,汗出后皮肤凉,口渴心烦,苔薄黄,脉细滑。热毒内盛,脉络郁阻,上方去甘草、防己、竹叶,加全虫6 g,生石膏30 g。4剂,水煎服。

三诊(2010-05-24):左侧腹部及腰部散在疱疹,色红减轻,疼痛较前缓解,腹胀,有时烘热汗出,口渴不欲饮,大便可,纳可。苔黄,脉细滑。湿毒内盛,治以清热解毒,化湿利尿。处方如下:大青叶30 g,双花30 g,黄芩10 g,泽泻15 g,蚤休15 g,赤芍18 g,青蒿30 g,竹叶6 g,薏米30 g,全虫10 g,生石膏30 g,元参30 g,砂仁10 g(后入),佩兰10 g,生甘草6 g。7剂,水煎服。

四诊(2010-05-31):疼痛缓解,咽中有痰。苔黄厚,脉弦滑。痰热蕴肺,治以清热化痰。上方去黄芩、生甘草,加桔梗10 g,天竺黄10 g,橘红10 g。3剂,水煎服。

按语:中医认为,蛇串疮的病因病机主要是情志不遂,肝郁化火,或饮食不节,脾失健运,蕴湿化热,或年老体弱,病后体虚,复受湿毒之邪侵袭,内外合邪,郁结经络,发于肌肤而致病。故急性期临床常见肝经湿热和脾经湿热型。

本证的临床特点:一是循经络而发病,尤以足厥阴肝经较多见,二是舌苔多黄或黄腻。"湿热"是病理环节的关键,故治疗时常用苦寒泄热燥湿之品,苦寒药用过久或量大,又极易伤阴,因此本病急性期疱疹消退后,会有一段时间的恢复期,一是患部疼痛不舒,二是夜间较重,滋补肝阴作为收功之治。

二、右侧腮腺导管阶段性囊肿

验案:

周某某,男,12岁。

初诊(2010-08-05):右颜面麻木1周。患者1周前受凉后咽痛,感右侧颜面麻木,疼痛不明显,咳嗽,痰少,无发热,口角漏水,眼睛闭合乏力,在省级医院行 MRI,拟诊右侧腮腺导管阶段性囊肿,给予病毒唑等药物治疗,症状未明显改善。纳食可,夜寐安,二便正常。舌质淡红、苔白,脉滑。查体:右耳下可触及 2 cm 大小之囊肿,质地柔软,可活动,囊肿皮肤无发红及灼热,压痛不明显。

中医诊断:腮腺导管阶段性囊肿(风痰痹阻)。

治法:祛风化痰,解毒利咽。

主方:牵正散。

方药组成:僵蚕 10 g,全虫 10 g,白附子 6 g,橘红 10 g,荆芥 10 g,防风 10 g,赤芍 12 g,伸筋草 10 g,双花 30 g,苡米 30 g,蚤休 12 g,生甘草 3 g,木蝴蝶 10 g,桔梗 10 g,前胡 10 g。

用法:4 剂,水煎服,每日 1 剂,分 2 次温服。

二诊(2010 - 08 - 09):右侧腮部不痛,麻木减轻,纳可,二便调,无咽痛。苔白,脉弦滑。药证相应,守方继用。

三诊(2010 - 08 - 23):症状基本缓解,患侧眼睛能满意闭合,腮腺无不适,口角不漏水。苔白,脉滑。治以祛风化痰,凉血解毒。处方如下:白附子 6 g,全虫 10 g,僵蚕 6 g,防风 10 g,丝瓜络 10 g,菊花 12 g,苡米 30 g,赤芍 10 g,红花 10 g,橘红 10 g,虎杖 15 g,甘草 3 g。3 剂,水煎服。

按语:腮腺囊肿为腮腺区无痛性肿块,质软,多有波动感,生长缓慢,无功能障碍,治疗一般采用外科手术切除囊肿。本患者因年龄偏小,未行手术治疗。根据症状、舌苔脉象,本病辨证为风邪外感,热灼津液化痰,风痰痹阻脉络,治以祛风化痰,解毒利咽,使风祛、痰化、热清,则肿块消失。

三、瘙痒症

验案:

冯某,女,63 岁。

初诊(2011 - 07 - 04):周身皮肤瘙痒 1 年。患者无明显诱因出现周身皮肤瘙痒,夏季尤甚,头皮、双下肢较重,纳可,喜食冷食。苔黄略厚,脉细。对鱼虾过敏。

中医诊断:瘙痒症(营卫不和)。

治法:解肌发表,调和营卫。

主方:桂枝汤。

方药组成:桂枝10 g,白芍18 g,生姜3片,大枣10枚,白蒺藜15 g,蝉蜕10 g,防风10 g,黄连12 g,青蒿30 g,荆芥10 g,蛇蜕10 g,生甘草10 g,玄参20 g,当归10 g。

用法:7剂,水煎服,每日1剂,分2次温服。

二诊(2011 - 07 - 11):周身皮肤瘙痒减轻,皮肤裸露处为主,热时加重,咽部不适,堵塞感,苔黄,脉缓细。病机同前,效不更方。上方继服14剂,水煎服。

三诊(2011 - 07 - 25):头皮外露处偶感瘙痒,症状减轻,遇热加重,可耐受,苔黄,脉细滑。上方加黄芪30 g。7剂,水煎服。

按语:气主温煦,血主濡润。血虚则卫气不固,腠理不密,易被邪侵;血虚日久,则肌肤失濡润,生风化燥,肌肤失养见皮肤干燥、瘙痒。正如《诸病源候论》之记载:"凡瘙痒者,是体虚受风,风入腠理,与血相搏,而俱往来,在皮肤之间,邪气微,不能冲击为痛,故但瘙痒也。"营卫失调,卫外不固,外邪侵袭,留滞卫表,则面部气血不和,肌肤失濡则发为瘙痒,调和营卫,用桂枝汤正中病机。

四、黄褐斑

验案:

张某,女,40岁。

初诊(2010 - 05 - 27):面部色素沉着1年。1年前出现面部色素沉着,在皮肤病医院就诊,效果不佳,纳可,夜眠一般,二便正常。月经前期5~6天,量适中,伴小腹疼痛,腰酸,乳胀。舌质红、苔薄黄,脉弦细。

中医诊断:黄褐斑(肝郁气滞血瘀)。

治法:疏肝解郁。

主方:逍遥散。

方药组成:当归10 g,杭芍18 g,醋柴胡12 g,云苓30 g,炒白术10 g,薄荷6 g,粉丹皮18 g,菟丝子30 g,橘红10 g,青皮12 g,橘叶10 g,沙苑子15 g,炒白蒺藜15 g,防风6 g,蝉蜕10 g。

用法:7剂,水煎服,每日1剂,分2次温服。

二诊(2010-06-03):无明显不适,双面颊色素沉着,月经来潮5天,腹痛减轻,经量不多,经前乳胀,苔薄,脉细滑。气滞则血瘀,加丝瓜络10 g、王不留行10 g。7剂,水煎服。

三诊(2010-06-10):药后平妥,有时急躁,头痛多于劳累后发作,以巅顶、枕部胀痛为主,休息后缓解。苔黄,脉弦细滑。肝郁化热,上扰清窍,发为头痛,治以疏肝解郁,清热凉血。处方如下:仙茅12 g,青皮15 g,橘红12 g,当归10 g,白芍20 g,炒白术10 g,橘叶10 g,茯苓30 g,丹皮15 g,菟丝子30 g,制香附15 g,玉竹15 g,丝瓜络12 g,郁金10 g,醋柴胡12 g。7剂,水煎服。

四诊(2010-06-17):劳累后即感头痛,巅顶胀痛,休息后缓解,舌质红、苔薄,脉细滑。肝郁日久,肝阴亏虚,肝阳亢盛,上方加天麻12 g。10剂,水煎服。

五诊(2010-06-27):面部色素沉着,月经量少,色正常,口干,咽部不适,多饮,劳累后头痛。苔白,脉细弦,两尺脉弱。肝体阴而用阳,肝郁日久,肝阴亏虚,肝肾同源,肾阴亦虚,治以疏肝解郁,滋阴益肾,标本兼治。处方如下:仙灵脾12 g,鹿角胶12 g(烊化),菟丝子30 g,覆盆子30 g,天麻12 g,猪苓10 g,知母12 g,当归10 g,白芍18 g,醋柴胡10 g,炒白术10 g,云苓12 g,制香附15 g,炒远志12 g,郁金10 g,花粉10 g,红花12 g,鸡血藤20 g。30剂,水煎服。

六诊(2010-07-26):局部色素沉着经用中药调理后较前明显改

善,纳可,睡眠安,舌质红、苔黄,脉弦细。治疗仍以疏肝解郁,凉血滋阴为主。处方如下:丹皮15 g,炒栀子10 g,当归6 g,山药15 g,醋柴胡12 g,制香附15 g,仙灵脾12 g,覆盆子30 g,鹿角胶10 g(烊化),砂仁10 g(后入),知母10 g,炒黄柏6 g,菖蒲10 g,炒远志12 g,郁金10 g。7剂,水煎服。

七诊(2010 - 08 - 02):色素沉着明显减轻,色浅淡,纳可,夜寐安,二便调。苔黄,脉滑。患者症状改善,疏肝清热,健脾益肾,标本兼治。处方如下:炒黄柏10 g,泽泻12 g,丹皮15 g,炒栀子10 g,当归6 g,白芍15 g,醋柴胡12 g,制香附15 g,郁金10 g,仙灵脾12 g,覆盆子30 g,鹿角胶10 g(烊化),砂仁10 g(后入),知母10 g,菖蒲6 g,炒远志12 g。7剂,水煎服。

按语:黄褐斑属中医"黧黑斑"、"肝斑"、"蝴蝶斑"、"妊娠斑"的范畴,多见于女性,症见颜面部浅褐色或青褐色斑片,常见于面颊及眼周,多伴有急躁易怒,郁闷不舒,月经前后不定期,经前乳房胀痛。女子以肝为先天,肝藏血,主疏泄,喜条达而恶抑郁,所谓"肝体阴而用阳"。若七情郁结,肝失条达,日久化火,灼伤阴血,致颜面气血失和,肌肤失于濡养而发病;或因情志不遂,使肝失疏泄,气机不畅,气滞则血凝,瘀血上积于面,面部经络受阻,郁结不散则面色黧黑;肝肾同源,水能涵木,若母病及子,损及肝阴,肝肾阴虚,精血不足,不能上荣于面,亦酿成褐斑。总之,本病多起于肝郁气滞,故治疗以疏肝解郁,理气活血为主,柴胡疏肝散或逍遥散加减。

在本案的整个治疗过程中,始终从肝进行调治,肝主疏泄,病人系情志所得,七情致病多从肝入手,导致气机失和,继而影响到阴血,女性以血为主,故可进一步累及冲任督脉,呈现月事改变。抓住了从肝论治的主线,因此疗效显著。

第八章　杂病病证

一、闭经

验案：

张某某,女,33岁。

初诊(2009－11－09)：月经未行2个月。患者月经2个月未行,无腰痛,疲乏感,纳可,夜寐安,大小便正常。舌质红、苔黄,脉滑。B超检查：子宫、卵巢及盆腔未见异常。

中医诊断：闭经(阴虚火旺)。

治法：滋阴降火。

主方：知柏地黄丸。

方药组成：盐炒知母10 g,盐炒黄柏6 g,熟地20 g,生山药10 g,山茱萸15 g,丹皮18 g,茯苓30 g,泽泻15 g,菟丝子30 g,杜仲12 g,龟板胶10 g(烊化),川牛膝15 g,橘红10 g,砂仁10 g,猪苓10 g,红花10 g,桃仁10 g。

用法：7剂,水煎服,每日1剂,分2次温服。

二诊(2009－11－16)：月经未行,胃脘部不适,脉滑。善补阴者,必于阳中求阴,则阴得阳升而源泉不竭。上方去龟板胶、猪苓、丹皮,加当归10 g,仙茅12 g,小茴香10 g,乌药6 g。7剂,水煎服。

三诊(2009－11－23)：昨日月经已行,量少,色暗,伴乳房胀痛,腰痛,纳可。苔根部黄,脉滑。腰为肾之府,肾主骨生髓,上方加川断15 g。3剂,水煎服。

按语：肾在产生与调节月经生理中居主导地位,因肾藏精,主生殖,为天癸之源,为冲任之本,与胞宫相系,与脑髓相通。

肾气、天癸是月经来潮的前提,癸水、肾阴又是月经来潮的物质基础,肾气、肾阳是月经来潮的动力,所以肾气、天癸有所不足,阴阳有所失调,必然导致月经周期紊乱等病变,《素问奇病论》曰"胞脉者系于肾。"《傅青主女科》曰"经水出诸肾。"肾气乃肾精所化,肾气虚易导致冲任不固而发生月经不调。肾阴为人体阴液之根本,肾阴亏虚,虚热内伏冲任,迫血妄行,可见月经先期、崩中漏下、经行吐衄、经行发热;肾阳为人体阳气之根本。肾阳不足,气化失常,命门火衰,上不能温煦脾土,下不能温养胞脉,出现经行泄泻、月经后期。精血同源,肾精不足,冲任血虚,血海不按时而溢,致月经后期,月经过少、闭经及经断前后诸症。因此治疗月经病,其本在肾。无论利用何法治疗,均宜固本治肾。

另外,"经闭"有虚证与实证的区别,女子以血为主,虚则阴血亏乏,肾精失濡,实则多因气滞,气不能帅血而行,多见于情志所致,所以治疗上有差别。

二、腰痛

验案:

王某某,女,35 岁。

初诊(2009 - 11 - 09):腰痛腰酸乏力半年。近半年患者常感腰部隐痛伴酸软乏力,咽部干痛,有时头晕,曾就诊外院,确诊为"肾小球肾炎",用药不详。现症见腰部酸软无力,隐隐作痛,劳累后症状加重,常有咽痛,无咳嗽咳痰,纳寐可,小便调,大便干结,三五日一行。舌苔薄黄,脉细弦。

辅助检查:24 小时尿蛋白定量:0.76 g/24 h;尿红细胞计数:125.3/ml,细菌 94.84HPT,潜血(+ + + +)。

中医诊断:腰痛(气阴亏虚)。

治法:滋阴益肾,清热凉血。

方药组成:盐知母 12 g,盐黄柏 6 g,熟地 30 g,黄芪 30 g,炒白蒺藜 15 g,白茅根 12 g,覆盆子 30 g,山萸肉 15 g,茯苓 15 g,泽泻 10 g,炒白术 10 g,防己 6 g,芡实 10 g,双花 30 g,生甘草 3 g。

用法:3 剂,水煎服,每日 1 剂,分 2 次温服。

二诊(2009 – 11 – 11):仍感腰痛,双下肢无力,劳则加重,口干、便干。舌质红、苔薄白,脉弦。化验仍有镜下血尿。阴虚之象仍较突出,减黄芪用量以防温燥伤阴,改熟地为生地,加玄参 30 g,生山药 24 g,藕节炭 12 g,茜草 10 g,加强滋阴凉血止血之力。6 剂。

三诊(2009 – 11 – 17):腰痛较前减轻,仍感双下肢乏力沉重,大便不甚干结。舌质红、苔薄,脉滑略弦。病机同前,继服 6 剂。

另配制膏方调理:阿胶 100 g,核桃仁 150 g,桂元肉 80 g,大枣肉 100 g,生山药 150 g,黄芪 100 g,炒白术 100 g,防风 60 g,川断 120 g,赤芍 60 g,狗脊 100 g,炒白蒺藜 120 g,芡实 80 g,覆盆子 120 g,当归 60 g,生地 120 g,玄参 120 g,麦冬 100 g,黄精 150 g,砂仁 80 g(后入)。上药加炼蜜适量制成浸膏。每次 1 匙,每日 2 次。

四诊(2009 – 11 – 24):劳累后腰痛较前减轻,双下肢仍沉重,咽干咽痛,大便不甚干结,2 日一行。苔薄白脉细滑。复查尿常规:潜血:(+ + +),蛋白:(+)。肾之络脉挟舌本,散舌下,肾阴肾精不足,脉络失濡润感咽部干痛。现代医学观点,咽部溶血性链球菌感染是导致肾小球肾炎发生的重要原因。病机同前,结合现代医学观点酌加清热解毒利咽药物。处方如下:黄芪 30 g,炒白蒺藜 15 g,芡实 10 g,大小蓟各 10 g,白茅根 15 g,茜草 10 g,山萸肉 15 g,川断 15 g,杜仲 10 g,桑寄生 30 g,狗脊 15 g,炒黄柏 10 g,生山药 15 g,菟丝子 20 g,木蝴蝶 10 g。6 剂,水煎服。另予胖大海 30 g,桔梗 20 g,麦冬 30 g,双花 45 g,生甘草 15 g。各药酌量,分次泡水,代茶饮 2 剂。

五诊(2009 – 12 – 21):宗前法续进 1 个月,咽干痛消失,腰痛减轻,疲乏改善,复查尿常规:潜血(+),蛋白(±)。舌苔白,脉沉细。病机仍属肾阴阳不足,阴虚生内热,灼伤血络,阳虚失于固摄而蛋白渗漏。脾气亏虚,水湿失于运化而内蕴。治法:益肾健脾,利湿清热。膏方如下:炒黄柏

80 g,知母 100 g,熟地 80 g,生山药 150 g,山萸肉 150 g,茯苓 120 g,丹皮 100 g,泽泻 50 g,黄精 200 g,炒白蒺藜 150 g,金樱子 60 g,川断 120 g,杜仲 120 g,白茅根 120 g,仙鹤草 100 g,怀牛膝 100 g,黄芪 150 g,益智仁 100 g,沙苑子 120 g,阿胶 100 g。上药黄酒 100 ml,浸泡阿胶化开,其他中药加水熬制浓缩取汁,然后两液合并加炼蜜 300 ml 收膏。每次 1 匙,每日 2 次,含服。

按语:《内经》云:"形不足者,温之以气;精不足者,补之以味。"张景岳云:"形不足者,阳之衰也,非气不足以达表而温之;精不足者,阴之衰也,非味不足以实中而补之。""腰为肾之府",结合病人患"肾小球肾炎"多年,抓住肾阴亏虚为其主要病机,治以知柏地黄汤加味,在辨治方面是恰当的,所以获得一定的疗效。

腰痛也有实证,尤以外伤、跌仆、闪挫为其主因,与前者的区分主要在腰痛症状上,实则腰痛剧烈,夜间为重,不能转侧,兼有瘀血症状;虚证则腰部酸软乏力,休息后不缓解,酸多伴肾虚症状。

浦老以黄芪、黄精、白术、茯苓以养其形;以熟地、山药、山萸肉、阿胶、菟丝子、仙灵脾、狗脊、覆盆子、川断、杜仲、牛膝等补其精;知母、黄柏、白茅根、大小蓟、仙鹤草等以清热凉血止血;双花、桔梗、麦冬、胖大海、木蝴蝶等清热养阴利咽喉。汤药与膏方结合,代茶饮利咽,全身与局部用药结合,中医传统辨证与现代理论结合,收到较好疗效。

三、虚劳

验案:

鞠某某,男,80 岁。

初诊(2010 – 05 – 06):疲倦乏力半年,加重 1 个月。患者近半年无明显原因感周身疲乏无力,胃纳不甘,未予诊治。1 个月前,因腹痛、呕吐诊断急性胰腺炎,在省级医院住院治疗后现腹痛消失,但感乏力,行走不稳,精神不振,不喜睁眼,自述周身燥热,但畏寒喜暖,双足发凉,双下肢"木乱",有时阵寒阵热,口苦,眠差,胃纳不佳,食少,目前进流质饮食,大便数十日未行。舌苔白,脉细滑。

既往高血压、冠心病、糖尿病、肾病史。

中医诊断:虚劳证(气阴两虚)。

治法:益气养阴,健脾和胃。

方药组成:北沙参30 g,五味子6 g,麦冬10 g,白豆蔻10 g(后入),茯苓20 g,炒白术10 g,台参15 g,陈皮10 g,焦楂10 g,炒麦芽10 g,炒枣仁30 g,柏子仁10 g,知母6 g,炒白扁豆10 g,生甘草6 g,炒谷芽10 g。

用法:6剂,水煎服,每日1剂,分2次温服。

二诊(2010-05-12):服药期间因腹痛腹泻复作而停药。经输液治疗后腹痛腹泻消失。患者现睡眠差,不喜睁眼,头昏沉,乏力纳呆,心烦口苦,大便干结,10余日一行,排尿不畅,双膝以下畏寒甚,虽近夏日仍穿棉裤。舌苔黄,脉细滑。证属气阴不足,阴虚生内热,虚火内扰,神明不宁。以天王补心丹加减滋阴清热,益气养血安神。处方如下:当归10 g,麦冬10 g,炒枣仁30 g,柏子仁12 g,炒远志12 g,丹参30 g,西洋参12 g(先煎,兑入),北沙参30 g,茯苓30 g,五味子6 g,黄精30 g,桔梗10 g,焦三仙各10 g,砂仁10 g(后入),粉甘草6 g。4剂,水煎服。

三诊(2010-05-16):睡眠较前改善,纳食增加,仍感周身燥热,午后不喜睁眼,便干,尿频。舌苔黄厚,脉细滑。气阴两虚,生内热,脾虚内蕴痰湿。按前方加丹皮15 g,银柴胡10 g,清退虚热;黄连6 g,清中焦湿热,泻心火。6剂,水煎服。

四诊(2010-05-22):烦热感减轻,进食后时有右胁部隐痛,食欲好转,便前矢气频转,便干结,3~4日一行,夜尿多,眠不宁,眼睑沉重不喜睁眼。舌红苔少,脉细滑。心肾阴亏,热象已不著。治以枕中丹补肾宁心。处方如下:生龙齿30 g,败龟板12 g,益智仁30 g,菖蒲6 g,盐女贞子30 g,山药12 g,猪苓15 g,知母12 g,炒枣仁30 g,柏子仁15 g,丹参30 g,

制香附 15 g,木香 10 g(后入),天竺黄 12 g,川贝母 10 g。6 剂,水煎服。

按语:结合病人年龄及相关病史,诊断为"虚劳证"。虚劳是多种慢性衰弱性证候的总称,其发生或因先天禀赋薄弱,或后天劳倦劳役过度,或饮食损伤,或久病失治等,其特点是久虚不复而成劳,五脏功能衰退,气血阴阳亏损,"虚则补之"是根本治则,临床有益气、养血、滋阴、温阳等具体治法。

患者为一胰腺炎病人,虽有胁痛,口苦心烦,寒热交替,大便干结等大柴胡汤证,但临诊中应结合患者全身状况综合分析,权衡用药。老年体弱,乏力,纳少,喜暖恶寒,脉细缓等属气阴亏虚表现。人之一身,以胃气为本,凡病久不愈,诸药不效者,唯有益胃、补肾为先。故先培中土,使药气四达,则周身机运流通,水谷精微得以敷布。何患其不愈焉。

四、水肿

验案:

翟某某,女,42 岁。

初诊(2010 - 03 - 15):双下肢水肿 1 年。1 年前,患者出现双下肢水肿,形体肥胖,神疲肢冷,动则汗出,双上肢麻木,小便量少,伴腰痛,大便干,纳呆,夜寐安。舌质淡、苔薄白,脉细滑。胃炎、咽炎病史 10 余年;高血压病史 1 年,未系统治疗。

中医诊断:水肿(脾肾两虚,水湿内泛)。

治法:益气健脾,温肾利水。

主方:防己黄芪汤。

方药组成:黄芪 30 g,防己 10 g,炒白术 10 g,车前子 10 g,茯苓 30 g,猪苓 10 g,泽泻 15 g,沙参 30 g,玉竹 10 g,生山药 12 g,黄精 30 g,菟丝子 30 g,仙灵脾 12 g,砂仁 15 g。

用法:3 剂,水煎服,每日 1 剂,分 2 次温服。

二诊(2010 - 03 - 18):双下肢浮肿,形体肥胖,双下肢"木乱"感,泛酸,时腹痛,晨起汗多,烦热,纳呆,夜寐安,小便少,苔白,脉细滑。上方加入温肾祛湿,滋阴清热药物。加仙茅 12 g,知母 12 g,去玉竹。4 剂,水煎服。

三诊(2010 - 03 - 22):双下肢浮肿减轻,小腹痛减轻,双上肢麻木,泛酸,纳食增加,小便量增多,夜寐安。舌质红、苔黄,脉细滑。阳损及阴,阴虚则生内热,治以滋阴益肾,利水渗湿。处方如下:枸杞 30 g,菊花 15 g,熟地 20 g,山药 10 g,泽泻 10 g,云苓 30 g,丹皮 18 g,山萸肉 15 g,沙苑子 15 g,炒白蒺藜 15 g,车前子 10 g,杜仲 12 g,川断 15 g,怀牛膝 15 g,猪苓 10 g。7 剂,水煎服。

四诊(2010 - 03 - 29):水肿消退,纳食改善,小便量可,夜寐安,无腹痛。舌质红、苔薄黄,脉细滑。水湿祛,脾肾亏虚改善,上方去猪苓、车前子、炒白蒺藜。3 剂,水煎服。

按语:对水肿论治,首先分清阴水与阳水,阳水多兼有表、实、热证,而阴水常兼有里、虚、寒证,二者有本质区别。故阳水治宜发汗利尿,宣肺健脾,水势重则可暂行攻逐,以祛邪为主;阴水则以益气健脾,益肾补心,兼利小便,酌情化瘀,以扶正助气化为主,临床有时二者兼顾,则可攻补兼施。水肿虽与肺、脾、肾相关,但其中肾气至关重要,肾气衰,不能化气行水,引起水液潴留于体内,水为阴邪,肾为水脏,肾阳受损,终致肾脾阳虚,不能治水,因此益肾、温肾对治疗水肿防、其复发有重要意义。

防己黄芪汤是益气利水的代表方,出自《金匮要略》,由防己、黄芪、白术、炙甘草 4 味药组成。防己苦寒降泄,利水消肿,使水湿下行;黄芪具升发之性,补气升阳,固表止汗,利水消肿。黄芪善走肌表,是治疗表虚及虚性水肿的要药,与防己配伍,消补兼施,相得益彰,共奏益气利水祛风之功;白术、甘草补脾燥湿。同时配合车前子、猪苓、泽泻利水渗湿;黄精益气健脾;菟丝子、仙灵脾温肾;山药健脾;砂仁行气健脾,沙参、玉竹滋阴,以防诸药渗利伤阴。诸药合用,标本兼治,脾肾双补,利湿而不伤阴。

五、口唇肿痒

验案:

夏某,女,55 岁。

初诊(2011 - 02 - 21):口唇红肿疼痛 1 个月余。无明显原因口唇红肿,起皮,瘙痒疼痛,张口受限,未曾诊治。伴有口干口黏,双目干痒,遇冷风易于流泪,视物易于疲劳,胸骨后灼热感,时有干咳无痰,胃纳可,无泛酸嗳气,夜眠不宁,大便干结,小便调。舌质红、舌苔薄,脉弦细。

中医诊断:口唇肿痒(肺胃热炽津伤)。

治法:清热养阴。

方药组成:桑白皮 12 g,炒杏仁 10 g,沙参 30 g,枇杷叶 10 g,生石膏 30 g,阿胶 10 g(烊化),麦冬 10 g,火麻仁 10 g,前胡 10 g,炙冬花 15 g,夏枯草 10 g,川贝母 10 g,双花 30 g,虎杖 12 g,桔梗 10 g,生甘草 6 g。

用法:3 剂,水煎服,每日 1 剂,分 2 次温服。

二诊(2011 - 02 - 24):仍口唇肿痒,眼睑肿痒,肛周外阴湿痒,口黏,胸闷,眠差,时有汗出。苔白,脉细弦。年过半百,肾气自亏。前方去桔梗,甘草;加仙灵脾 12 g,薏米 30 g,炒白蒺藜 12 g,白藓皮 10 g。水煎服。仙灵脾补肾阳,偏入肾经血分,且无燥性;薏米利湿健脾,清热排脓止肿痒;白蒺藜疏散肝经风热,止目痒目痛;白藓皮清热止痒。

三诊(2011 - 02 - 28):口唇肿痛减轻,口干胸闷改善,睡眠不宁多梦。舌苔薄黄,脉弦细。肺胃热盛减轻,转以益肾养阴清热为治。处方如下:仙灵脾 12 g,菟丝子 30 g,阿胶 10 g(烊化),杷叶 10 g,知母 12 g,炒黄柏 6 g,薏米 30 g,山萸肉 15 g,泽泻 20 g,丹皮 18 g,麦冬 12 g,石斛 15 g,肉桂 3 g,百合 10 g,白藓皮 10 g。3 剂,水煎服。

四诊(2011 - 03 - 02):口唇肿痛复又加重,前后二阴湿痒,双目干涩,头胀不适,睡眠不宁。舌质红、舌苔薄黄,脉细滑。因温补肾阳以助内热,故口唇肿痛复又加重。肾阴亏虚,胃热内盛,故治以益肾津,清胃热,去温肾助阳之仙灵脾、肉苁蓉。以玉女煎加减治疗。处方如下：生地15 g,生石膏30 g,知母12 g,炒黄柏6 g,怀牛膝15 g,麦冬10 g,山萸肉15 g,泽泻12 g,粉丹皮15 g,黄连6 g,黄精30 g,生山药10 g,薏米30 g,菊花15 g,青葙子12 g,密蒙花12 g,炒白蒺藜15 g。6剂,水煎服。宗此法则,加减服用10余剂,临床获愈。

按语:清燥救肺汤出自《医门法律》,是治疗温燥伤肺的常用方剂。原方中重用桑叶轻宣肺热,少用甘寒石膏、麦冬以清肺生津治疗肺燥。该患者以口唇肿痛、干燥起皮为主证,属肺胃津伤,以胃火炽盛为主。重用生石膏30 g,加清热解毒的双花、虎杖,苦降之杷叶、杏仁,由清肺为主转以清泻胃热为主。其间加用益肾之仙灵脾、菟丝子反而助生内热,导致病情反复,后及时调整治疗思路,以益肾津,清胃热之玉女煎加减化裁,病情逐渐向愈。

通过该病人的论治过程,反思脏腑学说中提及的"脾开窍于唇",正是由于脾阴亏虚不能上荣于口唇,故而口唇干而起皮,脾与胃相表里,脾阴不足多与胃阴相关,胃主受纳腐熟,其性喜润恶燥,所以用玉女煎能收到效果。

六、痹证

验案:

陈某某,女,47岁。

初诊(2010 - 12 - 30):四肢关节疼痛20年,变形10年。患者20年前受凉后出现四肢关节疼痛,曾在多家医院就诊,诊为"类风湿关节炎",间断口服雷公藤等药物,病情未控制,逐渐出现四肢关节变形,疼痛加重。7年前在本院治疗,浦老给予中药口服,四肢关节疼痛减轻,因距离较远,因不能常来就诊,于是每年春季口服此中药半月至20天,关节未再出现疼痛。近日,因受凉劳累后,复感关节疼痛,四肢关节变形,以指(趾)关节为主,屈伸不利,畏寒喜温,纳可,入睡困难,大便干。舌质淡、苔白,脉细。子宫肌瘤病史 4 年,已行子宫切除术。

中医诊断:尪痹(肝肾亏虚,风寒痹阻)。

治法:祛风散寒通络,补益肝肾。

主方:独活寄生汤。

方药组成:羌活 10 g,独活 10 g,桑寄生 15 g,秦艽 10 g,川芎 12 g,当归 12 g,生地黄 10 g,肉桂 6 g,川牛膝 15 g,盐炒杜仲 12 g,木瓜 15 g,全虫 10 g,赤芍 18 g,肉苁蓉 12 g,伸筋草 10 g,土元 10 g,苡米 30 g,苍术 10 g,制附子 6 g(先煎),葛根 10 g。

用法:14 剂,水煎服,每日 1 剂,分 2 次温服。

二诊(2011 - 01 - 16):关节疼痛减轻,四肢关节变形,以指(趾)关节为主,屈伸不利,畏寒喜温,纳可,大便每日 1 次。舌质嫩、苔薄白,脉弦缓。症状减轻,药证相符,切合病机,上方加入炮山甲、忍冬藤、细辛等,加强活血通经、散风驱寒的作用。处方如下:羌活 10 g,独活 10 g,桂枝 10 g,赤芍 18 g,知母 10 g,制附子 10 g(先煎),炮山甲 10 g,全虫 12 g,丝瓜络 10 g,伸筋草 12 g,木瓜 15 g,苡米 30 g,土元 10 g,红花 10 g,鹿角胶 10 g(烊化),防风 10 g,细辛 3 g,忍冬藤 30 g,生山药 15 g。患者坚持服用此方半月,疼痛基本缓解。

按语:尪痹是痹证中最难治的,是痹证日久肝肾大亏,关节变形强直,单纯祛风胜湿散寒,或通络,或滋补肝肾,效果都不理想,而应侧重活血、涤痰、软坚散结,虫类药或破血逐瘀可以首先考虑。

唐代孙思邈《备急千金要方》中的独活寄生汤作为治疗的基本方,取其祛风除湿、补益肝肾、蠲痹止痛的作用。方中独活性善下行,长于祛下焦风寒湿邪,蠲痹止痛,尤其以腰膝、腿足关节痹痛为宜,为本方之君药。防风、秦艽祛风胜湿,细辛辛温发散、祛寒止痛,肉桂通利血脉、温里祛寒,共为臣药。配以桑寄生、川牛膝、杜仲补肝肾,强筋骨,当归、白芍、干地黄、川芎养血活血,茯苓、甘草补气健脾,标本兼治,扶正祛邪。

七、内伤发热

验案：

孙某某,女,60 岁。

初诊(2010 – 05 – 17)：发热 8 天。患者受风寒后感背痛、头痛,自行拔罐、刮痧治疗,2 日后发热,每日近午时体温升高,持续至午后 4 时许逐渐降至正常。曾予阿奇霉素、左氧氟沙星、头孢类抗生素等治疗无效。仍每日发热,初于午时许感头昏胀,困倦思寐,随即发热,体温在 37.4 ~ 38.2℃间,伴自汗出,乏力甚,至午后 4 时许体温渐降至正常,偶有咳嗽,无痰,无咽痛,无恶寒,纳眠一般,尿频,无尿痛,大便如常。舌苔黄厚,脉细滑。

既往史：甲状腺机能减退、子宫肌瘤、结节性红斑、冠心病、胃炎与反流性食管炎史。每日服用强的松 3 ~ 4 片已 4 个月余。

胸部 X 线片：无异常；血常规、尿常规正常；血沉：51 mm/h。

中医诊断：内伤发热(气虚)。

治法：益气健脾,甘温除热。

方药组成：秦艽 12 g,银柴胡 10 g,地骨皮 15 g,丹皮 18 g,制鳖甲 12 g,陈皮 10 g,黄芪 20 g,炒白术 10 g,生甘草 6 g,胡黄连 10 g,当归 6 g,升麻 6 g,北沙参 30 g,白薇 12 g,黄芩 10 g,白蔻 10 g,苡米 30 g,佩兰 12 g。

用法：3 剂,水煎服,每日 1 剂,分 2 次温服。

二诊(2010 – 05 – 20)：发热已退,口苦口干喜饮,乏力仍甚,纳寐可,大便干,小便调。舌苔黄、略厚,脉细缓。中气亏虚,失于运化,痰湿内蕴而化热。前方去胡黄连、黄芩防其苦寒败胃；加炒白扁豆 12 g,健脾利湿；黄连 10 g,清中焦热；苍术 12 g,健脾燥湿。3 剂,水煎服。

三诊(2010 – 05 – 23)：未再发热,口苦口干,胃纳一般,大便每日 1 次,粪质略干。苔黄厚,脉细缓。久病脾虚,湿热蕴蒸三焦,气机不利。以三仁汤为主方化裁,清热利湿,宣通三焦气机,助脾胃运化。处方如下:苡米 30 g,通草 4.5 g,滑石 30 g,竹叶 10 g,清半夏 10 g,厚朴 10 g,秦艽 10 g,银柴胡 12 g,丹皮 18 g,白蔻 10 g,炒杏仁 10 g,砂仁 10 g(后入),公英 30 g,制鳖甲 12 g,槟榔 12 g。4 剂,水煎服。

按语:"发热"一证临床十分多见,在中医学中强调要分清是外感发热或内伤发热。两者鉴别一是看发病的缓急;二要分析引发的病因;三看是否恶寒;四看兼证。一般外感发热多起病急,因外邪所致,病程短,恶寒是其首先见到的症状,热度较高常兼有其他相关表证。内伤发热则起病缓,病程长,多为低热,不恶寒,其发生或由气、血、水湿郁滞壅遏或因气血阴阳亏损失调所致。

《医学入门·发热》曰:"内伤劳役发热,脉虚而弱,倦怠无力,不恶寒,乃胃中真阳下陷,内生虚热,宜补中益气汤。"《景岳全书·寒热》曰:"阴虚之热者,宜壮水以平之,无根之热者,宜益火以培之。"内伤发热多见于久病体虚之人,病情复杂,病程多较长,常缠绵难愈或反复发作。可由情志、饮食、劳倦等引发,临床多表现为低热,气血、阴精亏虚及脏腑功能失调是其共同病机,依据其病机立法遣方,不可一见发热便用辛散或苦寒之品,临诊当注意外感发热与内伤发热的区别。

本证属内伤发热,中气亏乏是其病机关键,故采取甘温除热法而获效。

第四篇　专病论治

第一章　不　寐

一、阴阳平衡失调是不寐的根本病机

不寐之根本在于阴阳失调,阴虚为主,调节阴阳平衡是治疗的根本。阳入于阴则寐,阳出于阴则寤。寤寐的过程即是阳与阴,动与静,兴奋与抑制自然交替的过程。阴亏,阳气不能潜入于阴,则阳气浮越,阳主动,扰动心神导致不寐;阳气偏旺,可化火动风,灼伤阴津,炼液而内生痰热,导致不寐时好时坏,缠绵难治。

《景岳全书》云:"盖寐本乎阴,神其主也。"不寐与阴亏关系密切。脏腑辨证以心阴、肝阴、脾血匮乏、肾精亏虚相关。心阴不足,心神失养导致不寐;肝阴不足,肝体失用,疏泄失司,气机郁结,情志不爽,魂魄不宁,扰动心神导致不寐;脾血不足,化生乏源,心血亏虚,运化失司,内生痰浊,与热互结,上扰神明导致不寐;肾精亏虚,不能上滋于心,心肾不交,心火独亢于上导致不寐,治疗以补阴为主,平调阴阳,补虚泻实,以使水火相济,阳与阴交,不寐自能获愈。

二、不寐证治疗六法

不寐以经常不能获得正常睡眠为特征,证情轻重不一,轻者入寐困难,有寐而易醒,有醒后不能再寐,亦有时寐时醒等,严重者整夜不能入寐。本章初步总结了浦老治疗不寐证的临床经验及组方配伍规律,兹介绍如下。

(一)降火滋阴法

主治:心火亢盛,阴血不足之不寐证。主要表现心烦不眠,或稍睡即醒。伴见五心烦热,心悸汗出,咽干,耳鸣腰酸。舌质红,脉细数。

病证分析:肾阴不足,不能上交于心,心肝火旺,火性炎上,虚热扰神,故心烦不寐,心悸不宁;肾精亏耗,髓海空虚,故头晕、耳鸣、健忘;腰府失养,则腰酸;咽干少津,五心烦热,舌红,脉细数,均为阴虚火旺之象。

方药:以朱砂安神丸为基础方。组成:朱砂、黄连、炙甘草、生地黄、当归。朱砂甘寒质重,专入心经,寒能清热,重能镇怯,既能重镇安神,又能清降心火。《神农本草经》指出:朱砂"养精神,安魂魄,益气明目。"《本草从新》谓朱砂"泻心经邪热,镇心定惊,……解毒,定癫狂。"黄连苦寒,能入心经,清心泻火除烦热。《神农本草经》曰:黄连"主热气目痛,……"《珍珠囊》谓黄连"其用有六:泻心脏火,一也;去中焦湿热,二也;诸疮必用,三也;……;治赤眼暴发,五也;……。"生地甘苦寒,滋阴清热;当归辛甘温润以补血,合生地黄滋阴补血以养心,炙甘草调和诸药,防黄连之苦寒,朱砂之质重碍胃。

病案举例:董某,女,56岁。初诊日期:2011年5月16日。患者近一年来睡眠不宁,梦境纷纭,未予系统治疗。近4天由于家务琐事而导致睡眠不宁状况明显加重,甚至彻夜不眠,左耳后时有跳痛,左侧齿龈肿痛,心烦易怒,纳食可,二便调。舌质红、舌苔黄,脉弦。血压:150/95 mmHg。证属心肝火盛,扰动心神,心神不宁,导致不寐,火性炎上,循经出现耳痛龈肿。心烦易怒,苔黄脉弦俱为心肝火旺之证。治以镇心安神,疏肝解郁。处方如下:当归10 g,黄连10 g,生地15 g,炒枣仁60 g,白芍10 g,醋柴胡10 g,茯神30 g,炒白术10 g,石菖蒲10 g,炒远志12 g,炒栀子10 g,豆豉6 g,泽泻10 g,知母10 g,粉甘草6 g,朱珀散1 g(分2次冲服)。水煎服,每日 1 剂。10 余剂后夜眠可达 6 ~ 7 小时,质量好转,头痛龈肿消失。

(二)养血清热法

主治:肝血不足,虚热内扰证。主要表现:虚烦不眠,心悸不安,头晕目眩,咽干口噪,目干涩,舌红,脉细弦。

病证分析:肝藏血,血舍魂,心藏神,血养心。肝血不足则魂不守舍,心失所养,阴虚内热,虚热内扰,故虚烦失眠、心悸不安。血虚不能荣润于上,故头晕目眩、咽干口噪、双目干涩。舌质红,脉细弦均为肝血亏虚之征。

方药:酸枣仁汤为基础方。组成:酸枣仁、知母、茯苓、川芎、甘草。酸枣仁为主药,量宜大,一般 30 ~ 60 g,本品味甘酸,入心肝经,养心阴、益肝血,有安神之效,为养心安神的要药。《名医别录》指出:酸枣仁"主心烦不得眠,……虚汗,烦渴,补中,益肝气,坚筋骨,助阴气。"《本草纲目》曰:"其仁甘而润,故熟用疗胆虚不得眠,烦渴虚汗之证;生用疗胆热好眠,皆足厥阴、少阳药也。"茯苓宁心安神,《神农本草经》谓茯苓"主胸胁逆气,忧患,惊邪恐悸,心下结痛,寒热,烦满,咳逆,口焦舌干,利小便。久服安魂、养神、不饥、延年。"知母滋阴润燥,清热除烦,《神农本草经》云:知母"主消渴热中,除邪气,肢体浮肿,下水,补不足,益气。"《用药法象》曰:知母"泻无根之肾火,疗有汗之骨蒸,止虚劳之热,滋化源之阴。"川芎辛散,调肝血,疏肝气,与大量酸枣仁相伍,辛散与酸收并用,补血与行血结合,具有养血调肝之妙。《本草汇言》曰:"川芎,上行头目,下调经水,中开郁结,血中气药……味辛性阳,气善走窜而无阴凝黏滞之态,虽入血分,又能去一切风,调一切气。"

病案举例:戴某,男,59 岁。初诊日期:2009 年 11 月 19 日。10 余年来,患者经常发作睡眠不宁,多与忧思焦虑有关,病情时好时坏,总体睡眠质量不佳。近 1 个月患者睡眠不宁明显加重,辗转不宁难于入睡,睡则恶梦连连,白昼即觉头昏重,精神不佳,口干,口苦,心烦,双手颤抖,胃纳一般,二便调。舌苔薄黄,脉弦滑。症由肝郁化火,上扰心神,肝火灼伤肝津,肝血不足,筋脉失于濡养所致。治以清泄肝火,镇静安神,同时顾护肝阴。处方如下:炒枣仁30 g,川芎6 g,当归10 g,茯神30 g,肥知母12 g,莲子芯6 g,炒栀子10 g,豆豉10 g,北沙参30 g,麦冬10 g,炒远志12 g,夜交藤30 g,生龙齿30 g,制香附6 g,制首乌20 g。水煎服,每日1剂,加减迭进12剂,睡眠好转,余症也明显好转。

(三)补肾宁心法

主治:心肾阴亏证。主要表现为健忘失眠,心神不安,或头目眩晕,舌红、苔薄白,脉细弦。

病证分析:心肝肾阴亏,阳偏亢,心失所养,虚火内扰心神,故失眠多梦,甚至彻夜不眠。肾阴虚,脑髓失充,故记忆力明显减退;脑窍失养,故头目眩晕;肝肾阴虚,肝失柔润,疏泄失司,木不疏土,积滞生热,化生痰浊,痰火上扰,心神不宁;舌红、苔薄白,脉细弦也属心肝肾阴亏、虚火内扰之象。

方药:枕中丹为基础方。组成:生龙骨、败龟板、菖蒲、远志。龙骨味甘涩,性平,归心肝肾经。质重能镇静安神,为重镇安神的常用药,质重而沉降,有较强的平肝潜阳作用,故可用于肝肾阴亏、肝阳上亢之头目眩晕之症。《本草纲目》指出龙骨"益肾镇惊,……"败龟板性味甘寒,有滋阴潜阳、补肾健骨之功效,为阴中至阴之物,虽曰补阴,又能补心。《医方集解》曰:"龟者介虫之长,阴物之至灵者也。"菖蒲辛开苦燥温通,有开窍醒神之功,入心经,能开心窍,益心智,安心神,聪耳明目,故可用于健忘失眠、耳鸣头晕等症。《神农本草经》指出:菖蒲"主风寒湿痹,咳逆上气,开心孔,补五脏,通九窍,明耳目,出音声。久服轻身,不忘,不迷惑,延年。"远志苦辛性温,性善宣泄通达,能开心气而宁心安神,能通肾气而强志不忘,为交通心肾,安神定志,益智强志之佳品。《神农本草经》:远志"主咳逆伤中,补不足,除邪气,利九窍,益智慧,耳目聪明,不忘,强志,倍力。"《药品化义》:"远志,味辛重大雄,入心开窍,宣散之药。凡痰涎伏心,壅塞心窍,致心气实热,为昏聩神呆、语言謇涩,为睡卧不宁,为恍惚惊怖,为健忘,为梦魇,……暂以豁痰利窍,使心气开通,则神昏自宁也。"4 药共用,以达滋阴安神、宁心益智之功效。

病案举例:华某,男,54 岁。初诊日期:2009 年 3 月 2 日。主诉睡眠不宁 2 年,近期加重,入睡困难,梦多,甚至彻夜不眠,头昏,烦躁易怒,记忆力明显减退,口苦,胃纳一般,二便正常。苔白,脉弦细。证属肝肾阴虚,痰热内扰。治以滋阴潜阳,宁神益智,枕中丹加减。处方如下:生龙齿30 g,败龟板 12 g,菖蒲 10 g,益智仁 30 g,炒枣仁 30 g,当归 10 g,麦冬 10 g,炒远志 12 g,丹参 30 g,茯神 30 g,桔梗 6 g,五味子 6 g,仙灵脾 15 g,天麻 10 g,红花 10 g。水煎服,每日 1 剂,加减服药 20 余剂睡眠好转。

(四)清肝泻火法

主治:肝胆实火上炎,火扰心神证。主要表现:睡眠不宁,伴见头痛目赤,心烦胁痛,口苦耳鸣,目眩,舌红苔黄,脉弦数有力等症。

病证分析:思虑劳倦,情志所伤,肝郁化热,火扰神明而眠不宁,肝火灼津伤阴,肝络失养而感胁痛隐隐;口苦、烦躁易怒、头痛目赤耳鸣均系肝郁火旺,循经上扰之症状;舌质红、苔黄,脉弦系肝火偏旺之征象。

方药:龙胆泻肝汤为基础方。龙胆草、黄芩、栀子、泽泻、木通、当归、生地黄、柴胡、车前子、生甘草。龙胆草苦寒沉降,善泻肝胆实火。《神农本草经》:龙胆"主骨间寒热,惊痫邪气,续绝伤,定五脏,杀蛊毒。"现代药理研究:龙胆碱具有镇静、肌松作用。大剂量龙胆碱有降压作用,并能抑制心脏、减缓心率。栀子苦寒清降,能清泻三焦火邪,泻心火而除烦,为治热病心烦、躁扰不宁之要药,可清肝泻火,治疗肝胆火热上攻之目赤肿痛。栀子苦寒,炒用则苦寒败胃之力减。黄芩苦寒泻火;柴胡疏肝解郁,调畅气机,经醋炒制后,疏肝理气之力加强而无劫伤肝阴之弊;木通、车前子、泽泻利水而泻热;生地、当归滋阴养血,防止肝火耗伤肝血及苦燥渗利之品伤阴。

病案举例:孙某,男,41岁。初诊日期:2010年3月12日。主诉夜眠多梦,多于凌晨醒来难再入睡,时轻时重2年余。右胁下胀闷不舒,喜揉按,口干口苦,进食后脘胁胀痛,泛酸,口吐涎沫量较多,多思虑,耳鸣,烦躁易怒,二便调。舌质嫩红、苔黄,脉弦滑。治以清泻肝火,辅以养阴。处方如下:龙胆草6 g,炒栀子10 g,黄芩10 g,醋炒柴胡12 g,车前子10 g,泽泻20 g,玄参30 g,当归10 g,川连10 g,炒酸枣仁30 g,麦冬10 g,竹叶6 g,菊花15 g,密蒙花10 g,生甘草6 g,珠珀散1.5 g(分2次冲)。加减服药10余剂,诸症明显好转。

(五)益肾平肝法

主治:肾阳亏虚,肾精不足,相火偏旺,内扰心神之心烦不寐证。多用于治疗更年期女性。临床表现:心烦不寐,头胀头晕,升热汗出,心悸,口干目胀,便艰,舌红、苔白,脉细弦。

病证分析:时届更年,肾阳亏虚,太冲无血,故肾府楚乏,经水断流;肝肾亏虚于下,肝阳偏亢于上,阳化风动,内扰神明,而感心烦不宁,夜寐欠安,头胀头晕;肝开窍于目,肝阴不足,肝阳偏亢而感双目胀痛;肾水亏虚不能上济心阳,心阳、相火浮动而心中悸动不宁,升热汗出;舌苔白,脉细弦亦属肝肾亏虚,相火偏旺之征。

方药:二仙汤为基础方。仙茅、仙灵脾、巴戟天、黄柏、知母、当归。二仙汤可以温肾阳、补肾精、泻相火、调冲任。主要用于治疗更年期综合征,见有肾精不足和相火偏旺之烦热易怒、口干、便艰、失眠多梦等症。方中仙茅、仙灵脾、巴戟天温肾阳,补肾精;黄柏、知母泻肾火,滋肾阴;当归温润养血,调理冲任。全方配伍特点是壮阳药与滋阴泻火药同用,以适应阴阳俱虚于下,而又有虚火上炎的复杂证候。

病案举例:徐某,女,51岁。初诊日期:2011年5月5日。近2个月来无明显原因心烦易怒,睡眠难,双眼胀痛,在当地医院诊为"青光眼",行手术治疗。术后感心烦更加严重,入夜辗转难眠,甚则彻夜不寐,白昼感头胀头晕,心中悸动不宁,坐立不安,疲乏懒动,纳呆,二便调。月经稀少至停闭半年余。舌苔白,脉细弦。治以益肾平肝。处方如下:仙茅12 g,仙灵脾12 g,知母12 g,炒黄柏10 g,炒枣仁60 g,柏子仁12 g,炒远志12 g,石菖蒲10 g,炒栀子10 g,淡豆豉6 g,菊花15 g,炒白蒺藜15 g,天麻12 g,青葙子10 g,甘草6 g。水煎2遍,取汁400 ml,早晚2次分服。加减服药1个月余,诸症明显缓解。

(六)疏肝健脾法

主治:肝郁血虚脾弱之证。临床表现:睡眠不宁,多梦,思虑多,心烦易怒,纳呆脘闷,呃逆,善太息,舌红、苔白,脉弦。

病证分析:肝气不舒,肝郁化热,横逆犯脾,脾虚痰生,痰热扰心,上蒙清空。肝藏魂,心藏神,肝气不疏,神魂不宁,而见寐寤不宁,思虑连绵;肝气郁结,失于宣泄,而心烦易怒;肝气犯脾而纳呆脘闷,呃逆善太息;舌红苔白厚,脉弦滑属肝郁脾虚之象。

方药:逍遥散为基础方。组成:当归、茯苓、白芍、白术、柴胡、薄荷、甘草。肝性喜条达,恶抑郁,为藏血之脏,体阴而用阳。若情志不遂,肝木不能条达,则肝体失于柔和,以致肝郁血亏,肝木为病易于传脾,多见脾虚湿阻等见证。治疗应疏肝解郁,理气健脾为原则。柴胡疏肝解郁,升发诸阳。经云:木郁则达之。醋制以防其辛温劫阴,当归、白芍养血和血,柔肝缓急,补肝体而助肝用,使血和则肝和,血充则肝柔,白术、茯苓、甘草健脾和中;薄荷疏散郁遏之木气。

病案举例:张某,女,64岁。初诊日期:2010年4月21日。主诉2年来睡眠质量极差,入夜辗转难眠,睡后易醒,醒后难再入睡。白昼感头胀头痛,泛恶欲吐,食欲不佳,时有脘痛泛酸,口干喜饮,心烦易怒,夏季加重,时有胸闷憋气,大便 3 日一行,初始较干,黏滞不畅,小便调。苔黄厚,脉弦滑。治以疏肝理气健脾。处方如下:丹皮 15 g,炒栀子 10 g,当归 10 g,白芍 18 g,醋柴胡 10 g,茯神 30 g,炒白术 10 g,薄荷 10 g(后入),炒枣仁 60 g,豆豉 6 g,石菖蒲 12 g,石斛 15 g,柏子仁 12 g,生甘草 6 g,黄连 6 g。水煎取汁约 400 ml,早及晚睡前分 2 次温服。4 剂。二诊睡眠好转,能较快入睡,仍感头晕头沉,口干喜饮,便意频,但排便费力,粪质不干,排尿烧灼感,伴有尿痛,急躁易怒,时感下肢疼痛,有时抽筋,时感背痛不舒。舌苔薄,脉细滑。证属心火移热小肠,下焦湿热炽盛。改炒栀子 6 g,去黄连,加淡竹叶 6 g、萹蓄 10 g。水煎取汁 400 ml,早晚 2 次温服。加减服药 10 余剂,诸症明显缓解。

三、临证经验的研究

(一)研究对象

1. 病例来源 全部病例来源于 2008 年 12 月至 2011 年 8 月间济南市中医医院脑病科门诊共 386 例。

2. 诊断标准

(1)西医诊断标准 参照中国精神障碍分类与诊断标准(CCMD – 3)制定。

1)几乎以失眠为唯一的症状,包括难以入睡、睡眠不深、多梦、早醒或醒后不易再睡,醒后不适感,疲乏,或白天困倦等。

2)每周至少发生 3 次,持续 1 个月以上。

3)对睡眠质量的不满引起明显的苦恼,产生了部分精神障碍症状,活动效率下降,社会功能受损。

4)排除躯体疾病或精神疾病导致的继发性失眠。

(2)中医诊断标准 参照国家中医药管理局颁发的《中医病症诊断疗效标准(1994)》中"不寐"的诊断标准。

不寐是指脏腑机能紊乱、气血亏虚、阴阳失调,导致不能获得正常睡眠。

1)轻者入寐困难或寐而易醒,醒后不寐,重者彻夜不眠。

2)常伴有头痛、头昏、心悸、健忘、多梦等。

3)经各系统及实验室检查未发现异常。

3.纳入标准

(1)符合中、西医失眠症诊断标准。

(2)至少复诊2次。

4.排除标准

(1)年龄在15周岁以下或75周岁以上者。

(2)合并有心脑血管、肺肝肾及造血系统严重疾病及精神疾病患者。

(3)酗酒和(或)精神活性物质、药物滥用者和依赖者。

(二)治疗方法

386例患者均给予中药汤剂口服,每日1剂,水煎2次,共取汁400 ml,早、晚2次分服。连续服药2周为1个疗程。

中药煎煮方法:凉水浸泡1小时以上,大火煮沸后,小火煎煮25分钟,倒出药汁,加热水大火煮沸后,小火煎煮25分钟,再将药汁滤出,2次药汁混合,早、晚睡前分2次服用。

(三)结果

1.各治法的出现率　在不寐证的386例医案中,共应用了6种治法,现将各治法的出现率统计于表1。

表1　　　　　　　　　　各治法中医病案分布情况

	降火滋阴	养血清热	补肾宁心	清肝泻火	益肾平肝	疏肝健脾	合计
例数	53	92	81	54	37	69	386
出现率(%)	13.7	23.8	21	14	9.6	17.9	100

从表1可以看出养血清热法、补肾宁心法应用的频率较高,而益肾平

肝法的出现率最低。

2. 各病证与性别的关系　见表2。

表2　　　　　　　　　　　　　　各病证与性别的关系

性别	例	火旺阴亏	血虚内热	心肾阴亏	肝胆火旺	肝肾亏虚	肝郁脾虚	合计
男	例数	38	31	34	30	0	26	159
	出现率(%)	23.9	19.5	21.4	18.9	0	16.3	100
女	例数	15	61	47	24	37	43	227
	出现率(%)	6.6	26.9	20.7	10.6	16.3	18.9	100

从表2可以看出,肝肾亏虚、肝郁脾虚及血虚内热证型以女性较多,而火旺阴亏及肝胆火旺以男性较多见。

3. 各病证与年龄的关系　见表3。

表3　　　　　　　　　　　　　　各病证与年龄的关系

岁	例	火旺阴亏	血虚内热	心肾阴亏	肝胆火旺	肝肾亏虚	肝郁脾虚
≤30	42	12	11	0	6	0	13
~40	64	12	20	8	10	0	14
~50	135	12	38	20	13	24	28
~60	86	15	13	24	16	11	7
>60	59	2	10	29	9	2	7
合计	386	53	92	81	54	37	69

从表3可以看出,不寐的发病率以40~60岁年龄段发病率较高,达到57.3%,说明该年龄段的人们生活、工作压力大,与不寐发生有直接的关系。

4. 各病证与病程的关系　通过整理医案发现,各医案中的病程长短不一,最短的只有1个月余,而最长的却长达20年之久。根据医案中病程的分布情况,将病程分为5个组段,即:~0.5年,~2年,~5年,~10

年,>10年。现将各证型在各病程组的分布情况统计于表4。

表4   各证型在各病程组的分布

年	总例数	火旺阴亏	血虚内热	心肾阴亏	肝胆火旺	肝肾亏虚	肝郁脾虚
~0.5	90	11	28	7	17	15	12
~2	75	10	14	21	8	13	9
~5	82	8	20	22	10	9	13
~10	71	11	15	18	12	0	15
>10	68	13	15	13	7	0	20
合计	386	53	92	81	54	37	69

从表4中可以看出各病程组的证型出现率有以下特点:血虚内热及肝肾亏虚病程小于半年者所占比例较高。

5.疗效与病程的关系　见表5。

表5   疗效与病程的关系

年	例	临床治愈	显效	有效	无效
~0.5	90	30	24	28	8
~2	75	15	26	21	13
~5	82	17	25	28	12
~10	71	18	29	13	11
>10	68	16	22	18	12
合计	386	96	126	108	56

疗效评价标准:参照《中药治疗失眠的临床研究指导原则》制定。

(1)临床痊愈:睡眠时间恢复正常或夜间睡眠时间在6小时以上,睡眠深沉,醒后精神充沛。

(2)显效:睡眠时间较前增加3小时以上。

(3)有效:睡眠时间较前增加不足3小时。

(4)无效:睡眠时间较前无改善。

根据以上疗效评定标准,将疗效在各病程组中的出现率统计于表5。从表5可以看出治愈率、显效率、有效率随着病程的增加而在逐渐地递减,这说明两者的高低与病程的长短有直接的关系,因而大致可以推断出病程越短,治愈率和有效率越高;反之病程越长,治愈率和有效率越低,故而在临床施治时一般可以根据病程的长短来预测病人的预后情况。

(四)常用药物规律分析

1. 资料与方法

(1)临床资料:浦老门诊治疗不寐病案386份。

(2)方法:通过频数分析对浦老临床治疗386例不寐所选用的各类药物的使用频率进行频数分析,从而总结出不同种类药物在临床的运用情况,进而推论出浦老治疗不寐的用药规律。

2. 数据规范化和建立数据库

(1)数据规范化:药物名称以《中药学》第6版教材为标准,同时参考《中药大辞典》规范药物名称。

(2)建立数据库:选用SPSS自带数据库建立数据录入系统建立数据库。

(3)选择统计分析软件:所有数据统计选用国际公认权威统计分析软件"SPSS 12.0",进行频数分析。

3. 结果

(1)用药频率分析

1)用药频率表:在386份医案中,共用药112种,累计用药次数5 149次。其中次数最多者为炒枣仁,共372次,频率1为7.22%(单味药用药次数/总体用药次数),频率2为96.37%(单味药用药次数/医案数),次数最少者为瞿麦等20种,仅用1次,频率为0.02%,0.26%(表6)。

表6　　　　　　　　总体用药频数与频率（病历数：386，品种数：112）

药名	频数	频率1	频率2	药名	频数	频率1	频率2
炒枣仁	372	7.22	96.37	茯神	336	6.53	87.05
当归	329	6.39	85.23	炒远志	256	4.97	66.32
柏子仁	255	4.95	66.06	生龙齿	253	4.91	65.54
麦冬	206	4.00	53.37	石菖蒲	202	3.92	52.33
丹参	164	3.19	42.49	黄连	162	3.15	41.97
知母	140	2.72	36.27	炒栀子	131	2.54	33.94
夜交藤	126	2.45	32.64	沙参	119	2.31	30.83
五味子	114	2.21	29.53	生甘草	112	2.18	29.02
淡豆豉	110	2.14	28.50	败龟板	106	2.06	27.46
莲子心	92	1.79	23.83	白芍	83	1.61	21.50
陈皮	68	1.32	17.62	益智仁	67	1.30	17.36
生地	67	1.30	17.36	桔梗	65	1.26	16.84
郁金	53	1.03	13.73	黄柏	47	0.91	12.18
台党参	47	0.91	12.18	玄参	47	0.91	12.18
醋柴胡	45	0.87	11.66	仙茅	42	0.82	10.88
丹皮	42	0.82	10.88	白术	38	0.73	9.84
仙灵脾	42	0.82	10.88	山药	38	0.73	9.84
砂仁	38	0.73	9.84	白蒺藜	37	0.72	9.59
竹叶	36	0.70	9.33	天麻	35	0.68	9.07
菊花	28	0.54	7.25	香附	28	0.54	7.25
黄芩	25	0.49	6.48	朱砂	25	0.49	6.48
泽泻	22	0.43	5.70	白豆蔻	21	0.41	5.44
琥珀	21	0.41	5.44	佩兰	19	0.37	4.92
山萸肉	19	0.37	4.92	石斛	19	0.37	4.92
肉桂	17	0.33	4.40	半夏	17	0.33	4.40
车前草	16	0.31	4.15	薄荷	16	0.31	4.15
降香	16	0.31	4.15	石决明	16	0.31	4.15
珍珠母	16	0.31	4.15	羚羊粉	16	0.31	4.15
瓜蒌	13	0.25	3.37	龙胆草	13	0.25	3.37

（续表）

药名	频数	频率1	频率2	药名	频数	频率1	频率2
紫苏梗	13	0.25	3.37	青葙子	12	0.23	3.11
黄精	12	0.23	3.11	木瓜	11	0.21	2.85
郁李仁	11	0.21	2.85	天竺黄	11	0.21	2.85
密蒙花	11	0.21	2.85	桂枝	9	0.17	2.33
茵陈	9	0.17	2.33	厚朴	9	0.17	2.33
地龙	8	0.15	2.07	合欢花	8	0.15	2.07
橘红	8	0.15	2.07	夏枯草	8	0.15	2.07
枇杷叶	7	0.14	1.81	焦山楂	6	0.12	1.55
蝉蜕	6	0.12	1.55	僵蚕	6	0.12	1.55
全虫	6	0.12	1.55	蜈蚣	6	0.12	1.55
藿香	5	0.10	1.29	苍术	5	0.10	1.29
丝瓜络	4	0.08	1.03	钩藤	4	0.08	1.03
桑葚子	4	0.08	1.03	覆盆子	4	0.08	1.03
葛根	4	0.08	1.03	猪苓	3	0.06	0.78
青蒿	3	0.06	0.78	川断	3	0.06	0.78
寄生	3	0.06	0.78	槟榔	2	0.04	0.52
三七	2	0.04	0.52	瞿麦	1	0.02	0.26
萹蓄	1	0.02	0.26	公英	1	0.02	0.26
枳实	1	0.02	0.26	胡黄连	1	0.02	0.26
薏米	1	0.02	0.26	桑枝	1	0.02	0.26
鸡血藤	1	0.02	0.26	元胡	1	0.02	0.26
浙贝	1	0.02	0.26	菟丝子	1	0.02	0.26
沙苑子	1	0.02	0.26	牛膝	1	0.02	0.26
桑皮	1	0.02	0.26	地骨皮	1	0.02	0.26
川贝母	1	0.02	0.26	前胡	1	0.02	0.26
薤白	1	0.02	0.26	白扁豆	1	0.02	0.26
佛手	1	0.02	0.26	龙眼肉	1	0.02	0.26

2）用药分类累计频数与累计频率：见表7。

表7　　　　　　　　　　　用药分类累计频数与累计频率

药类	药名频数	累计频数	累计频率(%)
安神药	炒枣仁372、柏子仁255、炒远志256、生龙齿253	1 652	32.08
（9）清热药	夜交藤126、朱砂25、琥珀21、合欢花8、茯神336、黄连162、知母140、炒栀子131、莲子心92	748	14.53
（16）化湿药	桔梗65、黄柏47、竹叶36、黄芩25、龙胆草13、青葙子12、密蒙花11、夏枯草8、青蒿3、公英1、胡黄连1、地骨皮1、泽泻22、白豆蔻21、佩兰19、半夏17、车前草16	118	2.29
（10）理气药	茵陈9、藿香5、苍术5、猪苓5、薏米1、陈皮68、郁金53、醋柴胡45、砂仁38、香附28	287	5.57
（13）消食药	降香16、瓜蒌13、紫苏梗13、厚朴9、枳实1	9	0.17
	元胡1、薤白1、佛手1		
	焦山楂6、槟榔2、白扁豆1		
（3）活血药	丹参164、丹皮42、三七2、鸡血藤1、牛膝1	210	4.08
（5）平肝熄风药	白蒺藜37、天麻35、菊花28、生石决明16	178	3.46
（11）开窍药	珍珠母16、羚羊粉16、地龙8、僵蚕6、全虫6	202	3.92
	蜈蚣6、钩藤4		
	石菖蒲202		
（1）补虚药	当归329、麦冬206、沙参119、生甘草112、败龟板106	1 431	27.80
（26）收涩药	白芍83、益智仁67、生地67、台党参47、玄参47、白术38、山药38、仙茅42、仙灵脾42、山萸肉19、石斛19、肉桂17、黄精12、桑葚子4、覆盆子4、葛根4、川断3、寄生3、菟丝子1、沙苑子1、龙眼肉1	114	2.21
	五味子114		
（1）解表药	淡豆豉110、薄荷16、桂枝9、蝉蜕6	141	2.74

（续表）

药类	药名频数	累计频数	累计频率(%)
（4）祛风湿药	木瓜11、丝瓜络4、桑枝1	16	0.31
（3）泻下药	郁李仁11	11	0.21
（1）化痰止咳	天竺黄11、橘红8、枇杷叶7、浙贝1、桑皮1、川贝母1	30	0.58
（7）利水药（2）	前胡1 瞿麦1、萹蓄1	2	0.05

（2）用药频率结果分析：从频率表来看，在386份医案中，浦老共用中药112种，累计用药次数5 149次。最高频率为7.22%（单味药用药次数/总体用药次数）、96.37%（单味药用药次数/医案数），最低频率为0.02%、0.26%。112种中药应用频率＞10%的有炒枣仁、茯神、当归、炒远志、柏子仁、生龙齿、麦冬、石菖蒲、丹参、黄连、知母、炒栀子、夜交藤、沙参、五味子、生甘草、淡豆豉、败龟板、莲子心、白芍、陈皮、益智仁、生地、桔梗、郁金、黄柏、台党参、玄参、醋柴胡27种。112种中药按功效分类，大致可分为理气、补益、清热、祛风湿、化湿、活血、化痰止咳、收涩、消食、安神、平肝、泻下、解表、利水、开窍15类，其中补虚药、安神药、清热药、活血药、开窍药应用的频率较高，这表明浦老治疗不寐善用清热活血、开窍安神与补益之法。

1）安神药：虽然只有9味药，但使用频率最高，累计频数达到1 652次，累计频率达32.08%。浦老认为由于失眠都有心神不宁的病理变化，故于应证方剂中均可酌加宁心安神类药物,如酸枣仁、远志、茯神、夜交藤等,且重用酸枣仁 30 ~ 60 g;失眠严重者加重镇宁神类药物,如龙齿、龟板、朱砂等。

2)补虚药:使用频率仅次于安神药,药味达 26 种,累计频数 1 431,累计频率 27.80%,其中,绝大多数属滋阴养血类补虚药。浦老认为不寐一证属虚者多,属实者少,阴虚多,阳热实证少,病程多迁延缠绵,脏腑相互影响,交互为患。说明浦老比较重视阴虚血亏,心神失养,虚火扰神的病机,临床比较善用补虚药物,在补虚药物中,尤以滋阴养血药的使用频率最高。

3)清热药:使用频率居于第三位,药味 13 种,累计频数 748,累计频率 14.53%,其中以清心、肝火药为主,如黄连、炒栀子、知母、莲子芯等。随着现代科技和经济的高速发展,人们的生活压力和工作压力不断加大,常常使人们的精神处于一种高度紧张的状态,这种紧张状态使得"相火易起,五性厥阳之火相煽,则妄动矣。火起于妄,变化莫测,无时不有,煎熬真阴,阴虚则病,阴绝则死。"而不寐后期久则肝郁化火,阴亏阳亢,灼津炼液,内生痰热,扰动胆腑,枢机不利,致使病势缠绵,愈演愈重。故浦老治疗用药各方兼顾,以滋补肝肾,育阴潜阳,养心健脾为主,佐以清热(火)等。

4)理气活血药:理气活血药的使用频率也较高,理气药累计频数 287,累计频率 5.57%;活血药累计频数 210,累计频率 4.08%,其中主要药物丹参凉血活血养血,且兼具安神之效。提示浦老在治疗不寐时也比较重视气滞血瘀的病机。

第二章 眩 晕

一、眩晕病因病机的认识

历代医家对眩晕的论述颇多,早在《黄帝内经》就有记载,汉代张仲景在《伤寒论》和《金匮要略》中提出了具体的证治方药,经过后世医家的不断补充和发展,逐渐形成了较为完整的眩晕病因、病机理论体系。浦老认为,眩晕临床辨证以虚实作为总纲,虚则有"无虚不作眩",实则有"无瘀不作眩"、"无痰不作眩"、"无风不作眩"。

（一）"无瘀不作眩"

明·虞抟首创"因瘀致眩"说,其在《医学正传·眩运》中有:"外有因呕血而眩冒者,胸中有死血密闭心窍而然,是宜行血清经,以散其瘀。"明·杨仁斋《直指方》曰:"瘀滞不行,皆能眩晕。"清·潘楫注《医灯续焰》曰:"眩晕者,有因于死血者……诸阳上行于头,诸经上行于目,血死则脉凝泣,脉凝则上注之薄矣,薄则上虚而眩晕生。"清·唐容川《血证论·瘀血》有"瘀血攻心,心痛头晕,神气昏迷,不省人事。"的记述。

瘀血的形成,可因气滞、气虚、血寒以及外伤等,引起血行不畅而瘀滞,脉络痹阻,脑脉失养,而致眩晕。如《景岳全书·妇人规》论述产后血晕,提出"血晕之证本由气虚,所以一时昏晕,然而痰壅盛者,亦或有之。"清·王清任论治疾病重视气血,指出若元气既虚,血气不畅也会发生"瞀闷",提出用通窍活血汤治疗昏晕。治疗上,明·汪机提出养血活血的治疗原则,《医续》曰:"瘀血停蓄,上冲上逆,亦作眩晕,桃红四物。"吴谦《医宗金鉴》曰:"瘀血停止……神迷眩运,非纯用破血行血之剂,不能攻逐荡平也。"提出破血逐瘀的治疗方法。唐容川重点总结了以重剂活血化瘀之品治疗眩晕的经验,《血证论》认为瘀血攻心的眩晕症宜"急降其血,以保其心,用归芎失笑散加琥珀、朱砂、麝香治之;或用归芎汤调血竭、乳香末亦佳。"

（二）"无风不作眩"

"因风致眩"理论源于《内经》,且有外风、内风之论。内风与肝脏关系密切,多由于肝木生风而起。《素问·至真要大论》曰:"诸风掉眩,皆属于肝。"《素问·六元正纪大论》曰:"木郁之发,……甚则耳鸣眩转,目不识人;善暴僵仆。"认为肝木郁滞日久,化火伤阴,致肝风内动,风阳上扰致眩的发病机制。清代叶天士说"所患眩晕者,非外来之邪,乃肝胆之风阳上冒耳。"后世医家对此说又作了补充,如《类证治裁》谓:"风依于木,木郁则化风,如眩,如晕。"《沈氏尊生》曰:"眩晕,肝风证也。"

外风多由风邪太过所致,《素问·气交变大论》中有:"岁木太过,风气流行,……甚则忽忽善怒,眩冒巅疾。"指出外界风气太过,土气不能行其政令,木气独胜,肝失疏泄,气机逆乱,上扰清阳可致眩晕。《灵枢·大惑论》曰:"邪中于项,因逢其身之虚,……入于脑则脑转,脑转则引目系急,目系急则目眩以转矣。"提示体虚受风,亦可导致眩晕的发生。《诸病源候论·妇人杂病诸侯》首次提到风眩:"风眩是体虚受风,风入于脑也。"由于体虚表弱,风邪上犯清窍,而致眩晕。《诸病源候论·风头眩候》曰:"风头眩者,由血气虚,风邪入脑,而引目系故也。五脏六腑之精气,皆上注于目,气系急,故成眩也。"阐明体虚受风之风眩候,认为血气虚,则风邪易入脑而成眩。

(三)"无虚不作眩"

《内经》首开"因虚致眩"的先河。如《灵枢·海论》曰:"髓海不足,则脑转耳鸣,胫酸眩冒,目无所见,懈怠安卧。"因肾主藏精,为先天之本,主骨生髓,髓聚而成脑。肾中精气充盈,髓海得养,则能发挥脑为"精明之府"的生理功能。若肾中精气不足,则髓海失养,脑海空而头重,发为眩晕。另一方面,气血虚亦可导致眩晕,气虚则清阳不展,血虚则脑失所养,发生眩晕。如《灵枢·口问》篇云:"故上气不足,脑为之不满,耳为之苦鸣,头为之苦倾,目为之眩。"汉·张仲景则提出以桂枝龙骨牡蛎汤治疗"失精家,少腹弦急,阴头寒,目眩,发落,脉极虚芤迟"之眩晕。宋元以后医家在前人因虚致眩说的基础上又有很大发展。严用和认为"疲劳过度,下虚上实,令人眩晕。"清·李用粹《证治汇补》有"眩晕生于血虚也"之论,说明血虚脑失所养也可致眩晕。明代张景岳在《景岳全书·眩运》

指出"眩运一证,虚者居其八九,而兼火兼痰者,不过十中一二耳。"力倡"无虚不作眩"。《景岳全书·眩运》中云:"原病之由有气虚者,乃清气不能上升,或汗多亡阳而致,当升阳补气,有血虚者,乃因亡血过多,阳无所附而然,当益阳补血,此皆不足之证也。"周慎斋在《慎斋遗书·头晕》中,对因虚致眩论述颇为详尽:"头晕有肾虚而阳无所附者,有血虚火升者,有脾虚生痰者,有寒凉伤其中气,不能升发,故上焦元气虚而晕者,有肺虚木无制晕者。"程杏轩《医述·杂证汇参·眩晕》主张虚眩当补勿疑:"大抵虚晕者十之六七,兼痰火者十之二三。且今人气禀薄弱,酒色不谨,肝肾亏而内伤剧,以致眩晕大作。"

(四)"无痰不作眩"

"因痰致眩"说始于张仲景。《金匮要略》中治疗眩晕的方剂有 10 首,其中治疗痰饮的方剂占了 4 首(苓桂术甘汤、泽泻汤、小半夏加茯苓汤、五苓散),为后世"无痰不作眩"的论述提供了理论依据。至元·朱震亨《丹溪心法·头眩六十七》强调无痰则不作眩,并提出了具体的方剂。"头眩痰挟气虚并火。治痰为主,挟补气药及降火药。无痰则不作眩,痰因火动。又有湿痰者,有火痰者。湿痰者,多宜二陈汤。火者,加酒芩。挟气虚者相火也,治痰为先,挟气药降火,如东垣半夏白术天麻汤之类……久病之人,气血俱虚而脉大,痰浊不降也。"李东垣则认为:"脾胃气虚,运化失司,痰湿内生,浊痰上犯清阳之位,故见眩晕。"明代张三锡在《医学准绳六要·头眩》也提出:"眩运悉属痰火,但分虚实多少而治。"蒋廷锡等纂《古今图书集成医部全录精华本·头门·徐春甫古今医统》说:"头目眩运,眼前黑暗,如坐舟车,兀兀欲吐者,痰也。"《杂病源流犀烛·头痛源流·眩晕》谓:"眩晕者,痰因火动也。盖无痰不能作眩,虽因风者,亦必有痰。"秦景明《症因脉治·内伤眩晕》谓:"早起眩运,须臾自定,乃胃中老痰使然。""饮食不节,水谷过多,胃强能纳,脾弱不能运化,停留中脘,有火者则煅炼成痰;无火者则凝结为饮。中州积聚,清明之气,窒塞不伸,而为恶心眩晕之症矣。"可见过食肥甘,饮食伤脾,脾失健运,聚为痰饮,致清阳不能上达清窍,亦导致眩晕。名医刘渡舟认为痰饮眩晕是眩晕的一大类型,临床上所见到的病证又可以分为水饮眩晕和痰证眩晕两类:若水蓄下焦,气化不行,水气上冲头目而见眩晕者,属水饮眩晕;若脾虚不运,化生痰饮,阻碍头目,致令清阳不升而作眩晕者,属痰证眩晕,则用东垣半夏白术天麻汤。

二、临床经验的整理与研究

（一）资料与方法

1. 研究对象 病例资料来源于 2008 年 12 月 9 日至 2011 年 8 月 31 日期间在济南市中医医院脑病科就诊的门诊患者。

2. 诊断标准

（1）中医诊断标准

1）疾病诊断（按照 1993 年中华人民共和国卫生部《中药新药临床研究指导原则》第一辑）

①有典型的眩晕症状:自身有旋转或晃动感,或目眩,或视景物有旋转感;或自觉头晕、昏沉或晕胀不适。

②可有反复发作史。

2）证候诊断（按照 1993 年中华人民共和国卫生部《中药新药临床研究指导原则》第一辑）

①肝阳上亢证:眩晕耳鸣,每因烦躁恼怒而加重,头痛且胀,急躁易怒,面红目赤,口苦,小便赤,大便秘结,少寐多梦,舌红,苔黄,脉弦。

②痰浊中阻证:眩晕而见头重如裹,或眩晕急剧,自身或景物旋转,胸闷身困,食少多寐,恶心呕吐,耳鸣耳聋,舌苔白腻,脉濡滑或弦滑。

③瘀阻脑络证:眩晕耳鸣,或头部刺痛,失眠,舌质紫暗或有瘀斑,脉涩或沉弦。

④气血亏虚证:眩晕动则加剧,劳累即发,面色㿠白,唇甲不华,神疲

倦怠,心悸气短,饮食减少,舌质淡,脉细弱。

⑤肾阴不足证:眩晕而见精神萎靡,五心烦热,腰膝酸软,遗精或月经不调,耳鸣,舌红,脉细数。

⑥肾阳不足证:眩晕而见精神萎靡,四肢不温,阳痿早泄,或月经不调,腰膝酸软,舌质淡,脉沉细无力。

(2)眩晕轻重分级标准:参照1993年中华人民共和国原卫生部《中药新药临床研究指导原则》眩晕诊断标准:

1)轻度:自觉头晕目眩,无自身或景物之旋转感或晃动感;或单纯头部昏沉而不影响活动。

2)中度:自觉头晕并有自身或景物旋转或晃动感,但不影响生活;或单纯头昏而影响活动,但能坚持工作。

3)重度:自觉头晕并有自身或景物旋转感,头身不敢转动;或单纯头昏,心烦意乱,难以胜任工作。

3.纳入病例标准

(1)符合中医眩晕病诊断标准。

(2)年龄18~80岁。

(3)眩晕分级属轻中度者。

(4)以中药复方汤剂为主治疗者。

4.排除病例标准

(1)不符合眩晕诊断标准。

(2)排除急性大面积脑梗塞、脑出血、肿瘤、颅底畸形、外伤、癫痫、心肌梗死、多系统萎缩、心肌病、风湿性心脏病、药物、肾上腺皮质功能减退症及甲状腺机能减退等引起的眩晕。

(3)年龄在18岁以下,80岁以上者。

(4)哺乳或妊娠期的妇女。

(5)过敏体质及对多种药物过敏者。

（6）合并心、肝、肾和造血系统等严重原发性疾病，以及其他脏器功能不全者。

（7）有严重精神疾病者。

（8）未按规定用药，无法判定疗效或资料不全，影响疗效和安全性判定者。

5. 研究方法

（1）研究方案：根据证候指标的 5～10 倍，确定病例数，纳入的临床医案必须完整，内容主要包括：

1）病人的基本信息：性别、姓名、年龄、个人史、既往史、月经史等。

2）中医辨证指标：主诉、现病史、体征、舌苔、脉象。

3）理化检查：血常规、尿常规、大便常规、TCD、颈椎 X 线片、颈椎 CT、颅脑 CT 或 MRI。

4）处方用药：按照门诊处方记录所用药物及其用量。

（2）数据录入：本研究派专人进行数据的录入工作，并组织人员定期对录入数据进行核查。

（3）统计分析：采用 EPIDATA3.0 软件，建立数据库，利用 SPSS17.0 统计软件，采用频数分析、因子分析、聚类分析等方法对数据进行统计学分析，然后运用中医药理论以及浦老的临床经验对统计结果进行分析总结。

1）样本含量的估计：多因素分析的样本含量一般是变量数的 5～10 倍，本研究经过数据处理后，证候变量为 60 项，以及排除不符合纳入标准者，共纳入有效病例 428 例。

2）频数分析：通过频数分析，对常见症状和药物的使用频率进行比较，初步判断症状、药物在眩晕诊断和治疗中的使用情况，推断出总的症状特征和治疗原则。然后，以频数分析的 10% 作为界定值，大于这个值的被选入聚类和因子分析的范畴。

3)因子分析:在本研究中,通过对常见症状的因子分析,了解眩晕的常见证型和病因病机;通过对药物的因子分析,了解浦老治疗眩晕的治疗原则和方药。

4)聚类分析:本研究以症状作为变量聚类,得到由临床上关系密切的症状组成的聚类症状组;以药物作为变量聚类,得到由配伍关系密切的药物组成的聚类方。

(二)结果

1.症状

(1)频数分析:共收集到症状60个,通过分析症状出现的频数,结合中医理论,将百分比在10%以上的症状筛出,共筛查出高频症状25个,其中频数最高的症状苔白,有241例,占56.3%,其他依次为头痛头胀207例,占48.4%;少寐多梦147例,占34.3%;舌红144例,占33.6%;脉细132例,占30.8%;舌淡129例,占30.1%;胸闷125例,占29.2%;腰膝酸软119例,占27.8%;身体困重116例,占27.1%;纳食少111例,占25.9%;苔薄白103例,占24.1%;耳鸣97例,占22.7%;头重如蒙97例,占22.7%;劳则加重92例,占21.5%;脉弦88例,占20.6%;脉弦细84例,占19.6%;口苦口干81例,占18.9%;脉弦滑80例,占18.7%;急躁易怒79例,占18.5%;视力减退77例,占18.0%;健忘72例,占16.8%;舌暗淡68例,占15.9%;神倦乏力65例,占15.2%;自身或景物旋转61例,占14.3%;恶心、呕吐61例,占14.3%。

(2)高频症状因子分析:通过对临床医案中的症状频数分析,得出25个高频症状进行因子分析,归纳出影响眩晕辨证的症状组成。

表 8   **总方差解释表**

成分	初始特征值			被提取的载荷平方和			转轴平方和负荷量		
	特征根值	方差贡献率	累积方差贡献率	特征根值	方差贡献率	累积方差贡献率	特征根值	方差贡献率	累积方差贡献率
1	2.994	11.976	11.976	2.994	11.976	11.976	2.059	8.235	8.235
2	1.914	7.656	19.632	1.914	7.656	19.632	1.813	7.252	15.487
3	1.751	7.004	26.636	1.751	7.004	26.636	1.623	6.493	21.979
4	1.557	6.228	32.864	1.557	6.228	32.864	1.600	6.401	28.381
5	1.393	5.574	38.437	1.393	5.574	38.437	1.594	6.377	34.758
6	1.320	5.279	43.716	1.320	5.279	43.716	1.543	6.172	40.930
7	1.191	4.766	48.482	1.191	4.766	48.482	1.440	5.761	46.691
8	1.186	4.743	53.225	1.186	4.743	53.225	1.420	5.679	52.369
9	1.081	4.325	57.550	1.081	4.325	57.550	1.209	4.837	57.207
10	1.056	4.224	61.774	1.056	4.224	61.774	1.142	4.567	61.774
11	0.915	3.660	65.434						
12	0.895	3.579	69.013						
13	0.867	3.469	72.482						
14	0.831	3.324	75.806						
15	0.809	3.237	79.043						
16	0.781	3.125	82.168						
17	0.738	2.954	85.122						
18	0.728	2.914	88.036						
19	0.662	2.647	90.683						
20	0.630	2.518	93.201						
21	0.550	2.199	95.400						
22	0.460	1.839	97.239						
23	0.328	1.314	98.553						
24	0.237	0.946	99.499						
25	0.125	0.501	100.000						

提取方法:主成分分析。

由表 8 可知,累计贡献率为 61.774%,即 10 个因子共解释了原有变量总方差的 61.774%。总体上，原有变量的信息丢失较少，因子分析效果较理想。

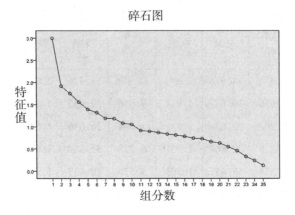

症状因子碎石图

该图中横轴为因子序号，纵轴表示特征值的大小，从点间连线坡度值看因子的重要程度。

表9 因子负荷矩阵

	成　　分									
	1	2	3	4	5	6	7	8	9	10
耳鸣	-0.089	0.124	0.238	-0.066	0.024	0.19	0.284	0.419	-0.092	0.460
头痛头胀	-0.220	0.470	0.112	-0.335	0.251	-0.067	-0.018	-0.126	0.102	0.059
急躁易怒	-0.310	0.366	0.074	-0.69	-0.199	-0.398	-0.083	0.195	0.243	0.100
少寐多梦	0.000	0.102	0.19	0.113	-0.340	0.01	-0.150	0.228	-0.579	-0.397
口苦	-0.225	0.174	0.019	-0.096	-0.258	-0.419	-0.14	0.249	0.52	-0.274
视力减退	-0.310	0.156	0.065	-0.128	0.180	0.191	-0.096	0.197	-0.179	0.405
健忘	-0.108	-0.148	0.375	0.340	-0.328	-0.005	0.02	0.040	-0.171	0.053
身倦乏力	-0.038	-0.340	0.281	0.022	0.203	0.15	0.329	-0.161	0.32	-0.319
腰膝酸软	-0.271	-0.205	0.338	-0.039	-0.108	0.439	0.295	-0.002	0.073	-0.19
头重如蒙	0.515	0.197	-0.208	0.255	-0.087	0.221	-0.197	-0.002	-0.102	0.150
自身或景物旋转	0.537	0.142	-0.173	0.157	-0.054	0.031	0.389	0.275	0.14	0.025
胸闷	0.279	0.104	-0.236	-0.012	0.474	-0.062	-0.197	-0.09	0.070	-0.105
身困	0.572	0.056	-0.113	0.156	-0.160	0.089	-0.028	-0.065	0.008	0.016

（续表）

	成　分									
	1	2	3	4	5	6	7	8	9	10
纳食少	0.522	0.08	0.006	0.150	−0.137	0.112	−0.223	−0.194	0.185	0.100
恶心呕吐	0.369	0.334	−0.099	0.095	0.245	0.076	0.411	0.327	0.071	−0.071
劳则头晕加重	0.174	0.224	0.041	0.104	0.454	−0.263	−0.059	−0.202	−0.075	0.104
舌红	−0.36	−0.191	−0.58	0.085	−0.260	0.368	−0.133	0.010	0.227	0.163
舌淡	0.494	−0.220	0.317	0.050	−0.02	−0.532	0.217	−0.022	−0.146	0.144
舌暗淡	−0.117	0.503	0.377	−0.044	0.361	0.292	−0.189	0.041	−0.154	−0.254
苔薄	−0.385	0.083	−0.380	0.633	0.57	−0.125	0.133	0.097	0.024	−0.097
苔白	0.531	−0.217	0.222	−0.57	0.168	0.075	−0.03	−0.075	0.002	0.089
脉弦	−0.252	0.185	−0.449	−0.305	−0.162	−0.099	0.442	−0.374	0.337	−
脉弦滑	0.538	0.417	0.060	−0.111	−0.135	0.137	−0.088	0.066	0.189	−0.175
脉细弦	−0.251	0.161	0.446	0.497	−0.070	0.044	−0.098	−0.80	0.196	0.264
脉细	0.027	−0.658	−0.094	−0.099	0.262	0.002	−0.26	0.512	0.015	−

提取方法：主成分分析。

a：提取 10 个因子。

图中因子负荷矩阵反映 25 个变量的变异可以由 10 个公共因子来解释。

F1：头重如蒙、自身或景物旋转、身困、纳食少、舌淡、苔白、脉弦滑。

F2：头痛头胀、舌暗淡、脉弦滑。

F3：健忘、腰膝酸软、舌暗淡、脉细弦。

F4：健忘、苔薄、脉细弦。

F5：胸闷、劳则头晕加重、舌暗淡。

F6：腰膝酸软、舌红。

F7：恶心、呕吐、脉弦、身倦乏力、自身或景物旋转。

F8：耳鸣、恶心、呕吐、脉细。

F9：身倦乏力、口苦。

F10：耳鸣、视力减退。

分析：F1 主要由痰湿中阻的症状组成，提示痰与眩晕的发病相关；F2 主要与痰瘀内阻有关；F3 主要为肝肾阴虚、瘀血阻络的表现；F4、F10 主要由肝肾阴虚的症状构成；F5 主要为气血津液不足，血脉不充，痰瘀痹阻的表现；F6、F9 由阴虚阳亢的症状组成；F7、F8 与肝肾阴虚、痰浊中阻有关。

从以上结果可以看出，阴虚、痰湿、瘀血、肝阳亢盛是导致眩晕发生的重要因素。

（3）高频症状聚类分析：通过对病案中的高频症状进行聚类分析，总结出临床常见的症状组合。

表 10　　　　　　　　　　　　聚类的凝聚过程表

部署	聚类组合		个体距离系数	最先出现的聚类		下一级别
	类1	类2		类1	类2	
1	11	15	64.000	0	0	2
2	11	23	92.000	1	0	5
3	3	5	96.000	0	0	11
4	7	24	102.000	0	0	8
5	10	11	103.667	0	2	9
6	6	19	105.000	0	0	10
7	13	14	113.000	0	0	9
8	7	8	115.000	4	0	10
9	10	13	117.750	5	7	16
10	6	7	119.500	6	8	11
11	3	6	124.400	3	10	12
12	1	3	132.429	0	11	15
13	20	22	137.000	0	0	15
14	16	18	139.000	0	0	16
15	1	20	141.250	12	13	17
16	10	16	142.500	9	14	18

（续表）

部署	聚类组合		个体距离系数	最先出现的聚类		下一级别
	类1	类2		类1	类2	
17	1	9	147.200	15	0	19
18	10	12	148.125	16	0	19
19	1	10	153.242	17	18	21
20	17	25	168.000	0	0	22
21	1	4	174.950	19	0	22
22	1	17	181.714	21	20	23
23	1	2	211.696	22	0	24
24	1	21	229.375	23	0	0

表 11　　　　　　　　　　　聚类重新标定距离

变量	0	5	10	15	20	25
标号	数字 +---------+---------+---------+---------+---------+
自身或景物旋转	11 - +-------+
恶心、呕吐	15 - + +-+
脉弦滑	23 --------+ +-----+
头重如蒙	10 -----------+ +-----+
身困	13 -----------+-+ +-+
纳食少	14 -----------+		
劳则头晕	16 ---------------+ +-+
舌淡	18 ----------------+		
胸闷	12 ----------------+	
急躁易怒	3 ---------+---------+	
口苦	5 --------+ +-+	
视力减退	6 ------------+-+		+-----+
舌暗淡	19 ----------+ +-+				
健忘	7 ----------+--+	+-+		
脉细弦	24 ---------+ +-+					
身倦乏力	8 ---------+	+-+	+-+
耳鸣	1 ---------------+					
苔薄	20 -----------------+ +-+		

（续表）

变量	0	5	10	15	20	25
脉弦	22 - + | | + - - - - - - - - - +
腰膝酸软	9 - + | | |
少寐多梦	4 - + | + - - - +
舌红	17 - + - - - + | |
脉细	25 - + | |
头痛头胀	2 - + |
苔白	21 - +

1 类：自身或景物旋转、恶心、呕吐、脉弦滑、头重如蒙。

2 类：身困、纳食少、劳则头晕加重、舌淡、胸闷、急躁易怒、口苦、视力减退、舌暗淡、健忘、脉细弦、身倦乏力、耳鸣。

3 类：苔薄、脉弦、腰膝酸软、少寐多梦、舌红、脉细、头痛头胀。

分析：根据聚类分析结果，得出 3 类证候特点：第 1 类辨证属痰浊中阻；第 2 类辨证属风痰瘀血阻络；第 3 类辨证属阴虚阳亢证。总体来说，眩晕的辨证以本虚标实为主，虚证以气血亏虚、阴虚为主，实证以阳亢、血瘀和痰湿为主。

2.药物

（1）频数分析：共录病案 428 例，涉及药物 336 味，涉及药物种类 18 类。

通过对医案中的药物频数分析，其出现频数在前 34 位的药物如下表所示：

种类	药物
解表药	菊花、葛根
清热泻火药	知母、夏枯草、密蒙花、黄芩、玄参、赤芍、丹皮
利水渗湿药	茯苓
活血化瘀药	川芎、红花、牛膝
利尿通淋药	泽泻
理气药	陈皮
止咳化痰平喘药	半夏

（续表）

种类	药物
安神药	磁石、酸枣仁、柏子仁
平肝熄风药	刺蒺藜、钩藤、天麻
开窍药	菖蒲
补虚药	黄芪、白术、山药、杜仲、沙苑子、当归、熟地、白芍、麦冬、枸杞
收涩药	山萸肉

高频药物出现总次数 3 670 味次,其中补虚药 929 味次,占 217.1%;平肝熄风药 616 味次,占 143.9%;清热泻火药 492 味次,占 115.1%;解表药 422 味次,占 98.6%;利尿通淋药 246 味次,占 57.5%;安神药 239 味次,占 55.8%;活血化瘀药 204 味次,占 47.7%;收涩药 169 味次,占 39.5%;利水渗湿药 161 味次,占 37.6%;理气药 131 味次,占 30.6%;开窍药 122 味次,占 28.5%;止咳化痰平喘药 108 味次,占 25.2%。补虚药中补气药 339 味次,补阳药 152 味次,补血药 236 味次,补阴药 202 味次。表明浦老论治眩晕以补虚为主,其中补气药、补血药、补阴药居前三位,提示补气养阴是浦老辨治眩晕的主导思想。

若不按功用分类,按如现频次由高到低排列,则高频药物依次为:天麻(342 味次)、菊花(282 味次)、泽泻(246 味次)、白芍(236 味次)、白术(178 味次)、山萸肉(169 味次)、茯苓(161 味次)、枸杞(152 味次)、刺蒺藜(152 味次)、葛根(140 味次)、陈皮(131 味次)、炒枣仁(123 味次)、钩藤(122 味次)、菖蒲(122 味次)、当归(108 味次)、半夏(108 味次)、山药(95 味次)、丹皮(92 味次)、赤芍(86 味次)、杜仲(78 味次)、牛膝(74 味次)、熟地(74 味次)、知母(73 味次)、红花(70 味次)、黄芩(65 味次)、夏枯草(61 味次)、玄参(61 味次)、川芎(60 味次)、沙苑子(54 味次)、密蒙花(54 味次)、麦冬(49 味次)、柏子仁(43 味次)。高频药物占前六位的药物天麻、菊花、泽泻、白芍、白术、山萸肉,说明浦老治疗眩晕以平肝熄风、健脾渗湿、滋阴益肾为主。

(2)高频药物因子分析:通过对临床医案中的药物频数分析,得出34种高频药物进行因子分析,归纳出药物的常见组合。

表12　　　　　　　　　　　　总方差解释表

因子	初始因子解			未经旋转提取因子的载荷平方和			旋转提取因子的载荷平方和		
	特征根值	方差贡献率	累积方差贡献率	特征根值	方差贡献率	累积方差贡献率	特征根值	方差贡献率	累积方差贡献率
1	4.773	14.039	14.039	4.773	14.039	14.039	4.010	11.795	11.795
2	3.804	11.189	25.228	3.804	11.189	25.228	2.789	8.204	19.999
3	3.018	8.877	34.105	3.018	8.877	34.105	2.559	7.527	27.526
4	2.500	7.352	41.457	2.500	7.352	41.457	2.222	6.536	34.063
5	2.108	6.200	47.657	2.108	6.200	47.657	2.149	6.321	40.384
6	1.877	5.522	53.179	1.877	5.522	53.179	2.107	6.197	46.581
7	1.457	4.286	57.465	1.457	4.286	57.465	2.106	6.193	52.774
8	1.314	3.865	61.330	1.314	3.865	61.330	2.007	5.903	58.677
9	1.227	3.610	64.940	1.227	3.610	64.940	1.739	5.115	63.792
10	1.092	3.211	68.151	1.092	3.211	68.151	1.482	4.359	68.151
11	0.985	2.897	71.048						
12	0.902	2.653	73.701						
13	0.858	2.524	76.225						
14	0.779	2.292	78.517						
15	0.718	2.112	80.629						
16	0.662	1.947	82.577						
17	0.622	1.829	84.405						
18	0.569	1.672	86.078						
19	0.548	1.612	87.689						
20	0.496	1.460	89.149						
21	0.483	1.419	90.569						
22	0.411	1.210	91.779						

（续表）

因子	初始因子解			未经旋转提取因子的载荷平方和			旋转提取因子的载荷平方和		
	特征根值	方差贡献率	累积方差贡献率	特征根值	方差贡献率	累积方差贡献率	特征根值	方差贡献率	累积方差贡献率
23	0.366	1.078	92.856						
24	0.356	1.048	93.904						
25	0.327	0.963	94.867						
26	0.268	0.789	95.656						
27	0.258	0.759	96.416						
28	0.242	0.711	97.127						
29	0.212	0.625	97.752						
30	0.179	0.527	98.279						
31	0.169	0.498	98.777						
32	0.151	0.444	99.222						
33	0.139	0.408	99.630						
34	0.126	0.370	100.000						

提取方法:主成分分析。

由表 12 可知累计贡献率为 68.151%,即 10 个因子共解释了原有变量总方差的 68.151%。总体上,原有变量的信息丢失较少,因子分析效果较理想。

碎石图

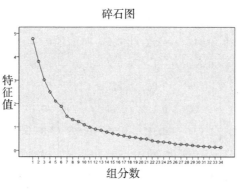

药物因子碎石图

表 13　　　　　　　　　　旋转后因子载荷矩阵

	因　子									
	1	2	3	4	5	6	7	8	9	10
菊花	0.347	0.223	0.405	0.286	0.073	0.068	0.224	0.319	−0.183	0.071
葛根	−0.175	0.608	0.329	−0.343	−0.306	−0.072	−0.027	0.055	0.025	0.106
知母	0.096	−0.155	0.094	0.159	−0.120	−0.146	0.558	−0.078	−0.289	−0.048
夏枯草	−0.114	−0.024	0.083	0.122	−0.009	−0.076	0.033	0.766	0.268	0.117
密蒙花	0.070	−0.032	−0.030	0.079	0.643	0.037	0.043	0.333	−0.264	0.159
黄芩	−0.154	−0.108	0.050	0.004	0.015	0.092	−0.191	0.788	−0.188	−0.069
玄参	−0.127	0.156	0.065	0.280	0.496	−0.082	−0.024	0.500	0.272	0.221
赤芍	0.097	0.874	0.070	−0.001	0.004	0.185	−0.060	0.005	−0.097	−0.060
丹皮	0.816	−0.203	0.156	−0.038	−0.098	−0.125	0.124	0.029	−0.159	−0.081
茯苓	0.354	−0.445	0.079	−0.023	−0.150	0.165	−0.048	−0.145	−0.087	0.215
泽泻	0.419	0.222	0.420	0.020	−0.415	0.241	0.150	0.047	−0.243	−0.01
陈皮（橘红）	−0.169	0.040	0.008	−0.206	−0.005	0.756	−0.086	0.038	−0.071	−0.087
川芎	−0.270	−0.107	0.046	−0.351	−0.154	−0.552	−0.156	−0.094	−0.133	−0.010
红花	0.058	0.737	−0.006	−0.067	0.072	0.021	−0.113	−0.145	−0.084	0.137
牛膝	−0.033	−0.028	0.181	0.796	−0.149	−0.130	0.000	0.073	0.155	0.076
半夏	−0.323	−0.237	0.134	−0.256	−0.161	0.586	−0.356	−0.117	0.008	0.146
磁石	0.163	0.082	−0.020	0.141	−0.016	−0.019	0.073	0.045	0.032	0.816
酸枣仁	−0.026	−0.159	0.162	−0.013	−0.030	−0.114	0.813	0.005	0.202	−0.059
柏子仁	−0.021	−0.132	0.146	−0.165	0.307	0.009	0.433	0.117	0.612	−0.238
刺蒺藜	0.291	0.122	0.574	0.033	−0.117	−0.322	−0.022	−0.029	0.154	0.049
钩藤	−0.245	−0.259	0.372	0.396	0.086	−0.111	0.144	−0.029	0.335	−0.056
天麻	−0.096	0.239	0.712	0.211	0.088	0.087	0.109	0.081	0.020	0.023
菖蒲	0.000	0.119	−0.051	−0.068	0.271	0.069	0.650	−0.155	−0.110	0.284
黄芪	−0.093	0.281	−0.668	−0.110	−0.144	−0.294	−0.102	−0.218	0.063	−0.053
白术	−0.227	0.244	0.034	−0.122	−0.336	0.599	−0.124	−0.092	−0.151	0.068
山药	0.785	0.021	−0.039	0.180	0.106	−0.041	−0.069	−0.187	−0.093	0.068
杜仲	0.084	−0.116	0.121	0.786	0.244	−0.092	−0.013	0.116	−0.046	0.037

	因 子									
	1	2	3	4	5	6	7	8	9	10
沙苑子	0.295	−0.022	0.489	0.075	−0.127	−0.112	0.037	−0.173	−0.077	−0.352
山茱萸	0.741	0.243	0.168	0.048	−0.233	0.068	0.219	0.026	−0.064	0.052
枸杞	0.797	0.100	0.144	−0.080	0.078	−0.203	0.034	−0.066	−0.018	0.161
麦冬	−0.134	0.086	0.057	0.017	0.763	−0.081	0.068	−0.152	0.072	−0.168
白芍	−0.108	−0.071	−0.086	0.222	−0.133	−0.087	−0.166	0.034	0.736	0.080
熟地	0.661	−0.209	−0.158	−0.058	−0.044	−0.097	−0.241	−0.142	0.165	−0.012
当归	−0.038	0.405	−0.431	0.162	0.129	0.039	0.090	−0.145	0.167	−0.497

提取方法：主成分分析。

a.12 次迭代旋转收敛。

F1：丹皮、泽泻、枸杞、山药。

F2：赤芍、红花、当归。

F3：菊花、泽泻、刺蒺藜、天麻、沙苑子。

F4：牛膝、杜仲、钩藤。

F5：密蒙花、玄参、麦冬。

F6：陈皮、白术。

F7：知母、柏子仁、菖蒲。

F8：夏枯草、黄芩、玄参。

F9：柏子仁、白芍。

F10：磁石。

分析：F2：主要由养血活血，利水药组成，说明瘀血、水湿的病机变化；F3：主要由滋养肝肾，平肝熄风的药物组成，提示阴虚阳亢的病机变化；F1、F4：主要由补肝肾、健脾、平肝熄风，以及活血利水的药物组成，提示阴虚、阳亢、痰饮、瘀血的病机；F6：主要由益气健脾，理气化痰的药物组成，提示"脾为生痰之源"，脾旺则痰消，气行则痰化的病机变化；F5、F7、F8：由滋阴清热的药物组成，提示阴虚则生内热、阳亢化火的病机；

F9:由养阴柔肝,安神药组成,说明肝阴亏虚、心失所养的病机变化;

F10:由镇惊安神,平肝潜阳药构成,说明肝阳亢盛、扰动心神的病机变化。

从以上结果可以看出,浦老治疗眩晕主要以滋补肝肾为主,配合平肝熄风、活血化瘀、健脾利水、行气化痰等药物,提示眩晕的病机主要为虚、痰、瘀、风四个方面。

(三)临证经验总结

1. 眩晕的病机治法

(1)症状结果分析:我们用频数分析、因子分析和聚类分析联合的方法探讨了眩晕的中医证候特征。首先,我们对 428 例眩晕患者的中医四诊信息进行了频数分析,筛选出高频症状,然后用因子分析法进行降维处理,得到 10 个共因子,同时又进行了聚类分析,将其分为 3 类,使证候组合更为集中,证候特点更为明确。结合中医理论知识及浦老的临床经验,最终得出痰浊上蒙,风痰瘀血阻络,阴虚阳亢三个证型,但究其核心病机是本虚标实,风、痰、瘀、虚相兼为病。

(2)药物结果分析:通过频数分析,筛查出高频药物,进行因子分析,得到 10 个共因子。

F1:丹皮清热凉血、活血祛瘀;泽泻利水渗湿、泄热;枸杞滋补肝肾、益精明目;山药补脾益气,滋养脾阴,补肾气,滋养肾阴。体现了虚、瘀、痰饮病机变化,治疗上滋养脾肾,活血化痰。

F2:赤芍清热凉血、散瘀利水;红花活血通经、祛瘀止痛;当归补血调经、活血止痛、润肠通便。体现了血虚、血瘀、水饮并存的病机变化,治疗上养血活血,清热利水。

F3:菊花疏散风热、平抑肝阳、清肝明目、清热解毒;泽泻利水渗湿、泄热;刺蒺藜平肝疏肝、祛风、明目;天麻熄风止痉、平抑肝阳、祛风通络;沙苑子补肾固精、养肝明目。共同体现了阴虚阳亢、痰饮内蕴的病机变化,故治以滋养肝肾,平肝熄风。

F4：牛膝活血通经、补肝肾、强筋骨、利水通淋、引血下行；杜仲补肝肾、强筋骨；钩藤清热平肝、熄风止痉。说明其病机为阴虚阳亢，风阳挟瘀、痰饮上蒙清窍，发为眩晕，故治以补肝肾，平肝熄风，兼以活血利水。

F5：密蒙花清热泻火、养肝明目；玄参清热凉血、泻火解毒、滋阴；麦冬养阴润肺、益胃生津、清心除烦。提示肝阳上亢，化火生风的病机变化，治以养阴清热。

F6：陈皮理气健脾、燥湿化痰；白术益气健脾、燥湿利水。提示脾虚痰阻，气行不畅的病机变化，故治以益气健脾，理气化痰。

F7：知母清热泻火、滋阴润燥；柏子仁养心安神、润肠通便；菖蒲开窍醒神、化湿和胃、宁神益志。说明阴虚内热、扰乱心神的病机变化，治疗以养阴清热，养心安神为宜。

F8：夏枯草清热泻火、明目、散结消肿；黄芩清热燥湿、泻火解毒、止血；玄参清热凉血、泻火解毒、滋阴。均为清热泻火的药物，玄参兼以滋阴，其病机应为阴虚火亢。

F9：柏子仁养心安神、润肠通便；白芍养血敛阴、柔肝止痛、平抑肝阳。提示肝血亏虚，心失所养，治以养阴柔肝，安神。

F10：磁石镇惊安神、平肝潜阳、聪耳明目、纳气平喘。提示肝阳亢盛的病机变化。

综上所述，浦老论治眩晕以平肝熄风、健脾渗湿、滋阴益肾、活血化痰的药物为主，但注重标本兼治、药物之间的相互配伍。

2. 眩晕辨证思路探讨

（1）审证求因，注重病机的相互转化：眩晕病机复杂，多种因素相兼致病者多，单一病因者较少，多属虚实夹杂。通过以上症状和药物的频数、因子和聚类分析可知，眩晕病因主要与风、瘀、痰、虚四个方面有关。刘宗厚《玉机微义》云："眩晕一证，人皆称为上盛下虚所致，而不明言其所以然之故，盖所谓虚者，血与气也；所谓实者，痰涎风火也。"清代陈修园则综合各家之说,阐明上述几个因素的相互关系,立论比较全面,认为眩晕应以虚实立论,"其虚者,言其病根,其实者,言其病象,理本一贯。"可以作为本病从源到流发展状况的概括。

浦老认为,虚主要指肾虚和脾虚,但以肾虚为主,实主要指风、痰、瘀。①肾精亏虚:肾藏精,生髓充脑,脑为髓海,精足则髓充,肾精亏虚,则髓海失养,发为眩晕,《医学从众录·眩晕》谓:"肾主藏精,精虚者脑海空而头重……乙癸同源,治肾之所以治肝,治肝及所以熄风……。"②阴虚阳亢:肝肾同源,肾阴亏虚,肝失所养,导致肝肾亏虚,阴不制阳,肝阳上亢,阳化风动,脑窍受扰,发为眩晕。清·叶天士首创"肝阳上亢"学术论点,"肝为风脏,因精血衰耗,水不涵木,木不滋荣,故肝阳偏亢。"《临证指南医案·眩晕门》华岫云按:"经云诸风掉眩,皆属于肝,头为六阳之首,耳目口鼻皆系清空之窍,所患眩晕者,非外来之邪,乃肝胆之风阳上冒耳。"清代林佩琴在《类证治裁·眩晕》中也说:"良由肝胆乃风木之脏,相火内寄,其性主动主升;或由身心过动,或由情志郁勃,或由地气上腾,或由冬藏不密,或由高年肾液已衰,水不涵木,或由病后精神未复,阴不吸阳,以至目昏耳鸣,震眩不定。"③因虚生瘀:肾藏精,"精血同源",精化血,精血充足则血液旺盛,如《素问·平人气象论》说:"骨髓坚固,气血皆从。"若肾精不足,精血匮乏,则血化无源,经脉失去濡润,血行难以流畅,脉道壅塞而为瘀血;血液的正常运行靠阴津的运载,津亏不足以载血,血行涩滞则易形成血瘀。正如张锡纯所言:"或纵欲过度,气血亏损,流通于周身者,必然迟缓,血即因之而瘀。"《读医随笔》曰:"阴虚必血滞"。肾阴不足,虚火炼液,可致血液黏稠而瘀滞。反之瘀血内阻,血行不畅,则肾精无所资而致肾精不足。另一方面,脾胃亏虚,气血乏源,导致气血亏虚,气虚则无以行血,血行瘀滞,清阳不升,发为眩晕。清·王清任《医林改错》提出:"气虚血瘀"的论点。近代张锡纯指出"气血虚者,其经络多瘀滞。"正如清·韦协梦在其《医论三十篇》中言:"气不虚不阻。"另外,血虚则血脉不充,血行涩滞,导致瘀血,亦可发为眩晕。④因虚生痰:《医贯》所云:"痰者,水也,其源发于肾。"若肾阴亏虚,阴虚则化火生热,炼液灼津为痰。若脾有所伤,生化乏源,运化失职,清浊不分,则痰湿内蕴,张介宾说:"夫人之多痰,皆由中虚使然。"明代张三锡《医学准绳六要》指出,"眩运悉属虚火泛上,鼓动其痰,上潮冲动目系……且脑为髓海,脑实气旺,火自不能上升,所以少年无运病也。"由此可见,虚虽为眩晕的根本病机,但可兼加痰、瘀、风多种病机变化。

同时,痰、瘀、风之间相互影响、相互变化,可形成错综复杂的病机变化。①痰与瘀:痰湿为津液不归正化的病理性产物,瘀血为血液的病理产物,"津血同源",故痰湿与瘀血也存在着密切联系。一方面瘀血内阻,津液失其运化,凝聚成痰。《诸病源候论·诸痰候》提出了"诸痰者,此由血脉壅塞,饮水结聚而不消散,故能痰也。"明·张景岳提出:"痰涎皆本气血,若化失其正,则脏腑病,津液败,而血气即成痰涎"。清·唐容川于《血证论》中曰:"须知痰水之壅,由瘀血使然。"另一方面,痰浊内生,阻碍气机,气机不利,则瘀血内生。清·唐容川于《血证论》中曰:"血积既久,亦能化为痰水"。《医学正传》"津液稠黏,为痰为饮,积久渗入血脉,血为之浊。"②痰与肝风:《丹溪心法·中风》所言:"东南之人,多是湿土生痰,痰生热,热生风也。"痰湿内蕴,郁久化热,痰热可生风。③瘀与肝风:肾阴亏虚,肝阳亢盛,阳化风动;阴虚则津亏液少,势必不能载血,若阴虚内热,虚火煎熬营血,均可致血行涩滞,导致血瘀。反之,肝风亦可致瘀,《血证论》言:"以肝属木,木气冲和调达……则血脉通畅。"说明肝之疏泄失常,导致血瘀。

浦老认为,风、痰、虚、瘀四者之间存在着有机的联系,互为因果,互相影响,证候之间多相兼为病,很少单独出现。如风阳上扰证,可以兼痰湿、兼虚、兼瘀血等。由此可见,临证时必须审证求因,同时注意证候之间的相互转化,才能切中病机,药到病除。

（2）药证相应，注重药物配伍：眩晕病机复杂，往往不是单一因素致病，如肝阳上亢，或挟痰，或挟瘀，或挟火，甚至几种致病因素并存。因此，浦老认为，临证用药必须切合病机，提倡药证相应，有是证则用是方，随证灵活加减。如徐灵胎在《伤寒论类方·序》中指出，"盖方之治病有定，而病之变迁无定，知其一定之法，随其病之千变万化而应用不爽。"吉益东洞在《类聚方·凡例》中指出，"夫医之处方也，随证以移。惟其于同也，万病一方；惟其于变也，一毒万方。"

"因虚致眩"源于《内经》，许叔微认为下虚则肾虚，慎斋认为虚是脾虚胃弱，周之干《慎斋遗书》谓："头晕有肾虚而阳无所附者，有血虚火升者，有脾虚生痰者，有寒凉伤其中气，不能升发，故上焦元气虚而晕者，有肺虚肝本无制而晕者"。因肾为先天之本，老年体衰，先天不足，劳倦内伤，均可导致肾阴亏虚，肝肾同源，肝肾阴虚，肝阳亢盛，化火生风；脾胃后天之本，饮食高粱厚味、嗜酒过度，导致脾胃损伤，脾失健运，津液失其运化，聚为痰饮，痰阻血脉，瘀血内生，风挟痰饮上蒙清窍，变生眩晕。因此，浦老根据此种病机变化，多选用归脾、肾二经的药物，其中丹皮辛、苦、微寒，归心、肝、肾经，清热凉血、活血祛瘀；泽泻甘、寒，归肾、膀胱经，泻水湿，行痰饮；枸杞甘、平，归肝、肾经，滋补肝肾。《本草纲目》记载："枸杞，补肾生精，养肝，明目，坚精骨，去疲劳，易颜色，变白，明目安神，令人长寿。"山药甘、平，归脾、肺、肾经，益气养阴、补脾肺肾。《本草纲目》言："益肾气，健脾胃"，从而达到益肾健脾，活血化痰的目的。

瘀血的原因很多，如气滞血瘀、气虚血瘀、寒凝血瘀、外伤等，临床血虚导致血瘀亦不少见，血虚则血液不能充盈血脉，血流缓慢，血行不畅，易于瘀滞，故治疗上应补血活血，因此，可选用补血又兼有活血行血作用的药物，以达到补血而不滞血，行血而不伤血的目的。如当归补血调经、活血止痛。《医学启源》记载："当归，气味味甘，能和血补血，尾破血，身和血。"《本草汇言》谓红花："红花，破血、行血、和血、调血之药也。"两药配合,补血而不滞血,活血而不伤血。血瘀久易于化热,故在补血活血的同时可配伍赤芍清热凉血。三药合用,补血、活血、凉血,瘀血可消。

风邪有内风和外风之别,眩晕之风多为肝木之风所致,因肝肾阴虚,水不涵木,虚风内动,上扰清窍,发为眩晕,即所谓"下虚上实证"。浦老多选用沙苑子补肾固精、养肝明目。《本草汇言》谓:"沙苑蒺藜,补肾涩精之药也……能养肝明目……"以治其本。菊花、刺蒺藜、天麻平肝熄风,《本草经疏》说:"菊花专制肝木,故为祛风之要药。"《本草求真》谓刺蒺藜:"宣散肝经风邪,凡因风盛而见目赤肿翳……"以达标本兼治,补肝肾,平肝熄风的目的。

朱震亨《丹溪心法·头眩六十七》强调无痰则不作眩:"头眩,痰挟气虚并火。"所以,痰在眩晕的发病中具有举足轻重的作用。痰的产生可由气滞、外感、饮食、脾虚等原因引起,而气机运行不畅,水液不能正常输布,停聚而成痰更多见;痰又可阻碍气机之运行而加重气滞,因此,治痰必须配伍行气药,使气行则痰消,气行则津行,如丹溪心法所言"善治者不治痰而先治气,气顺则一身津液亦随之而顺矣。"如陈皮与白术的配伍,白术健脾燥湿。《本草通玄》谓:"补脾胃之药,更无出其右者。土旺则能胜湿,故患痰饮者,肿满者,湿痹者,皆赖之也。"陈皮理气健脾,两药相伍,健脾理气燥湿。

(四)医案

1. 病例一:肝阳上亢眩晕

要某某,女,46 岁。2010 年 1 月 14 日初诊。头晕半月,患者无明显原因近半月每于晨起时出现一过性头晕,偶耳鸣,右颞侧及枕后隐痛,紧皱感,后背紧皱不适,纳可,夜寐差,二便正常。苔薄白,脉弦滑。既往冠心病史,平素口服生脉胶囊、倍他乐克;高血压病史 10 年,口服缬沙坦,每次 80 mg,每日 1 次。辅助检查:颈椎 X 线片示:无异常;心电图示:ST－T 改变。证属眩晕(肝阳上亢),治以平肝潜阳,熄风通络。处方:天麻 12 g,

双钩 12 g(后入),生石决明 30 g,川牛膝 15 g,杜仲 12 g,云苓 30 g,炒白蒺藜 15 g,白芍 18 g,玄参 20 g,龟板 10 g,夏枯草 10 g,络石藤 10 g,磁石 30 g,菊花 15 g,仙灵脾 10 g。水煎服,4 剂,每日 1 剂。

二诊:2010 年 1 月 18 日复诊。头晕减轻,头痛,呈针刺样,苔薄白,脉弦滑。上方加沙参 30 g,麦冬 12 g。

三诊:2010 年 1 月 25 日。头晕明显改善,无头痛,颈项部不适,苔白,脉弦细。上方继服,水煎服,每日 1 剂。

按语:《临证指南医案·眩晕门》云:"经云诸风掉眩,皆属于肝,头为诸阳之首,耳目口鼻皆系清空之窍,所患眩晕者,非外来之邪,乃肝胆之风阳上冒耳,甚则有昏厥跌仆之虞。"说明眩晕与肝风内动有关。浦老认为,本患者素体阳盛,肝阳亢盛,阳化风动,上扰清窍,发为头晕头痛;肝火扰动心神,故夜寐差。肝体阴而用阳,阳热偏亢,耗伤阴精,肝阴亏虚,肝肾同源,日久可累及于肾,导致肾阴虚衰。因此,浦老运用天麻钩藤饮加减,方中天麻甘平,润而不燥,主入肝经,长于平肝熄风;钩藤清热平肝,熄风定惊,两药合用共为君药。夏枯草、菊花、石决明配合钩藤清热平肝;白蒺藜平肝祛风;白芍养血柔肝;玄参清热凉血、滋阴;杜仲、龟板、仙灵脾滋肾潜阳;络石藤通络止痛,凉血清热;川牛膝引血下行,逐瘀通经;磁石镇惊安神,潜阳纳气;云苓健脾化痰,宁心安神。纵观全方,平肝潜阳,熄风通络,兼以补肾,标本兼治。

2. 病例二:瘀血眩晕

房某某,男,40 岁。2010 年 4 月 26 日初诊。头晕反复发作 5 个月,患者头晕,伴头痛,情绪波动时头痛明显,头沉,走路不稳,多梦,睡眠浅,心烦,舌质暗,质地较粗糙,脉细涩。既往精神抑郁病史 5 年,现未服药。辅助检查:颅脑 CT 显示:无异常;颈椎 CT 示:$C_3/4$、$C_4/5$、$C_5/6$ 突出增生。中医诊断:①眩晕(瘀血阻络);②郁证(肝气郁滞)。治以理气活血通络。处方:葛根 12 g,赤芍 18 g,木瓜 15 g,郁金 10 g,丹皮 18 g,全虫 10 g,土元

10 g,鸡血藤 30 g,天麻 10 g,炒白蒺藜 15 g,山萸肉 15 g,羌活 10 g,菊花 15 g,炒蔓荆子 10 g,炒枣仁 30 g,炒远志 12 g,菖蒲 10 g,苡米 30 g。水煎服,每日 1 剂。

二诊:2010 年 5 月 20 日。头晕好转,精神恐惧,多梦,情绪低落,健忘,烦躁,大便偏稀。舌质暗,脉细滑。处方:葛根 12 g,桃仁 10 g,当归 10 g,花粉 12 g,全虫 6 g,胆南星 12 g,菖蒲 12 g,炒远志 15 g,郁金 10 g,柏子仁 15 g,醋柴胡 10 g,茯神 30 g,炒白术 10 g,益智仁 30 g,龟板 12 g。水煎服,每日 1 剂。

三诊:2010 年 6 月 7 日。头晕消失,烦躁减轻,情绪低落好转,精力不易集中,多梦,大便稀,舌质暗,脉细滑。仍以肝郁为主,治以疏肝解郁,育阴安神,方用逍遥散、枕中丹加减。处方:当归 10 g,白芍 18 g。醋柴胡 12 g,云苓 30 g,炒白术 10 g,薄荷 10 g(后入),菖蒲 6 g,炒枣仁 30 g,生龙齿 30 g,龟板 12 g,益智仁 30 g,知母 12 g,青皮 12 g,天竺黄 10 g,甘草 6 g。水煎服,每日 1 剂。

按语:"血瘀致眩"临床并不少见,患者因肝气郁滞,气滞则血行不畅,瘀血内停,瘀阻经脉,血络不通,瘀则化风,风盛则摇。正如《证治类裁》谓:"风依于木,木郁则化风,为眩、为晕、为舌麻、为耳鸣、为疼、为痹、为类中,皆肝风内动也。"《直指方》亦曰:"瘀滞不行,则生眩晕。"浦老认为,肝郁日久,暗耗肝阴,肝阴不足,阴虚阳亢,上扰心神,则出现睡眠差、心烦等症状。但血瘀每多与风相兼为患,熄风不忘祛瘀,活血兼以熄风,活血化瘀,平肝熄风。而熄风之治又应以凉肝、滋肝、镇肝为宜。方中赤芍、丹皮活血化瘀;久病入络,全虫搜风通络;风药之性轻清升散,对于头面部的血瘀病证,既能疏散风邪、调畅血脉,又能引导活血化瘀药物上行而发挥功效,故用葛根、羌活、菊花、炒蔓荆子疏风;木瓜、鸡血藤活血通络;郁金行气活血;天麻、炒白蒺藜、山萸肉滋补肝肾,平肝熄风;炒枣仁、炒远志养心安神;气滞则津液失气运化,痰浊阻窍,菖蒲涤痰开窍;苡米健脾化湿。全方合用,活血通络,滋阴熄风,标本兼治。

3.病例三:阴虚阳亢眩晕

安某某,女,72岁。2010年7月29日初诊。头晕2个月,患者头晕,旋转感,恶心、呕吐。行颅脑CT显示:未见出血,经用药物症状未缓解(具体治疗不详)。现头晕,两目干涩,语言及肢体活动正常,双下肢稍感乏力,近10余天左肩背、左臂外侧疼痛,无麻木,抬举困难,无胸闷、心慌,纳食不馨,夜寐差,二便调。苔黄脉细弦。既往高血压病史2年,口服寿比山2.5 mg,每日1次。血压:180/90 mmHg;心电图示:未见异常。证属:眩晕(阴虚阳亢),治以育阴潜阳,益气健脾,方用杞菊地黄丸加减。处方:枸杞30 g,菊花15 g,山萸肉15 g,生山药12 g,泽泻20 g,白术10 g,丹皮18 g,天麻12 g,磁石30 g,炒白蒺藜15 g,赤芍18 g,红花10 g,葛根12 g,菖蒲10 g,黄芪20 g。水煎服,每日1剂。

二诊:2010年8月2日。头晕消失,左肩背疼痛,噩梦多,易惊醒,纳可,二便调,苔黄,脉弦滑。血压:140/90 mmHg。上方加地龙12 g,苡米30 g,木瓜15 g,羌活10 g,水煎服,每日1剂。

三诊:2010年8月9日。颈部不适,左上肢疼痛改善,纳可,夜寐安,二便调。苔中黄,脉弦滑。血压:130/85 mmHg。上方继服。

按语:肾藏精,肝主藏血,精血相互转化,肝肾同源,患者年老体衰,肝肾亏虚,脑为髓之海,肝肾不足,阴虚阳亢,上扰清窍,则发为头晕;肝开窍于目,肝血不足,目失所养,出现两目干涩;肾主骨生髓,肾精亏虚,则骨髓不充,故肢体疼痛;肾为先天之本,脾为后天之本,肾精不足,后天失养,脾胃亏虚,健运失司,饮食不佳。方中山萸肉酸涩,归肝肾经,补益肝肾,温而不燥,补而不峻;枸杞、菊花、天麻滋阴益肾,平肝潜阳;炒白蒺藜平肝疏风;黄芪、生山药益气健脾,以补后天;泽泻泄肾浊,丹皮清泻虚热,红花、赤芍、葛根活血通络舒筋;菖蒲开窍。全方合用,补先天以养后天,脾胃健则肾精充足。临床眩晕之证多责之于水不涵木,肝肾阴液亏虚,阴不敛阳,风阳易升,其变动在肝,根源在肾。正如《素问·五脏生成篇》曰:"头痛癫疾。下虚上实,过在足少阴、巨阳,甚则入肾。"叶桂在《临证指南医案·中风》中指出:"肝为风脏,因精血衰耗,水不涵木,木少滋荣,故肝阳偏亢,内风时起。"浦老认为,本病机为水不涵木,风阳上扰,故当以平肝之法治其标,滋肾养肝之法治其本,以育阴潜阳、熄风定眩为大法。但在阴虚阳亢证发展过程中,阴虚与阳亢轻重不同,或以阳亢为主,或以阴虚为主,临证用药应注意滋阴药与平肝药的权重。

综上所述,眩晕是多种因素综合致病的结果,虚、风、痰、瘀构成了错综复杂的病理变化。通过收集 428 例浦老诊治的眩晕患者四诊信息,建立数据库,进行了症状的频数分析、因子分析法、聚类分析,明确眩晕的辨证以本虚标实为主,虚证以气血亏虚、阴虚为主,实证以阳亢、血瘀和痰湿为主。通过药物的频数和因子分析,发现浦老治疗眩晕以平肝熄风、健脾渗湿、滋阴益肾、活血化痰的药物为主,亦验证了上述观点。

参考文献

［1］虞抟.医学正传.北京:人民卫生出版社,1963,230

［2］唐宗海.血证论.上海:上海人民出版社,1977,122

［3］江德胜,余善居,唐有法.祖国医学论眩晕.中国中西医结合耳鼻喉科杂志,2008,16(5):389～390,385

［4］张景岳.景岳全书.北京:人民卫生出版社,1991,391～396,855

［5］王清任.医林改错,北京:人民卫生出版社,2005,26

［6］曹敏,郑丰杰,周端.眩晕源流犀义.辽宁中医药大学学报,2008,10(8):45～46

［7］黄帝内经·素问.北京:人民卫生出版社,1979,124

［8］灵枢经校译,北京:人民卫生出版社,1982,176

［9］巢元方.诸病源候论.北京:人民军医出版社;2006,397

［10］周慎斋.慎斋遗书.南京:江苏科学技术出版社,1987,214～215

［11］程杏轩.医述.合肥:安徽科学技术出版社,1983,678～683

［12］刘渡舟.金医要略诊解.天津:天津科学技术出版社,1983

［13］方广.丹溪心法附余·卷十二.北京:五洲出版社,1984,2～3

［14］徐春甫.古今医统.古今图书集成医部全录精华本.北京:科学出版社,1998,5

［15］沈金鳌.杂病源流犀烛.沈金鳌医学全书,北京:中国中医药出版社,1997,492

［16］秦景明.症因脉治.北京：人民卫生出版社,2006,145～155

［17］邱德文,沙凤桐,熊兴平主编.中国名老中医专家学术经验集.第5卷.贵阳：贵州科学技术出版社,1999,647、648

［18］王家良.临床流行病学.第2版.上海：上海科学技术出版社,2001,202

［19］谭从娥,倪青,王米渠,等.基于多元统计分析的糖尿病肾虚证的分布特征研究.时珍国医国药,2010,21(9):2 360～2 362

［20］唐亚国,杨秀清.眩晕证治探讨.陕西中医,2006,27(11):1 386～1 388

［21］王兵.无瘀不作眩再识.中国中医药现代远程教育,2008,9(6):1 075

［22］许国敏.眩晕证候分类与风、痰、虚、瘀相关性的临床研究.南京中医药大学学报,2006,22(4):221～224

［23］徐大椿.伤寒论类方序.南京：江苏科学技术出版社,1984

［24］元·程杏轩.医述［M］.台肥：安徽科学技术出版社,1983,678～683

［25］朱震亨.丹溪心法［M］.王英等整理.北京：人民卫生出版社,2005,8;78